D1730104

Das TMR-System

Prä-Therapie als Voraussetzung der Rehabilitation

Dr. Walter Schöttl, Erlangen

Buch- und Zeitschriften-Verlag »Die Quintessenz« 1978
Berlin, Chicago, Rio de Janeiro und Tokio

Copyright © 1978 by Buch- und Zeitschriften-Verlag »Die Quintessenz«, Berlin

Illustrationen: Walter A. Lerch, Berlin
Lithographieherstellung: Industrie- und Presseklischee, Berlin
Satz und Druck: Kupijai & Prochnow, Berlin
Bindearbeiten: J. Godry, Berlin

Printed in Germany

ISBN 3 87652 470 9

Vorwort

Dieses Buch ist letztlich der ständigen Bitte vieler Freunde, Schüler und Kursteilnehmer zu verdanken, die so unter dem Mangel an einschlägigem deutschem Schrifttum leiden, daß sie mich zu dem Versprechen einer Niederschrift brachten – was ich allerdings, als in eigener Praxis tätiger Zahnarzt, nur sehr schwer und spät verwirklichen konnte. Diese Arbeit ist somit der Versuch, dem Leser meine praktischen Erfahrungen und die daraus resultierenden Gedankengänge vorzulegen, denn der hier behandelte Stoff ist – besonders aus deutscher Sicht – noch zu jung und zu wenig ausgegoren, um lehrbuchmäßig darstellbar zu sein. Ich bin heute froh, daß ich überhaupt über eigenständige Grundlagen, Erfahrungen und Entwicklungen in meiner Praxis berichten kann, stand ich doch lange Jahre immer nur vor der Wahl, entweder Fremdes unbesehen – oft auch unbewiesen – zu übernehmen oder in den alten Problemen steckenzubleiben. Deshalb glaube ich, daß dieses Buch für den niedergelassenen Zahnarzt – gerade wegen des bisherigen Fehlens von Erfahrungsberichten aus der Praxis – eine Hilfe ist, während es auch dem wissenschaftlich Interessierten viele Anregungen geben kann.

Ich möchte gleichzeitig die Gelegenheit nützen und in tiefer Verbundenheit meinen Lehrern Dank sagen, insbesondere denen, die für den Stoff dieses Buches richtungweisend waren:
Prof. *Alfred Gysi* † und sein Mitarbeiter Dr. *Ludwig Köhler* †, Prof. *Konrad Thielemann*, Prof. *Wilhelm Balters* †, Prof. *Albert Gerber*, Dr. *Harvey Stallard*, Dr. *Charles Stuart*, Dr. *Everitt V. Payne*, Dr. *Peter V. Thomas*, Prof. *Harry C. Lundeen*, Prof. *Carl Wirth*, Dr. *Arne Lauritzen*, Dr. *Robert Lee*, Dr. *Albert Wiebrecht*, Dr. *Daniel Garliner*, Dr. *William B. Farrar*.
Bedanken möchte ich mich auch bei meinem Mitarbeiter, Herrn *Polz*, der mir durch Ideenreichtum, technisches und zeichnerisches Geschick, aber auch viel gnathologisches Verständnis unentbehrliche Hilfe geleistet hat.
Zuletzt möchte ich mich aber noch bei meiner Familie bedanken für das Verständnis, das sie mir bei dem manchmal monatelang anhaltenden „Totaleinsatz" entgegenbrachte; vielleicht kann die Arbeit auch ein Ansporn für meine beiden im Studium der Zahnheilkunde befindlichen Söhne sein.

Walter Schöttl Erlangen, September 1978

Einleitung

Gnathologie ist das Herz der Zahnheilkunde

Wenn wir die verschiedenen Definitionen für Gnathologie lesen, so kehren bestimmte Wendungen wie das Wissen um die Zähne, um die Parodontien, um die Muskeln mit ihrer nervalen Steuerung, um die Bänder und die Gelenke immer wieder.

Welcher Fachbereich und welcher Zahnarzt kann aber ohne Wissen um Zähne und Parodontien auskommen? Sind also alle Zahnärzte Gnathologen? In gewissem Sinne sicher, aber ich glaube, wir müssen etwas differenzierter analysieren, denn: „Am besten ist der Baum an seinen Früchten zu erkennen." Die Gnathologie lehrt nichts über Zahnfleisch- oder Gelenkchirurgie, über Präparations- oder Abdrucktechniken. Aber sie hat sich sehr wohl und als Hauptaufgabe mit den funktionellen bzw. dysfunktionellen Zusammenhängen zu befassen, durch welche Krankheiten vermieden, begünstigt oder erzeugt werden. Und weil sie kausale Zusammenhänge aufdeckt, kann sie einerseits jeder Einzeldisziplin ihre symptomatische Therapiepalette lassen, muß sich aber andererseits sehr eingehend mit prophylaktischen Maßnahmen z. B. in Kieferorthopädie, Parodontologie, Chirurgie, ja sogar Kariologie befassen, soweit es funktionelle Zusammenhänge gibt. In diesen Bereichen fällt der Gnathologie eine sehr wichtige beratende Aufgabe für die anderen Disziplinen zu.

Gerade deshalb muß sich diese Wissenschaft um eine wertungsfreie Sicht dieser Funktionsgleichgewichte bemühen, und hier liegt meiner Auffassung nach auch ein Schlüssel für den Praktiker zur Beurteilung gnathologischen Denkens:

Es darf nicht spezialistisch, elitär und haarspalterisch werden, sondern sachlich einen kausalen Weg weisen.

Dies steht in krassem Gegensatz zu der Auffassung, daß nur der etwas kann, der komplizierte und aufwendige Geräte benützt – oder wenigstens besitzt. Geräte sind grundsätzlich für den Patienten da, nicht für das Image des Behandlers. Oft kann man in Diskussionen hören, daß das Arbeiten mit Checkbissen sehr fehlerbehaftet sei und nur die Pantographie gebe echte Erfolgschancen.

Ich hoffe, daß ich hier zeigen kann, daß auch mit einfachen Mitteln viel erreicht werden kann – und daß es vor allem um die Beherrschung der Indikation geht.

Große Geräte sind für Spezialfälle und für wissenschaftliche Arbeiten notwendig, aber ihre Überbewertung führt nicht nur zu Fehlinvestitionen, sondern durch die technische Faszination zur Vernachlässigung der exakten Diagnosestellung. Die reichste Erfahrung, die ich aus der Pantographie nach

Stuart und *Lee* schöpfen konnte, war, daß ich meinen kleinen *Stuart*-Artikulator besser kennen-, verstehen und liebenlernte. Heute kann ich aus diesem einfachen Instrument mehr herausholen als anfangs aus dem „Computer"*.

Und auch darüber soll das Buch berichten. Weiterhin steht in dieser Arbeit verhältnismäßig viel über die Kiefergelenke – und noch nicht einmal über anatomische, physiologische und funktionelle Grundlagen, sondern nur über Erfahrungswerte. Ist das eine Überbewertung gegenüber Behauptungen, daß das Kiefergelenk als „Schlottergelenk" gar nicht mechanisch erfaßbar sei? Vielleicht muß ich an dieser Stelle auf die Einmaligkeit der Kiefergelenke besonders hinweisen.

Daß wir uns heute viel mit diesen Gelenken und ihrer muskulären Steuerung abgeben, wird von vielen als eine „Mode" angesehen. Dabei wird aber vergessen, daß dieses Gelenk seinen Ruf als „Schlottergelenk" nur seiner großen Anpassungsfähigkeit zu verdanken hat, nach deren Aufzehrung es zu einer Art irreversibel chronischem Dauerschaden kommt. Dabei entsteht ein Summationseffekt, denn alles, was in der Okklusion an Störungen durch Fehlentwicklung und/oder iatrogene Schädigung aufgelaufen ist, belastet das Gelenk und seine Anpassungsreserve. Auf der anderen Seite sind die Patienten durch ihre Streßsituation motorisch unruhiger und parafunktionsfreudiger. Dazu kommt die Härte unserer modernen Zahnersatzmaterialien in der Kronen- und Brückentechnik, wie z. B. die Platingolde oder das Porzellan, die bei okklusalen Gestaltungsfehlern oder Fehleinschätzung der Gelenksituation unerbittlich attritionsfest sind.

Das Gelenk selbst ist mechanisch einmalig im menschlichen Körper: Man suche eine schlingenförmige Knochenspange, die

durch zwei Gelenke an ein und denselben Grundknochen angegliedert ist! Üblicherweise sind die Muskelzüge gelenknahe und das Arbeitsende gelenkfern angeordnet, aber die letzten Molaren „arbeiten" oft schon bedenklich nahe an der Muskelschlinge (M. masseter und M. pterygoideus medialis). Alleine schon die oben erwähnte technisch sehr heikle Knochenverbindung erfordert einen komplizierteren Gelenkaufbau, als es sonst üblich ist, aber dazu kommen noch die hohen funktionellen Ansprüche, gefolgt von den Erschwerungen, die durch die zivilisatorischen Einflüsse vor allem des letzten Jahrhunderts entstanden sind.

Im menschlichen Gebiß ist nicht nur die Möglichkeit des Hackbisses – wie beim Fleischfresser – gegeben, sondern auch die laterale Rotations- und *Bennett*-Bewegung, die vielleicht das Relikt aus einer Entwicklungsstufe darstellt, deutlich zu sehen an der Abrasion bei fossilen Zahnfunden. Ist schon die Anlage einer Doppelgelenkigkeit an sich schwer in allen Einzelheiten zu verstehen, dann erst recht in einem so vielseitigen Kauapparat, der dem Menschen einerseits ein breites Band universeller Ernährungsmöglichkeiten erschließt, andererseits aber auch die höchsten funktionellen Anforderungen an die Gelenke stellt.

Nun ist aber dieses Gebiß – das dem primitiven Menschen durch seine Universalität und Anpassungsfähigkeit ein hohes Maß an Sicherheit gewährleistete – mit in eine Evolution hineingenommen worden, in der die funktionellen Lebensbedingungen, für die es sich entwickelt hatte, gravierend geändert wurden:

1. Das Aufschließen der Nahrung wird durch Koch- oder andere Zubereitungs-

* Kosename für den großen *Stuart*-Artikulator.

formen zu einem großen Anteil übernommen, so daß das Gebiß nur noch einen Teil seiner Arbeit ausführt. Dies hat im wesentlichen zu zwei Konsequenzen geführt:
Einmal ist das Gebiß wegen Inaktivität in der Rückentwicklung begriffen, und zum anderen spielen im Patientenbewußtsein die Seitenzähne eine untergeordnete und die Frontzähne eine rein ästhetische Rolle. Lebensgefahr durch Zahnverlust gibt es heute nicht mehr, wodurch die Zahnheilkunde für viele zu einem medizinischen Randgebiet wurde. Die existenzbedrohende Eigenart oraler Erkrankungen kommt deshalb bei den Kiefergelenkerkrankungen wieder deutlich zum Vorschein.

2. Im Industriezeitalter werden die Nahrungsmittel so produziert und konsumiert, daß sie nur ganz wenige Schlacken und gar keine abrasiven Stoffe mehr enthalten, wodurch für die Zähne eine abrasive Wirkung beim Kauvorgang – der sowieso nur noch rudimentär ausgeführt wird – wegfällt.

3. Durch die körperliche Bewegungsarmut und die hastige, kaufaule Nahrungsaufnahme entsteht ein motorischer Stau, der zu parafunktioneller Bereitschaft führt.

4. Durch einseitige Ernährung, durch biologische Verschlechterung der Erbsubstanz (infolge Ausfalls der natürlichen Ausleseverfahren) sowie durch die vielen Noxen des zivilisatorischen Lebens sinkt die allgemeine Widerstandskraft nicht nur gegen Karies und Parodontose, sondern auch gegen iatrogene Schädigungen.

5. Die Parafunktionen nehmen vor dem unter Punkt 3 angedeuteten Hintergrund einen immer breiteren Raum ein, weil die Patienten in allen Schichten unter seelischem Druck und Leistungszwang stehen. Früher war das ein paar feudalistischen Kreisen vorbehalten – durch die Emanzipation der Massen jedoch nehmen diese nicht nur an den Segnungen, sondern auch den Flüchen (Gleichgewicht) dieser Errungenschaften teil.

6. Als letzten Punkt – aus einer Vielzahl – möchte ich nochmals unsere harten Kronen- und Brückenmaterialien erwähnen. Ich bin mir klar darüber, daß weiche Materialien (Kunststofferfahrungen haben wir bereits) andere, noch schlechtere Folgen hätten. Auch kleine Fehler in der Kauflächengestaltung können bei Porzellan und den harten Goldsorten nicht vom Patienten durch Abnutzung korrigiert werden. Die Auflösung des Parodonts ist eine weitere Maßnahme des Körpers, die zentralen Organe (Gelenke) zu schützen. Bei Brückenverbänden schlagen diese Störungen jedoch voll durch auf die höheren Systeme.

Auf diese Weise fällt uns Zahnärzten eine Aufgabe zu, die uns eine Nummer zu groß ist, denn wir haben es nicht nur epidemiologisch in dreifacher Hinsicht mit dem höchsten Prozentsatz an Erkrankungen zu tun (Karies, Parodontopathien und Malokklusion), sondern darüber hinaus ist dieses unser Organ äußerst sensibel ($1/100$ mm in der Okklusion) und reagiert auf jede Änderung unserer körperlichen und seelischen Lebensqualität. Wieviel der Mund mit seelischen Vorgängen zu tun hat, das wissen nicht nur Verliebte, sondern das ist für Psychologen, Kieferorthopäden, Parodontologen und Gnathologen eine Tatsache.

Unsere Aufgabe im gnathologischen Bereich ist aber vor allem deshalb schwierig, weil die Orientierung an Vorbildern, die noch ohne Krankheit der ursprünglichen Bestimmung des Kauorgans gemäß lebten – das gilt sowohl für frühe menschliche Funde als auch für heute noch lebende unzivilisierte Populationen –, wegen der obengenannten Änderungen der Lebensbedingungen nicht mehr möglich ist.

So sind wir gezwungen, einen neuen Weg zu gehen, auf dem ein Gebiß mit Zähnen – jugendlich, ohne okklusale Abnutzungserscheinungen – bis ins hohe Alter erhalten werden kann. Und dafür ist das Konzept der organischen, der front- und eckzahngeschützten Okklusion der einzige ernst zu nehmende Vorschlag. Es muß sehr genau unterschieden werden zwischen der durch Verarbeitung von Nahrung entstehenden Abrasionsform der Kauflächen und der absolut unphysiologischen, parafunktionell entstehenden Attrition.

Diese ist eigentlich eine Schutzmaßnahme des Körpers, um durch Opferung von weniger wichtigem Material (Zahnsubstanz) wichtigere Organe (Gelenke, Muskulatur usw.) in funktionellem Zustand zu erhalten. Eine zweite Möglichkeit nimmt der Körper auch oft wahr: die Einschmelzung des Parodonts, so daß es zu erhöhter Zahnbeweglichkeit kommt und durch diesen Kisseneffekt ebenfalls lebenswichtige Organe geschont werden. Obwohl wir diese letztere Entscheidung des Körpers – oder auch die Überlastungspulpitis – einstimmig zu den pathologischen Erscheinungen zählen, können wir uns nicht einheitlich dazu entschließen, die Attrition, die ein Ergebnis der gleichen Ursache ist, ebenso zu beurteilen.

Es ist nicht Aufgabe dieser Arbeit, hierüber Klarheit zu schaffen, jedoch sind dies die Grundlagen gnathologischer Denkweise schlechthin, wenn sie auf den rezenten, zivilisierten Mitteleuropäer bezogen wird, und diese Grundlagen sind natürlich entscheidend bei der Ausbildung einer gnathologischen Prophylaxe.

Was heute als gängige gnathologische Ar-

beitspraxis verstanden wird, ist ja großenteils schon wieder die Reparatur von früher zerstörten oder nicht verstandenen Gleichgewichten.

In meinem Aufsatz über „gnathologische Orthopädie" (Quintessenz 11/76–1/77) habe ich versucht, ein paar Gedanken hierzu herauszuarbeiten. Hier möchte ich aus diesem Gebiet nur ein paar unersetzliche Hilfen für den gnathologisch tätigen Zahnarzt erwähnen:

a) Die myofunktionelle Therapie nach *Daniel Garliner* als muskelorthopädische Unterstützung aller Formen des frontal oder seitlich offenen Bisses, der Klasse III oder des Kreuzbisses.

b) Die kieferorthopädische Herstellung der Front- bzw. Eckzahnokklusion – wenn diese fehlt – als Voraussetzung für eine erfolgreiche Behandlung der gestörten Okklusion. Dazu gehört auch die Rotation von gedreht stehenden oberen und unteren Eckzähnen, ein weithin unbeachteter Mißstand, der beachtliche Spätfolgen haben kann.

c) Die kieferorthopädische Beseitigung von Okklusionsstörungen. Dazu einige Beispiele: Die Aufrichtung von Brückenpfeilern vor Anfertigung der Brücke ist eine parodontalprophylaktische und oft auch eine okklusale Notwendigkeit. Meist handelt es sich um mesialgekippte Molaren. Aber auch die distalgewanderten Prämolaren müssen wieder zu Approximalkontakt gebracht werden. Ein anderes Beispiel ist die Rotation von gedreht stehenden Prämolaren. Fast immer ist eine Okklusionsstörung direkt oder indirekt mit dieser Fehlstellung verbunden, weil ein gedreht stehender Prämolar viel mehr Platz im Zahnbogen braucht als sein Antagonist. Meist übersteigt der verwaltungstechnische Aufwand, den Versicherer von der Notwendigkeit dieser Maßnahme zu überzeugen, die Möglichkeiten einer zahnärztlichen Praxis, diese „Nebenkosten" noch in einer so kleinen Prätherapie unterzubringen. Die Eingliederung einer metallkeramischen Krone dagegen läuft in der täglichen Routine mit. Dies ist der negative Selbsterziehungsprozeß unserer vertragsgebundenen Zahnmedizin.

Aber auch wenn man den obersten Grundsatz „nil nocere" außer acht lassen würde – denn die prothetische Maßnahme ist zweifelsfrei bis zu einem Alter von fast 60 Jahren die größere Schädigung des Patienten als die kieferorthopädische –, so ist doch der Erfolg bei einem Drehstand ab 25° (über 45° für jeden Zweifler deutlich sichtbar) mit der prothetischen Methode aus mehreren Gründen sehr unbefriedigend.

Wenn ich das oben Gesagte als Okklusalprophylaxe bezeichnen und dagegen eine Gelenkprophylaxe stellen würde, so wäre das deshalb irreführend, weil es ja gerade die Okklusion ist, die die Gelenkfunktion schädigt. Trotzdem sollte man sich immer darüber klar sein, daß nicht nur die Okklusion das Gelenk beeinflußt, sondern anschließend wieder das Gelenk die Okklusion.

Aus dieser Wechselwirkung soll in dem vorliegenden Buch etwas spürbar werden.

Hierfür einstweilen ein Beispiel aus der kieferorthopädischen Spätbehandlung: Zwar unterbricht die Bewegung der Zähne aus der gewohnten Stellung heraus den Reiz der gewohnten Parafunktion. Daß während der Behandlung jedoch eine Zahnstellung so stationär wird, daß neue Parafunktionen entstehen, ist ganz selten der Fall; höchstens in der Retentionsphase.

Ein zweites Beispiel: Am Ende der Behandlung darf man sich nie ganz sicher sein, daß die erzielte Achsenlage der Kondylen echt ist. Wir rechnen bei jeder Aufrichtung eines gekippten unteren Molaren mit seiner gleichzeitigen Intrusion; aber niemand weiß, ob nicht statt dessen eine Distraktion des Gelenkes entsteht; vielleicht mit einer Diskusverlagerung und entsprechenden Konsequenzen. Dasselbe gilt natürlich für jede Kreuzbißüberstellung oder Therapie der Klasse II bzw. Klasse III.

Bei jeder kieferorthopädischen Behandlung kommen genug Okklusionsstörungen vor, um den Behandelnden bei einem erwachsenen Patienten über die Lage des Kondylus in seiner Fossa unsicher sein zu lassen. Ich schreibe deshalb „Erwachsenenbehandlung", weil ich immer noch g l a u b e , daß das Gelenk bis zum 14. Lebensjahr eine ideale Anpassungsfähigkeit hat, obwohl auch das von verschiedenen kieferorthopädischen Schulen angezweifelt wird.

Inhaltsverzeichnis

1. Kapitel

Die Behandlung von falschen Unterkieferlagen und ihre meßbare Kontrolle

A. Problemstellung

1. Die Beständigkeit der Scharnierachse (Einzelbeobachtungen)

a) Entgegen der früheren Einstellung, daß die terminale Scharnierachse eine patiententypische und jahrzehntelang gleichbleibende geometrische Achse sei, hört man heute Meinungen, die das in Frage stellen. So wurden von *Frank Celenza* Nachuntersuchungen von Rehabilitationen bekannt, die eine Änderung der Scharnierachse nach Jahren zeigen.

Auch ich selbst habe wiederholt nach Einsetzen von Restaurationen im Verlaufe des ersten oder zweiten Jahres Schwierigkeiten in der Okklusion festgestellt. Es mußte mehrmals nachkorrigiert werden. Dabei ist zunächst unverständlich, daß trotz großer Vorsicht bei allen Übertragungsarbeiten und trotz Einschaltung von mehreren Remontagegängen bei dem Einschleifprozeß nicht etwa nur exzentrische Störungen zu beseitigen waren, sondern daß sich offensichtlich im Anschluß an die Rehabilitation die Zentrik geändert hat. Zum Beispiel ist es vorgekommen, daß ein Patient mit genau äquilibrierter Zentrik entlassen wurde und nach vier Wochen mit der Behauptung wiederkam, er habe mehr Kontakt mit den Seitenzähnen als mit der Front.

Die wenigsten Patienten aber können überhaupt eine so klare Aussage machen. Meistens lautet der niederdrückende Bericht: „Links kann ich keine harten Speisen kauen" – oder: „Ich merke, daß ich jetzt wieder presse" (ein bereits aufgeklärter Patient). Dadurch bleibt dem Behandler ein allzu großer Spielraum für Mutmaßungen über die Ursache. Und dazu kommt neben dem Zeitdruck in der zahnärztlichen Praxis noch die psychische Belastung, die das Einschleifen einer neuen, mit aller Vorsicht und mit großem Aufwand hergestellten Arbeit nun einmal mit sich bringt.

b) Das Heimtückische an diesen Vorgängen ist aber, daß sie sich oft verdeckt und unerkannt abspielen; z. B., weil die Patienten glauben, für Kopf- oder Schulterschmerzen sei grundsätzlich der Zahnarzt nicht zuständig. So hatte ich einen Patienten, von dem ich sechs Jahre nach Eingliedern einer großen Geschiebearbeit in Ober- und Unterkiefer zufällig und nebenbei erfuhr, daß er schon lange wegen Kopf- und Schulterschmerzen in ärztlicher Behandlung sei. Die kritische Untersuchung der Okklusion ergab, daß es die saubere und äquilibrierte Zentrik von vor sechs Jahren nicht mehr gab. Die Lage des Unterkiefers hatte sich geändert.

c) Bei vielen Zahnärzten, die mehrmals innerhalb von Jahren gnathologische Kurse

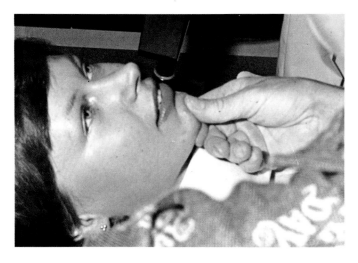

Abb. 1a   Manuelle Führung des Unterkiefers mit Daumen und Zeigefinger von vorne. Druckrichtung diagonal in Richtung Gelenk.

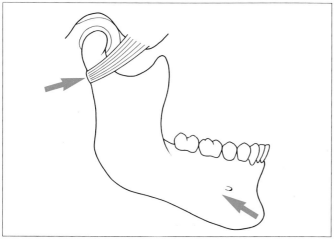

Abb. 1b   Die Kräftesituation bei dem in a gezeigten Handgriff. Wenn das Ligamentum temporomandibulare und die Gelenkkapsel erschlafft sind, kann eine Retral- oder sogar Retral-Kaudal-Verlagerung des Kondylus vorkommen.

besucht haben, sind zwei oder drei verschiedene Tätowierungen – die teilweise 5 bis 7 mm auseinander liegen – keine Seltenheit. Natürlich ist man leicht geneigt, dem Vorbehandler die Schuld zu geben, aber es gibt doch genug nachprüfbare Fälle, in denen trotz gewissenhafter Bestimmung zwei Jahre später ein anderes Ergebnis gefunden wurde.

d) *Lundeen* und *Shryock* stellten fest, daß sich in einigen Fällen eine starke „immediate sideshift" durch Ausschaltung der okklusalen Störungen zurückgebildet hat und gleichzeitig die Scharnierachse ein wenig gewandert ist. Dies deckt sich mit einigen meiner eigenen Beobachtungen.

e) Auffällig ist bei manchen Patienten, daß sich sowohl eine andere Achsenlage als auch eine andere retrudierte Kontaktposition ergibt, wenn einerseits der Unterkiefer nur von vorne an der Kinnspitze geführt wird oder andererseits mit dem von *Dawson* angegebenen Griff (Abb. 1a und b sowie Abb. 2a und b).

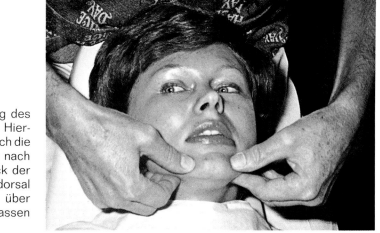

Abb. 2a Manuelle Führung des Unterkiefers nach *Dawson.* Hierbei werden die Kondylen durch die Fingerspitzen beider Hände nach kranial beeinflußt. Der Druck der Daumen nach kaudal bzw. dorsal ist dosierbar von „stark" über „leicht" bis „Null" (= Weglassen der Daumen).

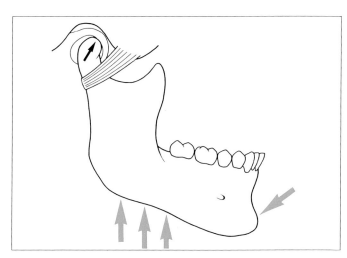

Abb. 2b Die Kräftesituation bei dem in Abbildung 2a gezeigten Handgriff.

f) Im allgemeinen wird – dem Vorschlag von *Lauritzen* folgend – die Scharnierachse am liegenden Patienten bestimmt und am sitzenden Patienten tätowiert. Bestimmt man jedoch am Sitzenden die Achse neu, so findet man bei einigen Patienten Abweichungen von über 5 mm. Das kann zum kleinen Teil mit der elastischen Veränderung des Schädelskeletts erklärt werden, die verursacht wird durch die sehr verschiedenen Unterstützungspunkte: im Liegen die okzipitale Auflage und im Sitzen die Unterstützung durch den Atlas zu beiden Seiten des Foramen magnum. Nachdem diese Erklärung nicht ganz befriedigt und auch nicht ganz ausreicht, liegt es nahe, hinter diesem Phänomen auch die gleiche Ursache zu suchen, wie wir sie im vorangehenden Absatz vermuten müssen, nämlich die ungleiche Lage des Unterkiefers zum Schädel, hier verursacht durch die ungleiche Unterstützung des Unterkiefereigengewichtes während der Scharnierrotation – einmal im Liegen und einmal im Sitzen.

N. D. Mohl hat festgestellt, daß die mangelnde Übereinstimmung der Ruheschwe-

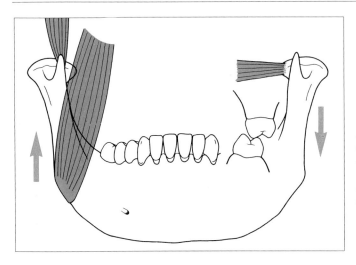

Abb. 3   Bei dem Molarenkontakt einer Seite können die Elevatoren der Gegenseite (M. masseter und M. temporalis) das störungsseitige Gelenk auseinanderziehen – distrahieren. Dies kann jeder balancegestörte Patient, wenn er einmal den Mechanismus entdeckt hat (Umzeichnung nach *Lundeen*).

belage sowie der zentrischen Zahnkontakte bei verschiedenen Kopfhaltungen häufig zu beobachten ist. Wenn die zentrischen Kontakte verschieden sind, dann ist auch die Lage der Scharnierachse verschieden.

Ein Zusammenhang zwischen allen diesen Einzelbeobachtungen muß durch systematische Untersuchungen noch gefunden werden; einstweilen bestätigt uns die praktische Erfahrung am Patienten die im folgenden dargestellte Arbeitshypothese.

2. Die Gelenkdistraktion

Gerber, Lundeen und andere machen auf ein Phänomen aufmerksam, für das *Gerber* die Bezeichnung „Gelenkdistraktion" eingeführt hat (Abb. 3).
Wenn der Patient eine Balancestörung oder auch eine zu hohe Krone auf einem Molaren hat, so kann er durch entsprechende Einstellung des Unterkiefers und durch Anspannung der Elevatoren (M. masseter und M. temporalis) der Gegenseite die Bänder und Kapselteile des störungsnahen Gelenkes dehnen. Offensichtlich üben solche

Störungen einen Reiz im Sinne eines Triggers (auslösender Faktor) aus, der zu ausgedehnten Parafunktionen führen kann. Diese Parafunktionen bleiben oft jahrelang ohne klinisch sichtbare Folgen, denn nicht selten handelt es sich dabei um keine Knirsch- oder Reibearbeit, sondern um reines Pressen, so daß auch keine Attritionsfacetten zu finden sind. Manchmal sind kleine keramische Brücken im Seitenzahngebiet solch auslösende Faktoren, deren Eingliederung anamnestisch oft mit dem Beginn der Distraktionserscheinungen – z. B. Kopfschmerzen oder Bevorzugung einer Kauseite u. ä. – einen überraschend deutlichen Zusammenhang aufweist.
Da gelegentlich ein vorzeitiger Molarenkontakt in einer seitlichen Ansichtszeichnung als Hypomochlion beschrieben wird, durch welches eine Zugkraft auf das Gelenk ausgeübt wird, soll hier betont werden, daß anatomisch immer alle Zähne außerhalb der Muskelschlinge (M. masseter/M. pterygoideus med.), also anterior liegen. Deshalb kann ihre distrahierende Wirkung nicht bei seitlicher Betrachtung (Abb. 4), sondern nur bei Ansicht von vorne oder hinten gezeigt und verstanden werden (Abb. 5). Dieser

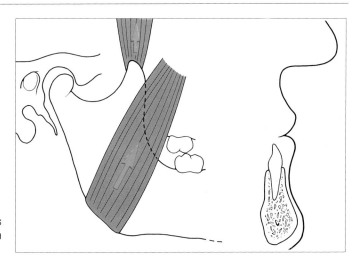

Abb. 4 In dieser Ansicht ist das Distraktionsphänomen nicht zu verstehen.

Distraktionseffekt ist immer in einem Dreieck zu sehen, dessen Ecken von einer Molarenstörung (zentrisch oder exzentrisch), von dem gleichseitigen Gelenk und von den Elevatoren der anderen Seite gebildet werden.

Dieses Dreieck jedoch besteht bei überraschend vielen Patienten. Zum Beispiel ist fast jeder Patient, der ein Abgleiten von RCP (= retrudierte Kontaktposition) in die habituelle Okklusion hat, in der Lage, in einer retralen Position so ein Dreieck zu finden – ganz besonders, wenn das Abgleiten eine flache Charakteristik hat (siehe 3. Kapitel).

Patienten, die auf einer oder auf beiden Seiten solch überhöhte Arbeiten – oder auch gekippte Weisheitszähne – haben, stellen dies nicht sachlich dadurch fest, daß sie ihre Okklusion gestört finden, daß sie also etwa in der retrudierten Kontaktposition ihre offene Frontokklusion bemängeln, sondern sie machen sich unbewußt das *Christensen*sche Phänomen zunutze (siehe Abb. 5a und b) und umgehen das Molarenhindernis durch leichten Vorschub, wodurch der Prämolarenkontakt geschlossen, aber die obere Front schrittweise protrudiert wurde

und eine neue, habituelle Behelfsokklusion entstand.

In Rückenlage – etwa nachts – oder bei Retrusionsbewegungen wird dann trotzdem noch gepreßt und geknirscht.

Deshalb muß bei allen Zahnwanderungen und -drehungen, bei Gingivitis im Bereich der Front oder bei kausal noch unklaren Beschwerden an Front- und Seitenzähnen, wie Lockerungen, Zahnfleischretraktionen, empfindlichen Zahnhälsen, multipler Zahnhalskaries oder bei Ausbildung von keilförmigen Defekten, auch an diese Zusammenhänge gedacht werden.

Wenn die Problematik mit dem bisher Geschilderten bereits erschöpfend dargestellt wäre, so könnte alles mit ein paar einfachen therapeutischen Hinweisen abgetan werden. Eine zusätzliche Beobachtung jedoch kompliziert das Geschehen sehr:

Es handelt sich um die Feststellung, daß, wenn Kiefergelenke über längere Zeit diesen distrahierenden Parafunktionen ausgesetzt waren, sich der Gelenkspalt oft nicht mehr schließt – ja nicht einmal mehr schließen läßt. Das heißt, daß die Reposition des Gelenkköpfchens in seine Grube oft nicht mehr durch manuellen Druck möglich ist.

19

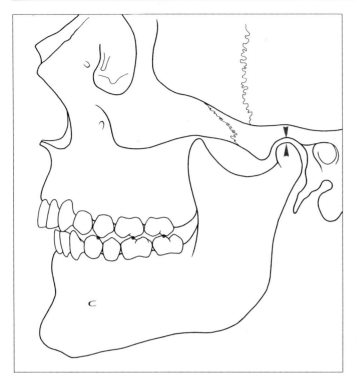

Abb. 5a Wenn sich die Kondylen in ihrer zentrischen Position befinden, entstehen Störkontakte im Molarengebiet.

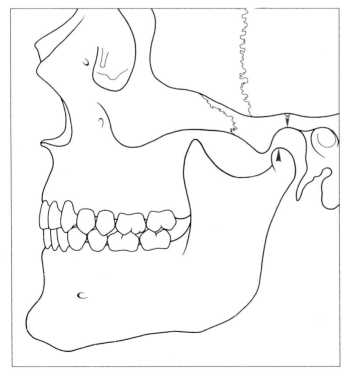

Abb. 5b Durch Verschieben des Unterkiefers nützt der Patient die Gelenkbahnneigung zum Umgehen des Molarenhindernisses aus und bringt so seine Prämolaren in Kontakt. Allerdings entstehen meist auch Frontstörungen.

Wird das Okklusionshindernis beseitigt (Abnehmen der Krone, Extraktion des ursächlichen Weisheitszahnes usw.), so fühlt sich der Patient spontan erleichtert, eine Normalisierung bzw. Besserung der Kondylenlage jedoch geht nur langsam, manchmal erst im Verlauf von Monaten und unter Auftreten neuer Hindernisse vor sich. Natürlich läßt sich dieser Vorgang auch röntgenologisch verfolgen, aber nur grob und nicht zehntelmillimeterweise, wie es für das Zusammenspiel der Zähne in der Okklusion erforderlich ist.

Über die Ursache, weshalb sich die distrahierten Gelenkteile selbst unter Druck oft nicht spontan schließen, gibt es verschiedene Vermutungen:

a) Die Schwellung von Knorpelteilen im Bereich der Artikulationsflächen (*Celenza*). Dieser Ansicht kann ich mich nur schwer anschließen, da gerade diese stark beanspruchten Knorpelteile histologisch faserverstärkt und avaskulär erscheinen. Ihre Ernährung erfolgt durch die Synovialflüssigkeit. Trotzdem habe ich schon ein intraoperatives Diskuspräparat gesehen, das bis 6 mm dick war. Es handelte sich dabei um Vermehrung der Knorpelsubstanz.

b) Die „Hinterfüllung" der Gelenkräume mit zähen Exsudaten. Diese Theorie hat etwas für sich, da man das entspannende Äquilibrieren der Okklusion, das gleichzeitig zentrische Gelenkbelastung erzielt, als einen „Ausmelkvorgang" auffassen könnte, der viele Tage und Wochen anhält.

c) Die muskulär-isometrische Verspannung der Kondylenlage ist eine andere Vorstellung. Dabei muß man davon ausgehen, daß aufgrund der Gelenkirritation die reflektorische Steuerung – ähnlich wie bei anderen Gelenken – eine Art Versteifung entstehen

läßt, die dafür Sorge trägt, daß die schmerzhafte Gelenkstellung nicht eingenommen wird. Sicher ist dieser Zustand bei schweren Verspannungszuständen vorhanden. Ob er aber in so dosierter Form auftritt, daß sich einzelne Muskeln in Dauerkontraktion befinden, so daß eine Scharnierachsenbestimmung tagelang genau möglich und reproduzierbar erscheint, aber anatomisch falsch ist, das ist zumindest schwer vorstellbar.

d) Mit der eben erwähnten Erklärung verwandt ist die der Diskusverlagerung. Es wäre vorstellbar, daß durch Verklemmung des Diskus oder durch Dauerspannung des M. pterygoideus lat. und dadurch hervorgerufene Verlagerung des Diskus die Einlagerung des Kondylus in den Zenit der Fossa reversibel verhindert wird (siehe auch Abb. 21 und 24). Der Gelenkkopf liegt gewissermaßen auf einem zu hohen Polster, das vom übergeordneten System vielleicht eingeschoben wurde, um die dauernde Distraktion angenehmer und stabiler zu gestalten. Mit dieser Erklärung kann man sich vorstellen, wie durch den Behandler verschiedene Achsenpositionen ermittelt werden können – da ja die Gelenkgrube teilweise aufgefüllt ist und somit die Kondylen nicht nur sagittal, sondern auch transversal keine eindeutige Fixierung mehr erfahren können. Erklärbar wird so auch die Tatsache, daß nach Beseitigung des Hindernisses der Weg in die Gelenkgrube frei wird – nämlich durch die Beseitigung der für die Verspannung des Diskus ursächlichen Störungen. Ich bin von dieser Erklärung überzeugt und lege sie bei den meisten Überlegungen zugrunde.

Bei Patienten, die verspannt sind oder Gelenkbeschwerden – im Sinne einer Distraktion – haben, ist an die Ermittlung einer

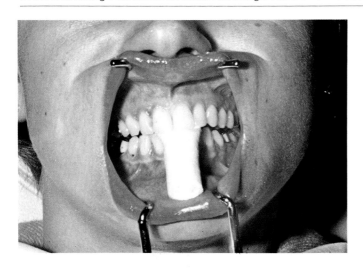

Abb. 6a Mit einer zwischen die Frontzähne gelegten Watterolle kann der Patient oft während 15 Minuten intermittierenden Zubeißens seine Kondylen höher in die Fossa einlagern.

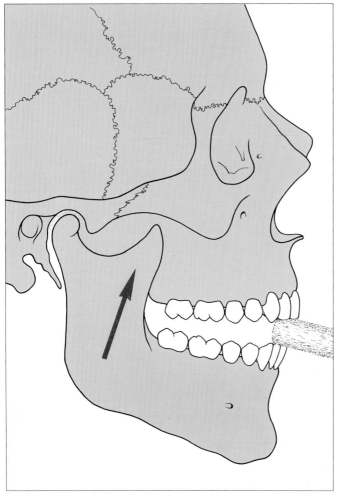

Abb. 6b Das Kräfteverhältnis hierbei.

Scharnierachse natürlich genausowenig zu denken wie an die Festlegung einer zentrischen Lage des Unterkiefers zum Oberkiefer. Es kann sich zu diesem Zeitpunkt nur um eine angenäherte – hypothetische – RCP handeln. Bei zu großen Anfangsschwierigkeiten hat es sich bewährt, dem Patienten bei zurückgezogenem Unterkiefer eine dicke, sagittal gestellte Watterolle zwischen die Frontzähne zu legen und ihn anzuweisen, eine Viertelstunde intermittierend zuzubeißen. Durch diese muskelferne Abstützung erfahren die Gelenke manchmal, außer beim Essen, die erste Belastung seit Jahren, und nach dieser kurzen Zeit bereits stellen manche Patienten überrascht fest, daß ihre Molaren zu hoch sind (Abb. 6a und b).

Was uns so unsicher macht, ist, daß solche Patienten sehr verschiedene Symptome zeigen: von der völligen Beschwerdelosigkeit über die verschiedensten funktionellen Ausfallserscheinungen bis hin zu schweren Schmerzzuständen im Kopf- und Gesichtsbereich. In der Konsequenz sind diese Zusammenhänge bei jeder Krone, ja bei jedem Inlay im Molarengebiet möglich. Der Patient beschwert sich meist nicht beim Einsetzen der Arbeit, sondern er leidet ohne Kenntnis der Dinge und ohne Hilfe oft viele Jahre. Jedem gnathologisch arbeitenden Zahnarzt sind Fälle bekannt, in denen sich mehrere Fachärzte vergeblich mit den Folgen solcher Zustände befaßten, jedoch ohne die Ursache erkannt zu haben, die zahnärztlicher, oft sogar iatrogener Natur ist.

3. Die Bedeutung des Themas

Erst nach diesen Vorbemerkungen kann ich auf die große Bedeutung des Themas selbst eingehen. Wir müssen der habituellen Bißlage, die der Patient mitbringt, viel kritischer gegenüberstehen, um zu vermeiden, daß die vielen Gelenkdislokationen, die in der Vergangenheit in einer normalen Therapie beinhaltet sein konnten, erhalten bzw. neu verursacht werden. Das kommt deshalb erst heute zum Vorschein, weil wir erst im letzten Jahrzehnt aufgrund verfeinerter Hilfsmittel in der Lage sind, diese Störungen zu diagnostizieren, und somit beginnen können, sie auch prophylaktisch zu vermeiden.

Es gibt aber noch andere Gründe, die zu einer Zunahme der Störungen beim modernen Menschen führen, wie z. B. immer größere Karieshäufigkeit mit nachfolgenden Füllungen oder sogar Extraktionen. All dies führt zu einer Häufung von defektfüllendem Fremdmaterial im Mund und zu einer exponential steigenden Gefahr für Fehler in der Oberflächengestaltung.

Bei dieser Gelegenheit muß ich auch ein heißes Eisen anfassen, das sind unsere Zahngolde. Der gnathologisch orientierte Zahnarzt will keine Attritionserscheinungen an seinen Okklusalflächen, insbesondere nicht an der Front. Diese Ansicht ist aber nur gerechtfertigt, wenn man sich über die Bißlage völlig im klaren ist.

Im allgemeinen ist das offensichtlich nur selten der Fall. Einen Unterkiefer in gestörter Lage mit einer Brücke, einem Inlay oder einer Krone aus Hartgold vom Typ Degulor M zu versorgen heißt, daß der Patient mit den vorhandenen oder durch Kondylenlageveränderung entstehenden Störungen nicht fertig werden kann. Ganz sicher wußte der Zahnarzt vor 50 Jahren weniger um diese Dinge, aber er verwendete für seine Arbeiten 20er Gold, aus dem Störungen bis zu einem gewissen Grade „herausradiert" wurden. Ich will nicht den weichen Golden – oder den Kunststoffen – das Wort reden, ich will hiermit nur einen Grund aufzeigen, weshalb die „Alten" mit solchen Problemen des öfteren zurechtkamen. An unseren Schwierigkeiten ist auch die steigende Anzahl von keramischen Arbeiten im Seitenzahngebiet schuld, die zum Teil mit Gestaltungsfehlern behaftet sind.

Weshalb aber das Thema womöglich heute noch aktueller wird, ist die Tatsache, daß wir aufgrund eines später zu beschreibenden Verfahrens in der Lage sind, dreidimensionale Verlagerungen der Kondylen in der Größenordnung von Zehntelmillimetern zu messen und sie auch therapeutisch zu verwerten, was uns die Röntgenaufnahme – so wertvoll sie ist – nicht geben kann.

Während die bisherigen Untersuchungsverfahren nur zweidimensional waren, gibt uns das temporomandibulare Relationsverdas obengenannte Registrat hervorrufen kann. Starke Auswirkungen auf die Okklusion sind dabei ganz verständlich.

dimensionale Aufzeichnung eines anterioren Unterkieferpunktes die exakte Lage der gesamten Mandibula festzuhalten. Das ist wichtig, denn hierdurch blieb ich in vielen Fällen vor Fehldiagnosen bewahrt. Damit meine ich Fälle, bei denen zum Beispiel die Kondylen nur nach links wanderten, ohne eine Veränderung in der sagittalen Aufzeichnungsebene zu bewirken. Im BUHNER-Graph (siehe Abb. 97) hätte das keine Änderung ergeben. Wiederholt konnte ich sogar Registrate machen, bei denen eine seitliche Verlagerung der Kondylen mit einem unveränderten Inzisalregistrat kombiniert waren. Heute ist uns das nicht mehr verwunderlich, weil wir nicht selten einer einseitigen Anspannung des M. pterygoideus lat. begegnen, dessen Entspannung während der Therapie leicht das obengenannte Registrat hervorrufen kann. Starke Auswirkungen auf die Okklusion sind dabei ganz verständlich.

B. Die Therapie der Unterkieferlage

1. Diagnostische Gedanken zur Lage der Mandibula

Nach allem, was über die Unzuverlässigkeit der habituellen Okklusion bekannt ist und nun über die der RCP gesagt wurde, zeichnet sich als Hauptproblem die Notwendigkeit ab, aus der Gesamtpatientenzahl den – in bezug auf die Unterkieferlage – behandlungsbedürftigen Personenkreis herauszuschälen. Wie bereits erwähnt, ist Mißtrauen gegenüber der habituellen Okklusion und der RCP grundsätzlich angezeigt, insbesondere dann, wenn im Molarengebiet festsitzender oder abnehmbarer Zahnersatz getragen wird.

Zunächst können zwei große Patientengruppen unterschieden werden (siehe Abb. 7):

1. Patienten mit Beschwerden (siehe Abb. 8a und b),
2. Patienten ohne Beschwerden.

Zu 1:

Nach der Art dieser Beschwerden können wir wieder in zwei Personengruppen unterteilen:

a) Der klassische, temporomandibulare (TMJ) Symptomenkomplex.
   Dazu gehören Gelenk-, Ohr-, Kopf- und Nackenschmerzen, die auch bis in die Schulter und ins Schlüsselbein (M. sternocleidomastoideus) ausstrahlen können.

b) Patienten mit Zahnbeschwerden
   Diese Gruppe zeigt Beschwerden, die einzelnen Zähnen zugeordnet werden können: hypersensible Zahnhälse, Gingivaretraktionen, keilförmige Defekte. Beißempfindlichkeit einzelner Zähne, pulpitische Schmerzanfälle, Zahnlockerung, Parodontalabszesse und anderes mehr. Diese Patienten suchen den Zahnarzt teilweise wegen Schmerzen, aber auch aus Angst vor ästhetischer Entstellung oder vor Zahnverlust auf.
   Die Beißempfindlichkeit eines Zahnes ist zu unterscheiden von der Perkussionsempfindlichkeit; während letzteres Symptom das Zeichen für die Beteiligung der apikalen Wurzelhaut an einer rarefizierenden Ostitis ist, ist die Beißempfindlichkeit das Zeichen für röntgenologisch noch nicht sichtbaren Seitenabbau im Parodont, der einer Zahnlockerung vorausgeht und dessen Ursache parafunktionelle Horizontalbelastungen der Zahnkrone sind. Es handelt sich bei der Beißempfindlichkeit sowohl in der Kieferorthopädie als auch in der Parodontologie um den gleichen Vorgang im Mikro-

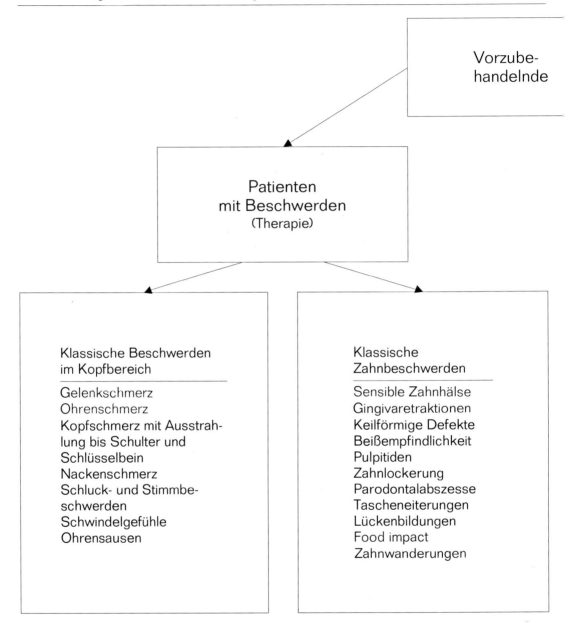

Vorzube-
handelnde

Patienten
mit Beschwerden
(Therapie)

Klassische Beschwerden
im Kopfbereich

Gelenkschmerz
Ohrenschmerz
Kopfschmerz mit Ausstrah-
lung bis Schulter und
Schlüsselbein
Nackenschmerz
Schluck- und Stimmbe-
schwerden
Schwindelgefühle
Ohrensausen

Klassische
Zahnbeschwerden

Sensible Zahnhälse
Gingivaretraktionen
Keilförmige Defekte
Beißempfindlichkeit
Pulpitiden
Zahnlockerung
Parodontalabszesse
Tascheneiterungen
Lückenbildungen
Food impact
Zahnwanderungen

Abbildung 7

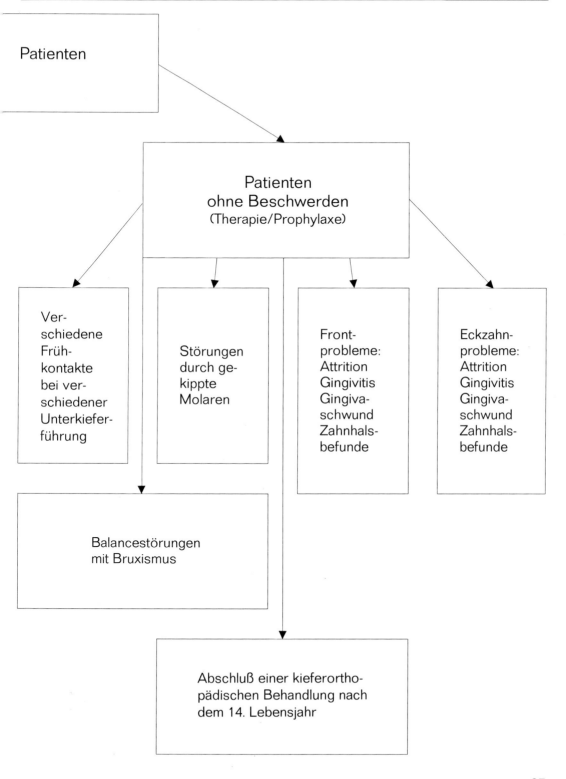

Patienten

Patienten
ohne Beschwerden
(Therapie/Prophylaxe)

Ver-
schiedene
Früh-
kontakte
bei ver-
schiedener
Unterkiefer-
führung

Störungen
durch ge-
kippte
Molaren

Front-
probleme:
Attrition
Gingivitis
Gingiva-
schwund
Zahnhals-
befunde

Eckzahn-
probleme:
Attrition
Gingivitis
Gingiva-
schwund
Zahnhals-
befunde

Balancestörungen
mit Bruxismus

Abschluß einer kieferorthopädischen Behandlung nach
dem 14. Lebensjahr

Dr. Walter Schöttl, Zahnarzt, Schuhstraße 35, 8520 Erlangen, Ruf (0 91 31) 2 30 99

Okklusal-Fragebogen (nach Prof. C. Wirth)   Formblatt FA 1

Berater (Helferin): _____ Datum: _____

okklusale Untersuchung
durchgeführt von: _____ Datum: _____

Name des Patienten: _____ Alter: _____ Beruf: _____

Wenn Sie die folgenden Fragen verneinen, machen Sie bitte in der Spalte „Nein" ein Kreuz. Wenn Sie eine Frage bejahen, schreiben Sie bitte unter „Ja" eine Zahl von 1 bis 3, mit der Bedeutung: (1) leicht, (2) mittel, (3) schwerwiegend.

	Nein	Ja	Datum						
1. Tut es manchmal weh, wenn Sie kauen?									
2. Tut es manchmal weh, wenn Sie den Mund weit öffnen oder einen großen Bissen nehmen?									
3. Macht Ihr Unterkiefer manchmal Geräusche im Gelenk?									
4. Knirschen Sie tags oder nachts hörbar mit den Zähnen?									
5. Haben Sie manchmal Kopfschmerzen?									
6. Haben Sie manchmal Schmerzen vor, in oder hinter dem Ohr?									
7. Hatten Sie schon das Gefühl der Müdigkeit, des Ziehens oder der Steifheit in Kopf, Nacken oder Kehle?									
8. Hatten Sie schon ein Gefühl von Trockenheit oder Brennen im Mund?									
9. Suchen Sie manchmal nach einer besseren Auflage für Ihre Zähne, wenn Sie den Unterkiefer schließen?									
10. Ist Ihnen manchmal ein störender Zahn im Weg?									
11. Ist manchmal ein Zahn empfindlich oder schonungsbedürftig?									
Okklusalindex Summe:									

Wenn Sie irgendwo in der obigen Aufstellung die Spalte „Ja" benutzt haben, so beantworten Sie bitte die Fragen auf der nächsten Seite!

	Nein	Ja
1. Haben Sie aus den oben angeführten Gründen bereits irgend etwas unternommen oder eingenommen?		
2. Hatten Sie eine Verletzung oder einen Schlag gegen Kopf oder Halsregion?		
3. Hatten Sie in der letzten Zeit irgendeine Zahnbehandlung?		
4. Wurde Ihr Biß jemals geändert (z. B. durch Kieferorthopädie oder Einschleifen oder sonst irgendwie)?		
5. Woran sind Sie durch irgendeine der obigen Einwirkungen behindert? (beruflich oder in der Freizeit)		

Abb. 8b   Rückseite Formblatt FA 1.

bereich. Wird im weiteren Verlauf der Makrobereich (röntgenologische Darstellbarkeit und erhöhte Zahnbeweglichkeit) erreicht, so nimmt die Sensibilität des Parodonts ab (evtl. Abbau der Propriozeptoren). Durch Vergrößerung der Toleranz ist die Anwendung größerer Kräfte möglich (Kisseneffekt und Circulus vitiosus der parafunktionellen Selbstzerstörung).

Zu 2:

Während in der Gruppe mit Beschwerden ein direkter Behandlungsanlaß und auch das Einverständnis des Patienten von vornherein vorliegt, hat die Behandlung der Gruppe ohne Beschwerden mehr prophylaktischen Charakter. Auch ist die erste Gruppe mit einfachen Mitteln, z. B. durch Fragebogen oder Mundinspektion, selektiv aus dem gesamten Patientengut zu isolieren. Die bereits erwähnte Gefahr, daß Patienten mit vermeintlichen Ohren- oder Kopfschmerzen dem Zahnarzt nichts mitteilen, wird heute durch Aufklärung nach und nach verringert. Der Otologe, der trotz Beschwerden in der Ohrgegend keinen Befund erheben konnte, zog früher den Zahnarzt nicht zu Rate. Obwohl sich heute mancherorts eine Besserung abzeichnet, bedarf es doch noch wesentlich der Aufklärung in den Grenzgebieten der Zahnheilkunde. In meiner Praxis versuche ich seit Jahren diesem Problem mit dem von mir geringfügig umgestalteten Okklusalindex nach *C. Wirth* abzuhelfen (siehe Abb. 8a und b). Hierdurch werden – ohne Mehrarbeit für Behandler und Personal – alle gnathologischen Problempatienten auffallen und dann sofort anhand der angekreuzten Fragen gezielt und somit zeitsparend untersucht.

Anders bei den Symptomlosen, die das Geschehen bisher tolerieren konnten. Sie ha-

◀ Abb. 8a   Okklusalindex nach *C. Wirth* (Formblatt FA 1).
Die vertikale Summe für ein bestimmtes Untersuchungsdatum soll möglichst niedrig liegen. Ist sie über 5, so muß der Patient im allgemeinen einer gnathologischen Untersuchung zugeführt werden. Nach oder während der Vorbehandlung kann der Index wieder ermittelt und auch die Summe mit dem ersten Ergebnis verglichen werden. Vor der endgültigen Versorgung sollte der Index auf 0 gebracht worden sein.

ben unter Umständen einen Okklusalindex von <5, aber trotzdem eine falsche Bißlage, Wie können wir aus diesem Rest ohne großen Aufwand wenigstens die verdächtigen Patienten auslesen?

Eine verdächtige habituelle Okklusion haben grundsätzlich folgende Patientengruppen (auch wenn beschwerdefrei):

a) Alle Patienten, die bei Anwendung des Griffes (an der Kinnspitze) nach *Posselt/ Lauritzen* und bei Anwendung des *Dawson*-Griffes zwei verschiedene, voneinander abweichende Frühkontakte angeben (RCP).

b) Alle Patienten mit Balancestörungen und Bruxismus. Diese Patienten haben latente oder bereits genutzte Möglichkeiten zur Distraktion eines oder beider Gelenke.

c) Alle Patienten mit Weisheitszahnstörungen – oder Störungen, die die Zwölfjahrmolaren nach unversorgter 6er Extraktion verursachen – mit protrusivem oder Leerlaufknirschen.

d) Alle Patienten mit Frontproblemen, wie Attrition, Gingivaretraktion, Gingivitis, Zahnhalsbefunden usw. Diese Gruppe ist meist identisch mit der Gruppe b.

e) Alle Patienten mit Eckzahnproblemen und Befunden, wie unter d beschrieben. Diese Gruppe ist meist identisch mit b.

f) Alle Patienten, die nach dem 14. Lebensjahr eine kieferorthopädische Behandlung abgeschlossen haben, insbesondere wenn starke intermaxilläre Züge getragen wurden, denn auch hierdurch können Diskusverlagerungen entstehen (*Farrar*).

Nach Abschluß von kieferorthopädischen Erwachsenenbehandlungen sollte man die Kondylenlage überprüfen, da es nicht erwiesen ist, ob und wieweit sich Seitenzähne intrudieren lassen. Mit einer gewissen Intru-

sion (oder vielleicht Distraktion?) rechnet man aber bei jeder Aufrichtung von gekippten Zwölfjahrmolaren; zumindest kommen im Verlauf der Behandlung gehäuft exzentrische Störungen – insbesondere Leerlaufstörungen – vor, was zur Ausbildung einer falschen Unterkieferlage ausreichende Voraussetzung ist.

Besonders notwendig erscheint die Überprüfung der Bißlage bei allen Patienten mit den oben angedeuteten Störungen, wenn eine Schleifkorrektur der natürlichen Zähne geplant ist. Erst wenn die Stellung der Kondylen nachgeprüft oder korrigiert ist und somit die Lage des Unterkiefers zum Schädel als endgültig und richtig betrachtet werden kann, darf die Okklusion auf diese Lage hin korrigiert werden. Diese Überlegung scheint mir deshalb so wichtig, weil Zahnsubstanz – wenn sie einmal entfernt ist – nie mehr gleichwertig ersetzt werden kann (*Welk/Laswell*). In vielen Fällen muß sie geopfert werden – nach dem alten Wahlspruch der Chirurgen, das kleinere von zwei Übeln zu wählen. Es besteht aber trotzdem die Gefahr, daß geopfert wird und das Übel sich sogar noch vergrößert, wenn die falsche Unterkieferlage nicht erkannt wurde. Außerdem gibt die Korrektur der Kondylenlage durch eine noch zu besprechende Vorbehandlung die Hoffnung, daß eine eventuell vorhandene „immediate sideshift" abgebaut wird, in dem Maße, wie sich die Druckempfindlichkeit der Mm. pterygoidei verringert. Gezielte therapeutische Vorschläge in diesem Bereich bedürfen jedoch noch weiterer systematischer Beobachtung.

Obwohl in der einschlägigen Literatur bereits sehr viel über zentrische Registrate geschrieben wurde, soll hier doch noch – ohne den Anspruch auf erschöpfende Behandlung – ein kurzer Überblick mit sachbezogener Auswahl folgen.

Im wesentlichen können wir drei Gruppen von Registraten unterscheiden:

manipulierte, bei denen der Behandler den Unterkiefer schließt oder – bei patienteneigener Schließung – ihn in eine bestimmte Lage führt;

halbmanipulierte, bei denen nur das Rohregistrat manuell gesteuert wird und die Feinausformung frei vom Patienten erfolgt;

nichtmanipulierte, bei denen der Patient von Anfang an nicht beeinflußt wird.

Wenn wir uns die verschiedenen Vorteile der Scharnierachsentechnik zunutze machen wollen, so ist eine teilweise Führung kaum zu entbehren. Alle die genannten Registriertechniken führen zu guten Ergebnissen, wenn die Gelenke gesund und die Bänder straff sind. Voneinander abweichende Unterkieferlagen können jedoch in den mannigfaltigsten Kombinationen dann beobachtet und gemessen werden, wenn die Ligamente gedehnt sind und der Diskus verlagert ist. Dies jedoch scheint nach meinen Beobachtungen sehr häufig, vielleicht sogar bei 30% meiner Patienten der Fall zu sein. Deshalb ist eine Einteilung der zentrischen Registriertechniken nach der Art der Manipulation berechtigt.
Eine andere Einteilung der zentrischen Registrate kann man vornehmen in solche Methoden, die materialunabhängig sind, d. h., deren Wesen in der Arbeitsweise liegt, während das Material beliebig gewählt werden kann, und in solche Methoden, die materialabhängig sind, die also nicht nur auf ein bestimmtes Vorgehen, sondern auch auf spezielle Werkstoffe festgelegt sind.

Im folgenden will ich einige mir typisch erscheinende Methoden als Beispiele aufführen:

a) Registrat nach *Lauritzen*
(manipuliert, materialunabhängig)

Dabei wird der Unterkiefer an der Kinnspitze mit Daumen und Zeigefinger gefaßt und mit leichtem Druck in die Richtung der Kondylen, also schräg nach dorsal-kranial belastet (Abb. 1).
Durch den Druck des Behandlers soll nicht eine forcierte Retrallage hergestellt werden, obwohl ein eventueller Widerstand des Patienten durch Anspannung der Protraktoren manuell mit mehr Druck kompensiert werden muß. Wenn man auch die Schließbewegung in das Wachs vom Patienten selbst durchführen läßt und die externe Hilfe sich auf die erwähnte Druckrichtung beschränken sollte, hat dieses Registrat als häufigsten Fehler eine kaudale Verlagerung der Kondylen; aber auch eine dorsale Abweichung ist bei erkrankten Gelenken oft zu finden.

b) Registrat nach *Lucia*
(halbmanipuliert, materialabhängig)

Hier wird im wesentlichen die Lagebeziehung der Seitenzähne durch ein weicheres (Temp Bond) und die der Frontzähne durch ein härteres bis hartes (Duralay) Material wiedergegeben. Durch den Zug der Elevatoren bei der patienteneigenen Schließung, zusammen mit dem Widerstand, den der Frontaufbiß verursacht, werden die Kondylen nach kranial gebracht.

c) Registrat nach *C. Wirth*
(halbmanipuliert, materialabhängig)

Dies ist ein Verfahren, welches ich mit Vorliebe verwende. Der Gedankengang ist ähnlich wie bei *Lucia*, nur wird hier der Härteunterschied im Front- und Molarenbereich nicht durch verschiedene Materia-

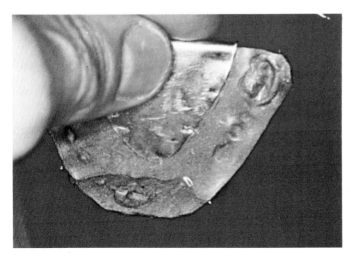

Abb. 9 Nach *C. Wirth* werden am Schluß, wenn das Registrat eigentlich schon fertig wäre, nochmals die Seitenzahnareale in Wasser von 52° C getaucht und anschließend der Frontanteil in Eiswasser. Jetzt beißt der Patient nochmals ohne Manipulation.

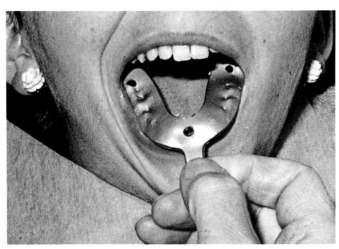

Abb. 10 Die Trägerschablone ist noch roh, ist aber durch Einbeißen des Unterkiefers in RCP so geformt, daß sie zwischen den Hökkern eine Verschlüsselung erfährt und nur wenig vertikale Dimension verbraucht.

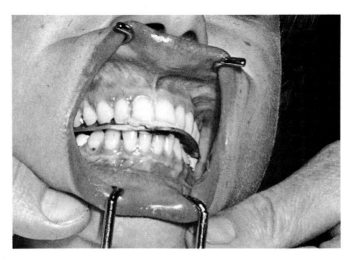

Abb. 11 Schnellregistrat, nur durch Auftrag von Zinkoxid-Eugenol-Paste auf die Aluschablone. Der Patient darf hier keinen Druck ausüben. Die „Abdruckhilfe" ist nur aus fotografischen Gründen eingesetzt.

lien, sondern bei gleichem Material durch verschiedene Temperaturen erreicht: Während das bereits in allen Einzelheiten fertige Registrat im Bereich des Seitenzahnbereiches in 52° C warmes Wasser eingetaucht wird, kühlt man sofort danach den Schneidezahnbereich in Eiswasser und läßt jetzt den Patienten nochmals ohne manuelle Führung einbeißen (Abb. 9). Dabei kann der Patient selbst die Belastung der Gelenke spüren, und auch das TMR-Registrat kann die bessere Kraniallage nachweisen.

d) Registrat nach *Schöttl*

Das von mir bereits vor sechs Jahren entwickelte zentrische Registrat, welches sich besonders für die verkürzte Zahnreihe und für stark präparierte Lückengebisse eignet, ist ebenfalls an das *Lucia*-Prinzip angelehnt (halbmanipuliert, materialabhängig).
Eine Aluschablone aus aluminiumpulvergefülltem Kunststoff wird in 70° C heißem Wasser erweicht und dem Patienten am Oberkieferzahnbogen angelegt. Der Unterkiefer wird manuell in die RCP geführt und der Patient aufgefordert, fest in die Aluschablone einzubeißen. Dadurch entsteht eine Vorprägung der Trägerschablone, die vorwiegend der Ersparnis von vertikaler Dimension dient. Nach etwa 30 Sekunden im Mund ist die Schablone hart und kann entnommen werden (Abb. 10).

Nun gibt es drei Möglichkeiten

Unter Verwendung des muskulären* oder des Dawson-*Griffes:*

An den bekannten drei Stellen – letzte Molaren und Mitte der Front – werden Löcher in die Schablone gebohrt und wird sowohl auf der Ober- als auch auf der Unterseite Zink-

* Siehe Abbildung 17.

oxid-Eugenol-Paste vom Typ Superbite aufgebracht. Das Ganze wird am Oberkieferzahnbogen angedrückt und der Unterkiefer mit den oben erwähnten Griffen bis zu einer leichten Berührung der Schablone geschlossen (Abb. 11).

Mit halbmanipuliertem Schließen:

Dieses einfache Schnellregistrat kann dadurch verbessert werden, daß es zweizeitig ausgeführt wird (Abb. 12a bis c). In der ersten Phase wird manipuliert ein Kerr-Aufbiß für die obere und untere Front geformt. Dieser verhindert eine Berührung zwischen den Molaren und der Aluschablone. Im zweiten Arbeitsgang wird posterior Zinkoxid-Eugenol-Paste aufgebracht, womit der Patient unmanipuliert schließt.
Zuerst erfolgt wieder das Bohren der Löcher wie oben. Dann wird nur die obere Seite der Schablone in ihrer ganzen Ausdehnung dünn mit Zinkoxidpaste bestrichen, am Oberkiefer kurz angedrückt und ohne Druckausübung gewartet, bis die Masse ausgehärtet ist.
Nun bringt man gegenüber den unteren Inzisivi grüne Kerr-Masse auf und läßt – wenn sie bereits zäh geworden ist – unter *Dawson*-Führung so weit schließen, daß die Kerr-Masse den Biß um 0,5 bis 1 mm sperrt (Abb. 13).
Jetzt wird auf der Unterseite an den üblichen drei Punkten erneut ZnO-Paste aufgebracht und der Patient aufgefordert zuzubeißen. Während der Aushärtung wird kein Druck von Hand ausgeübt, lediglich die Elevatoren des Patienten steuern die Unterkieferlage.
Mit dieser Methode kann man auch bei einer Restbezahnung von 14 bis 24 (oder manchmal sogar von 34 bis 44) noch ein dentalgetragenes Registrat herstellen, welches immer den Vorzug vor dem schleim-

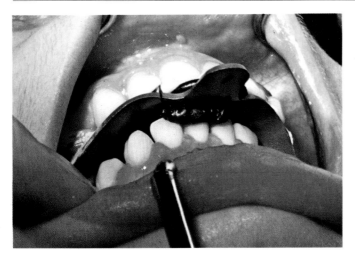

Abb. 12a bis c   Die Aluschablone wird hier im Sinne von *Lucia* verwendet. Sie trägt im Frontbereich einen Aufbiß aus grüner Kerr-Masse.

Abbildung 12a

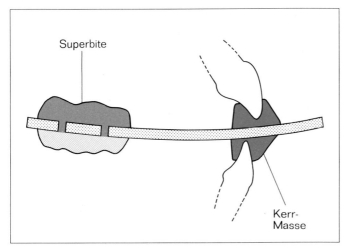

Abbildung 12b

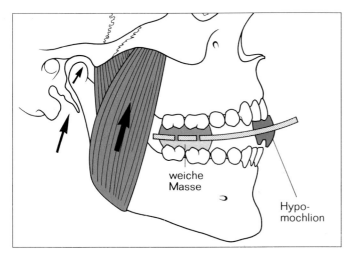

Abbildung 12c

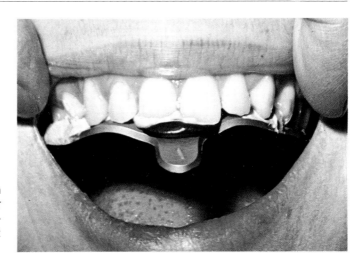

Abb. 13a Bei diesem Verfahren wird zuerst nur der Einbiß der Oberkieferzähne durch Zinkoxid-Eugenol-Paste individualisiert (mit oder ohne Kerr-Einbiß).

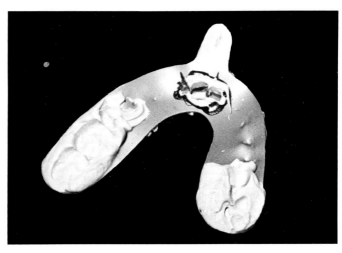

Abb. 13b Auf der Unterseite ist den Schneidezähnen gegenüber ein Aufbiß aus grüner Kerr-Masse aufgebracht. Auch hier wird das genaue Relief noch mit Paste geformt. Dabei soll der Patient zubeißen.

hautgetragenen verdient. Ist aber die Zahnreihe auf einer Seite zu weit verkürzt, so kann man dort auch ein Häufchen ZnO-Paste auf die Schablone auftragen und den nackten Kieferkamm drucklos eintauchen lassen.

e) Die Bißträgerschiene
(manipuliert, materialabhängig)

Auch wenn diese Methode nicht direkt zur Herstellung einer Aufbißplatte dient, möchte ich sie doch im Reigen der mir wichtig erscheinenden Registriertechniken erwähnen, weil sie eine ganz wertvolle Bereicherung darstellt und weil sie oft beim Übergang von der Aufbißschiene zur Rehabilitation benötigt wird.

Die Methode eignet sich besonders für Fälle mit Rehabilitation aller Zähne in einem oder beiden Kiefern und ist unentbehrlich, wenn eine Zahnbeweglichkeit vorliegt oder die Zahnzahl stark reduziert ist.

Nach der Präparation wird ein Abdruck mit nicht zu fest angerührtem Alginat (damit keine Pfeilerbewegung veranlaßt wird) und

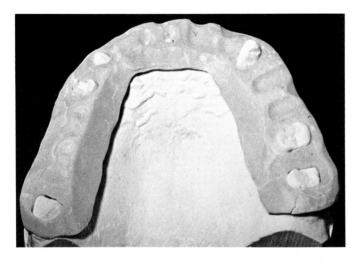

Abb. 14a Die fertiggestellte Bißträgerschiene auf dem Modell.

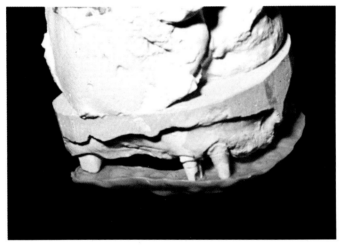

Abb. 14b Das mit Hilfe der Schiene im Mund hergestellte Registrat kann ohne Probleme auf das Modell aufgesetzt werden.

nicht zu tief eingesetztem Löffel (keinesfalls Zahnberührung) genommen. Auf dem anschließend gegossenen Modell wird nach gründlicher Isolierung eine okklusal offene Schiene aus Löffelkunststoff (Fastray, Ivotray o. ä.) hergestellt. Die Zahnstümpfe sollen möglichst wenig oder gar nicht ausgeblockt werden. Nach Erhärten wird die Schiene abgenommen und okklusal sauber abgefräst, so daß die präparierten Stümpfe ein bis zwei Millimeter herausstehen. Wenn möglich, soll auch die Schleimhautauflage weggefräst werden.

Im Mund wird die meist auf Anhieb sitzende Schiene mit Temp Bond eingesetzt und okklusal gesäubert. Jetzt kann darüber jedes gewünschte Registrat mit Beauty-Pink-Wachs oder Zinkoxidpaste genommen werden, denn nun besteht keine Gefahr durch große Lücken oder durch Verdrükken eines beweglichen Zahnes beim Einbeißen in das Wachs. Auf das endgültige Arbeitsmodell kann das Registrat dann ohne die Bißträgerschiene aufgesetzt werden, ihre Stützaufgabe ist bereits erfüllt (Abb. 14a und b).

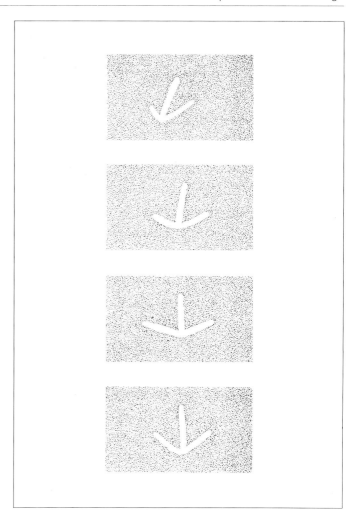

Abb. 15 Verschiedene Pfeilwinkelregistrate zeigen verschiedene Charakteristik. Die Auswertung der Ursachen ist aber nur in engen Grenzen möglich, da es sich gewissermaßen um eine Gleichung mit mehreren Unbekannten handelt.

f) Intraorale Aufschreibung nach *McGreen* und *Gerber* (Abb. 15) (nichtmanipuliert, materialabhängig)

Diese allgemein bekannte intraorale Aufzeichnung des „gotischen Bogens", entwickelt aus dem extraoralen „Symphysenbahnregistrat" nach *Gysi*, ist eine Ermittlung der zentrischen Unterkieferlage ohne manuelle Führung. Dieses Verfahren hat eine Reihe von Vorteilen, jedoch ist die intraorale Apparatur für den Unbezahnten besser geeignet als für den bezahnten Patienten, weil hier die engen Platzverhältnisse und die Verdrängung der Zunge irritieren. Ich wende diese Methode gern bei verspannten Patienten an, die man mit einer zentralen Stützschraube zur Ermüdung 20 Minuten „zeichnen lassen" kann. Wenn jedoch eine Diskusverlagerung vorliegt, kommt man oft zu schlechten Aufzeichnungen.

Um widersprüchlichen Darstellungen und Fehleinschätzungen vorzubeugen, möchte ich noch folgendes anfügen:

Das Spitzbogenregistrat ist zweidimensional und kann als solches nur indirekt Aufschluß über die Kondylenhöhe geben. Weiterhin sind im gotischen Bogen Zentrik und Exzentrik verquickt. Die Spitze gibt eine unmanipulierte Zentrik wieder. Aber die Sicherheit ist nur so groß wie die Zuverlässigkeit der Scharnierachse. Nämlich bei Gelenkstörungen, z. B. Distraktion mit Diskusverlagerung, wird die Lage der Spitze sofort unsauber, wenn nicht diese Spitze längst verschwunden ist und durch eine mehr oder weniger ausgeprägte Rundung ersetzt ist. Die beiden exzentrischen Schenkel können gelenkspezifisch nicht beurteilt werden, da die Aufzeichnung gelenkfern durchgeführt wurde und der in ihr enthaltene Niederschlag von Interkondylarabstand und *Bennett*-Bewegung nicht mehr getrennt werden kann. Auch eine Re- oder Protrusion des Arbeitskondylus hat beträchtlichen Einfluß auf die Gestaltung der Bögen selbst, so daß dieses Registrat exzentrisch – ähnlich wie die FGP-Verfahren (Functional Generated Path) – nur für den Ort der Aufzeichnung aussagen kann, nicht aber über die Bewegung des Unterkiefers. Obwohl die Kontinuität und Glätte der Bögen etwas aussagen kann über die Harmonie der exzentrischen Führung oder über die Diskusfunktion, so ist doch die zentrische und exzentrische Deutung des Pfeilwinkelregistrates in dem hier geschilderten Sinne nicht aufschlußreicher als die Checkbißmethode; nur wurde die letztere bisher mangelhaft ausgewertet.

g) Registrat nach *P. Dawson* (manipuliert, materialunabhängig)

Diese Methode ist aus dem Wunsch heraus entstanden, die Kondylen so hoch wie möglich zu plazieren, ohne Wert auf eine besonders retrale Stellung zu legen.

Der Behandler zieht dabei – während der Patient schließt – den Unterkieferwinkel mit drei oder vier Fingerbeeren jeder Hand nach kranial. Die Daumen geben Gegendruck am Kinn nach kaudal (Abb. 16a und b).

Durch diesen Griff, mit dem ich seit 1973 routinemäßig umgehe, kann man auch bei starker „immediate sideshift" noch eine gute laterale Symmetrie der Kondylenstellung erreichen. Gerade bei solchen schwierigen Sideshift-Fällen hat sich in meiner Praxis herausgestellt, daß es gut ist, genau hinter dem Kopf des liegenden Patienten zu sitzen, damit man sich wirklich auf den gleichmäßigen, symmetrischen Zug beider Hände konzentrieren kann. Je besser der Patient entspannt ist, desto mehr kann der Druck der Daumen gelockert werden.

Wie bei jeder manuellen Steuerung des Unterkiefers, so ist auch bei dieser Technik viel von der präzisen Ausführung und ein wenig vom manuellen Geschick abhängig.

h) Die muskuläre Zentrik (halbmanipuliert, materialunabhängig)

Der Wunsch, die muskuläre Abwehr des Patienten auszuschalten, ist schon alt. Bekannt sind die sagenumwobenen Whiskygaben amerikanischer Gnathologen, um die Abwehr ihrer Patienten auszuschalten. Auch Chloräthylspray auf die äußere Haut oder die Gabe von Psychopharmaka sind häufig gebrauchte Entspannungsmöglichkeiten. In schwierigen Fällen hat sich mir die intravenöse Prämedikation der „Lomalinda-Methode" nach *Niels/Björn/Jörgensen* bewährt. Hier wird eine Kombination von Nembutal, Dolantin und Atropin gespritzt, die den Patienten für zwei Stunden völlig entspannt, mundtrocken, kooperativ und etwas indolent macht.

Besser scheint mir jedoch die Idee, den Pa-

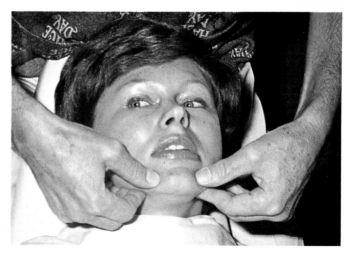

Abb. 16a Manuelle Führung des Unterkiefers nach *Dawson*. Hierbei werden die Kondylen durch die Fingerspitzen beider Hände nach kranial beeinflußt. Der Druck der Daumen nach kaudal bzw. dorsal ist dosierbar von „stark" über „leicht" bis „Null" (= Weglassen der Daumen).

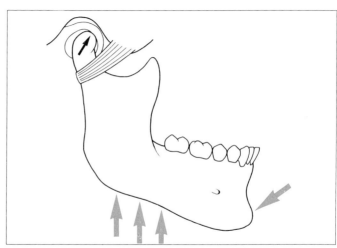

Abb. 16b Die Kräftesituation am Unterkiefer bei Ausübungen des in Abbildung 16a gezeigten Handgriffes nach *Dawson*.

tienten durch aktive Mitarbeit gezielt, aber unbewußt zu entspannen. Die Tatsache, daß die Anspannung eines Muskels reflektorisch seinen Antagonisten entspannt, kann auch hier genutzt werden.

Die Erfahrung, daß viele Patienten der vom Behandler aktiv durchgeführten Mundschließung Widerstand durch die Depressoren entgegensetzen, führt zu der Überlegung, beim Patienten die Elevatoren anspannen zu lassen, so daß die Depressoren reflexmäßig erschlaffen. Dabei hat der M. masseter eine ganz physiologische Zugrichtung nach kranial – ein klein wenig nach ventral –, und sein Kraftansatz ist an der Unterkieferbasis, gleich am Kieferwinkel, eben da, wo der *Dawson*-Griff auch angesetzt wird (Abb. 17b).

Der Behandler muß aber manuell noch dafür sorgen, daß der Patient symmetrisch schließt. Die bei mir bewährteste Grifftechnik ist in Abbildung 17a gezeigt. Dabei steht oder sitzt der Behandler hinter dem Stuhl (12 Uhr) und drückt mit beiden Daumen auf das Kinn, und zwar nach kaudal, ein wenig – oder nur soviel wie nötig – nach dorsal

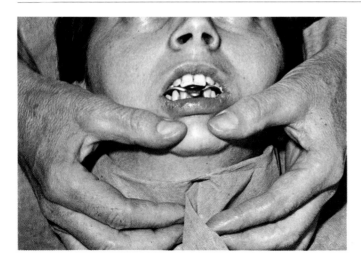

Abb. 17a Handhabung der „muskulären Zentrik". Es ist besonders auf die symmetrische Kräfteverteilung und exakte Daumenhaltung zu achten.

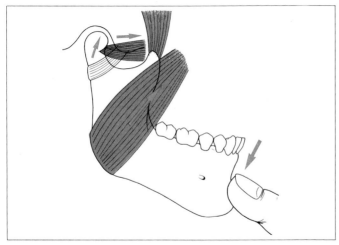

Abb. 17b Die Kräftesituation am Unterkiefer bei Ausübung des „muskulären Griffes". Durch die Elevatoren werden die Kondylen nach kranial und nicht nach dorsal – eher ein wenig nach ventral – gezogen. Die leicht posteriore Komponente des Daumendruckes wird vom M. pterygoideus lat. beantwortet.

(Abb. 17a). Die Hand selbst kann dabei zur Erhöhung der Sicherheit und des Feingefühls in Gegend des Schlüsselbeins am Patienten abgestützt werden. Dieser Griff wird bei halbgeöffnetem Mund angesetzt und der Patient aufgefordert, gegen den Daumendruck langsam zu schließen. So kann auch die Scharnierachse bestimmt werden, wenn man zu zweit ist.

Die Aufzeichnung der so entstehenden Zentrik zeigt durchwegs eine sehr gute Kondylenposition. Bei mir läuft sie unter der Bezeichnung „muskuläre Zentrik".

2. Diskussion und Arbeitshypothese

Nach meiner Erfahrung ist die Unbeständigkeit der terminalen Scharnierachse nicht ein Zeichen ihrer Unzuverlässigkeit und Irrationalität, sondern geradezu ein Indikator für eine sekundär verlagerte Mandibula. Die Achse wird so lange eine Wanderungstendenz zeigen, bis es gelungen ist, die optimale Übereinstimmung zwischen Kondylenlagerung und habitueller Okklusion zu finden. Wenn von Achsenwanderung gesprochen wird, ist dies wahrscheinlich immer gleich mit Wanderung der Mandibula und daher mit Änderung der retrudierten Kontaktposition. Dies könnte sogar mit einer alveolären Sagittalwanderung der Seitenzähne einhergehen.

Bei einem Patienten, der vor mir bereits verschiedene gnathologisch orientierte Praxen durchlaufen hatte, lag eine verheilte Collumfraktur (mit nicht sehr gut geglückter Reposition) vor, die wahrscheinlich auch eine Änderung der transversalen Kondylenachse auf der Frakturseite (kaum diagnostizierbar) mit sich gebracht hat. Trotz vollen Einsatzes seitens der Vorbehandler mit zwei Fullmouth-Rehabilitationen, mehreren Aufbißplattenbehandlungen und vielen Einschleif- sowie Entspannungsversuchen konnte der Patient weder durch meine Vorgänger noch anfangs durch mich dauerhaft von seinen Beschwerden befreit werden, weil keine optimale Harmonie zwischen Kondylenlagerung und Okklusion gefunden wurde. Die sicher erfolgversprechende Idee einer chirurgischen Reposition des Collums scheitert daran, daß es meines Wissens bis heute keine Operationsmethode gibt, die mit Sicherheit die Fragmente in die gewünschte Lage zueinander bringen und miteinander verbinden könnte.

Mancher Leser könnte meinen, daß in solchen Fällen ein hysterischer Patient zu ernst genommen wird. Gewiß, ein indolenter, temperamentarmer Patient würde in gleicher Lage eventuell geringere Probleme bieten. Schaukelt sich aber diese parafunktionelle Not erst einmal auf, kann das Thema schnell existentielle Bedeutung erlangen.

Liegt also keine Übereinstimmung der idealen Kondylenlage (im Zenit der Fossa) mit der habituellen Okklusion vor, so ist der Körper gezwungen, ein mehr oder weniger stabiles Befehlsgleichgewicht zu finden. Dieses Bestreben entstammt der grundsätzlichen Hinordnung aller mechanischen

Körperfunktionen zu kräftesparender Ökonomie. Vielleicht ist sogar das muskuläre Blockieren und Offenhalten des distrahierten Gelenkspaltes oder die Verlagerung des Diskus auch eine Maßnahme des Körpers, mit der er ein zu labiles Gleichgewicht behelfsmäßig zu stabilisieren sucht.

Dieser massierte Einsatz, mit dem das System – oft unbemerkt – auf die zu hohe Kaufläche eines Molaren antwortet, bringt die kondylenstabilisierende Muskulatur zum Einsatz. An erster Stelle steht hier der an isometrische Arbeit gewöhnte Musculus pterygoideus lateralis. Hierdurch wird das oft nebenher entstehende Gelenkknacken erklärlich, und der Patient erscheint verspannt.

Zusammenfassend möchte ich wiederholen, daß ich die mehr und mehr beobachteten Wanderungen der terminalen Scharnierachse nicht als Bestätigung dafür auffassen kann, daß es sich im Kiefergelenk um ein Schlottergelenk handelt, sondern sicher sind gerade hier die Vorgänge überraschend hintergründig und unübersichtlich. Der glücklicherweise veralteten Vorstellung von einem Supergelenk, das aufgrund seiner vielfältigen adaptiven Reserven alle Sünden der Zahnärzte zu schlucken imstande ist, dürfen wir nicht als Alternative eine starre Achsenmechanik entgegensetzen. Die Achse ist ja Mittel zum Zweck. Wenn es möglich wäre, die feinen Ausweichvorgänge der Achse diagnostisch auszuwerten, so würden wir sicher interessante Einblicke erhalten in die unterbewußte muskuläre Aktivität, die die Antwort auf eine okklusal unkorrekte zahnärztliche Arbeit darstellt.

Wir wissen noch nicht lange, welch hohe Sensibilität einem Zahn mit seinem Parodont eigen ist. Viel ist über die neuromuskuläre Korrespondenz zwischen afferenter und efferenter Richtung geschrieben worden. Nun stellen wir fest, daß nicht nur der Zahn, das Parodont, die Muskulatur und die Reflexbahnen, sondern auch die Gelenke eine wichtige und empfindliche Rolle in diesem Orchester spielen.

Wollen wir also die Stabilität der Achse erhalten oder therapeutisch erreichen, so muß zuerst eine ideale Lage der Kondylen gefunden werden – im Zenit der Fossa mit dem Diskus in richtiger Position – und dann eine interkuspidierte Multikontaktokklusion im Seiten-, Eck- und Frontzahnbereich dazu harmonisiert werden. Nur so können wir sicherstellen, daß unsere zahnärztlichen Maßnahmen nicht überraschende und deprimierende Antworten von Zähnen, Parodont, Muskulatur und Gelenken erzwingen.

Ich bin mit *W. B. Farrar* völlig einig darüber, daß der Sinn einer Vorbehandlung nicht allein darin zu sehen ist, daß das Einschleifen genauer gehandhabt werden kann oder daß die Lebensdauer prothetischer Arbeiten erhöht wird. Vielmehr kann bei falscher Weichenstellung zu diesem Zeitpunkt ein dauerndes Siechtum des Patienten entstehen, da anhaltendes Gelenkknacken oder die dauernde Verlagerung des Diskus häufig zu Arthritis und Neuritis führt. Wenn sich allerdings daneben die moderne Brückenprothetik mit besserer Stumpfversorgung, besseren Randschlüssen, ästhetisch besseren Porzellanverblendungen, mehr Präzision in der Okklusion für den Patienten rentieren soll, dann nur, wenn diese Maßnahmen eine langfristige Heilung versprechen. Die Not in der zahnärztlichen Praxis besteht unter anderem darin, daß die oben angeführte Rentabilität nicht nur finanziell, sondern auch seelisch zu sehen ist. Die Voraussetzungen für eine langfristige Heilung liegen also darin, daß der Zahnarzt im Aufbau der Gleichgewichte stabilisierend auch – oder zuerst – auf die Scharnierachse wirkt.

3. Die Diagnostik

Die Fehlstellung der Kondylen kann vor allem in einer Dorsal- oder Kaudalverlagerung sowie in einer seitlichen Abweichung bestehen. Im Falle der Kranialverlagerung – auch Kompression genannt – scheiden die anderen Möglichkeiten meist aus, da sich posterior von der Eminentia die Fossa articularis befindet, welche durch ihre Form den Kondylus unter Vermittlung des Diskus in eine stabile Lage leitet (Selbstzentrierung, auch zur Symmetrie, Abb. 18).

Die gesunde, straffe Gelenkkapsel läßt wohl Bewegungen nach ventral zu, aber nur sehr schwer nach dorsal. Bei allen Fällen jedoch, deren Bandapparat gedehnt ist (Distraktion), besteht eine erheblich vergrößerte Möglichkeit der Fehlstellung. Diese betrifft eine Abweichung, sowohl von der kranialsten als auch von der transversal symmetrischen Lage. Wie bereits ausgeführt, gibt es Kondylen, die aus ihrer abgelenkten Position leicht in die Tiefe der Fossa zu bringen sind, und solche, die durch irgendein Polster daran gehindert werden. In vielen Fällen ist der aus der Fossa gezogene Kondylus auch nach dorsal dislozierbar. Dies geschieht vorwiegend durch die Hand des Behandlers. Durch eine zu hohe Okklusalfläche im Molarengebiet wird die neuromuskuläre Antwort meist nach ventral ausfallen, da der Körper bemüht ist, zur Umgehung der Störung das *Christensen*sche Phänomen zu nutzen.

An dieser Stelle ist es angebracht, etwas bei dem Begriff der „immediate sideshift" – was ins Deutsche am besten mit „sofortiger *Bennett*-Bewegung" übersetzt wird – zu verweilen. Es kommen auch die Bezeichnungen „progressive sideshift", „distributed sideshift" und „early sideshift" vor. Die Abbildung 19 soll über den Inhalt dieser Begriffe orientieren. Ins Deutsche übersetzt,

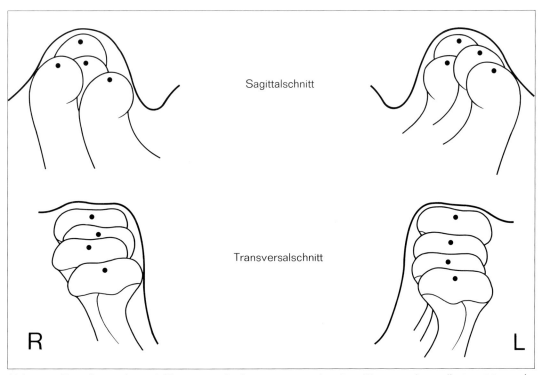

Abb. 18 Der Sagittal- und Transversalschnitt zeigt in beiden Ebenen die selbstzentrierende Wirkung des Gelenkes in der Kompression, wenn keine Diskusverlagerung vorliegt.

Abb. 19 Die vier Aufzeichnungen der Kondylenbahn in der Horizontalebene (Mediotrusion) zeigen die verschiedenen Charakteristiken der *Bennet*-Grenzbewegung „M" in ihrem Verhältnis zur geraden Protrusion „P".

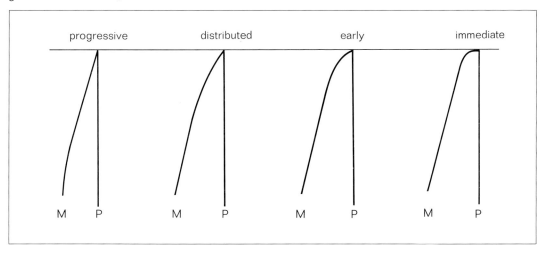

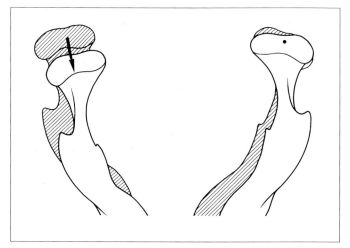

Abb. 20 a bis c Grundriß eines Unterkiefers bei linkem Seitbiß (Umzeichnung nach *H. C. Lundeen*).

a) Ohne *Bennett*-Bewegung, mit rotierendem Arbeitskondylus.

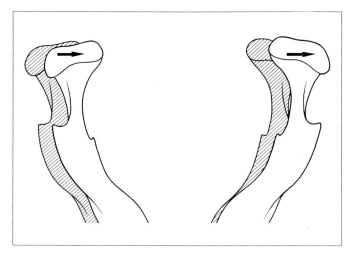

b) Mit reiner Transversalbewegung, ohne Rotation (Wiederkäuermodell – siehe Text).

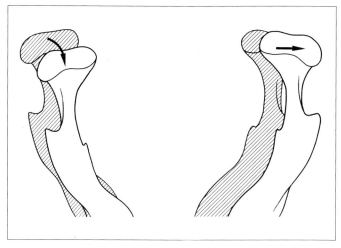

c) Mit früher Sideshift.

könnte man vielleicht von gleichmäßiger (kontinuierlicher), gradueller, früher und sofortiger *Bennett*-Bewegung sprechen.

Didaktisch und theoretisch kann man das für den Schüler schwer verständliche räumliche Geschehen anhand von zwei Extremen leichter zugänglich machen. Man studiert zuerst ein Denkmodell mit einem rein drehenden Kondylus, also ohne *Bennett*-Bewegung. In diesem Fall bewegt sich in der Horizontalebene jeder Punkt des Unterkiefers annähernd in einem Kreisbogen um den rotierenden Gelenkkopf (siehe Abb. 20a).

Dann kann man sich ein zweites Modell denken, bei dem es keine Rotation, sondern nur eine Transversalverschiebung des Unterkiefers gibt, ähnlich wie bei einem Wiederkäuer. Alle Punkte des Unterkiefers bewegen sich rein transversal (Abb. 20b).

Dann erst wird der Anfänger recht verstehen, wie jeder Punkt des Unterkiefers, der im ersten Beispiel Kreisbögen beschrieb, durch eine dosierte Beigabe von Transversalbewegung (der rotierende Kondylus dreht sich wohl, wandert aber gleichzeitig nach lateral aus) nun mehr oder weniger stark an die Transversalbewegungsart des zweiten Beispiels angenähert wird.

Das Ende dieser Überlegungen führt zur progressiven Sideshift, in welcher die beiden Bewegungskomponenten in jedem Zeitpunkt zu gleichen Teilen fortschreitend gemischt werden.

Wenn aber die Dosierung der Transversalkomponente zu Beginn der Seitbewegung des Unterkiefers besonders hoch erfolgt, so erhalten wir die Bilder der „distributed", „early" oder „immediate sideshift" (Abb. 20c).

Die Untersuchungen von *H. C. Lundeen* und *C. Wirth* zeigen, daß in sehr vielen Fällen eine „immediate sideshift" vorliegt, daß aber die Größe der anfänglichen Transversalkomponente variiert.

Trotzdem gibt es Anhaltspunkte dafür, daß die große „immediate sideshift" etwas Pathologisches an sich hat und daß sie durch eine muskuläre Entspannung im Verlaufe der Vorbehandlung abgebaut werden kann.

Diese Hoffnung ist dazu geeignet, den gnathologisch restaurativ tätigen Praktiker zu trösten, weil ja gerade solche Patienten schon immer seine Sorgenkinder waren. Diese Beobachtung, für die der wissenschaftliche Beweis im Augenblick noch fehlt, ließe sich sehr gut mit einer Erklärung verstehen, die auch für verschiedene andere Beobachtungen eine sinnvolle Begründung abgeben würde (Abb. 21):

Die mit einem Polster – also dem irgendwie verlagerten oder blockierten Diskus – aufgefüllte Fossa des Kiefergelenks verhindert die Einlagerung des Kondylus in seine kranialste Stellung. Dazu ist eine Dehnung des posterioren Bandes Voraussetzung, und der vertikale oder/und laterale bzw. sagittale Stellungsfehler des Kondylus hat folgenschwere Einflüsse auf die Okklusion; aber das ist nicht alles. Dadurch, daß der Kondylus nicht das natürliche, tiefe Profil der Fossa vorfindet, kann er auch bei Belastung leicht durch muskuläre oder äußere Einflüsse (z. B. die Hand des Behandlers) verschoben werden (Abb. 21). Die Verschiebungsmöglichkeit geht aber nicht nur nach mesial und distal, wie früher bereits ausgeführt, sondern auch nach lateral! Wir können mit Bezug auf den Kondylus auch von einer Long-Zentrik und einer Wide-Zentrik sprechen.

Nur der in anatomisch richtiger Position befindliche Diskus und damit der Kondylus in seiner kranialsten Stellung geben uns die Gewähr dafür, daß die symmetrische, mediane Position der Mandibula ge-

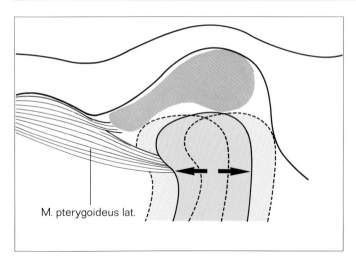

M. pterygoideus lat.

Abb. 21 Die Zeichnung veranschaulicht etwas übertrieben die Lage des nach ventral verlagerten Diskus. Dadurch kann der Kondylus im allgemeinen leicht nach distal verlagert werden, und seine Stellung ist auch kaudal von der normalen bei korrekter Diskuslage.

genüber dem Schädel gegeben ist. Bei verlagertem Diskus können auch der *Peter-Dawson*-Griff und alle anderen Methoden eine befriedigende Zentrik nicht geben. In diesen Fällen ist nicht nur die Scharnierachse falsch, sondern auch das zentrische Registrat.

Deshalb halte ich es für bedeutungsvoll, daß die Lage der Achse beim TMR-Verfahren nicht nur in ihrer ventrodorsalen und kraniokaudalen Lage beurteilt, sondern daß auch ihre transversale Verschiebung gemessen wird. Und die Praxis zeigt, daß solche Verlagerungen in großem Umfang erfolgen, je mehr muskuläre Entspannung im System Platz greift – mit anderen Worten: je mehr der Diskus in seine physiologische Lage zurückfindet.

Gerbers Kampf gegen das amerikanische Postulat der RUM-Position (**R**earmost, **U**ppermost, **M**idmost = rückwärtigste, oberste, medianste Position) kann so einen interessanten Kommentar erhalten, denn der Griff von *Posselt/Lauritzen* an der Kinnspitze kann in den oben beschriebenen Fällen ohne Vorbehandlung zu einer posterioren Verlagerung der Kondylen führen, deren Position gleichzeitig nicht hoch ge-

nug ist. Das liegt aber nicht so sehr am Handgriff, sondern in diesem Zustand ist meist keine richtige Position möglich, mit welchem Griff auch immer.

Mit dieser Arbeitshypothese ist das zentrische Geschehen recht gut zu verstehen, und überdies gibt sie eine sehr gute Erklärung dafür ab, daß die große „immediate sideshift" während der Vorbehandlung oft abgebaut wird. Vielleicht wird sie sogar einmal routinemäßig beeinflußbar.

Die diagnostische Folgerung aus diesen Überlegungen ist, daß die jeweils höhere Stellung der Kondylen (oder der Achse) günstiger ist, weil sie weniger Möglichkeiten der Fehlstellung beinhaltet. Allerdings muß immer an die korrekte Lage des Diskus gedacht werden. In der therapeutischen Konsequenz jedoch entsteht hier ein fließender Übergang zur Kompression. Diese bietet die Sicherheit der lateral und sagittal richtigen Achsenlage, beinhaltet aber für den Patienten eine Folge von andersgearteten Symptomen.

Zunächst scheint in meiner Praxis die Häufigkeit von Kompressionsbeschwerden nur einen ganz geringen Teil der Gelenkerkrankungen auszumachen. Da nun eine Distraktion therapeutisch in eine Kompression übergeführt werden kann, ist die Änderung der klinischen Symptome interessant: Der Patient mit einer Distraktion ist meist verspannt, macht flächige Schmerzangaben in Gesicht-, Hals- oder Nackenregion. Die Mundöffnung kann eingeschränkt sein, und typisch sind die Beschwerden nach akuten Streßsituationen; z.B. früh, nach schlechtem Schlaf, Schmerz beim Gähnen, steifer Hals und anderes mehr. Ganz ähnliche Beschwerden treten bei Studenten nach Examensarbeiten auf, aber möglicherweise auch bei allen starken geistigen, seelischen oder körperlichen Anstrengungen. Die erwähnten Beschwerden verschwinden oft schon während des Frühstücks, weil der Kauvorgang eine willkommene Unterbrechung des parafunktionellen Zuges an den Bändern bewirkt und statt dessen intermittierende Belastungen der Gelenke und Durchblutung aller Gewebe verursacht. Der gleiche Effekt wird oft beim Kauen von Kaugummi beobachtet.

Fast gegenteilig berichtet der Patient mit einer Kompression, daß er beim Kauen Schmerzen hat, und zwar insbesondere bei zähen oder harten Speisen. Zum Beispiel treten beim Essen von Nüssen oder harten Brotrinden stechende Schmerzen im Gelenk auf, die der Patient exakt lokalisieren kann; auch treten in diesen Fällen kaum flächenhafte Schmerzen auf.

Bei vielen Patienten mit Distraktion ist es mir gelungen, durch Anheben der Kondylen die Beschwerden schrittweise zu reduzieren – bis zum klinischen Wohlbefinden. Die weitere Anhebung der Gelenkköpfe jedoch brachte bei einigen Patienten das Umschlagen der Beschwerden im geschilderten Sinne einer Kompression. Durch anschließende leichte Entlastung der Kondylen wurde der Bereich der Schmerzfreiheit wieder erreicht und für die endgültige Therapie

beibehalten. Dieses Beispiel soll die diagnostische Skala etwas anschaulicher machen, zumal es bereits sehr deutlich zeigt, wie bei der Behandlung von Gelenkbeschwerden der Erfolg in der Vorbehandlung benötigt wird, um die Richtigkeit der Diagnose und der Behandlungsplanung zu bestätigen.

Es gibt aber noch andere Hinweise:

Lateraler Gelenkschmerz sowie Empfindlichkeit des M. pterygoideus med. deuten auf eine mediane Diskusverlagerung hin. Es gibt ja nicht nur eine ventrale, sondern auch eine mediale Verlagerung des Diskus, mit Verschiebung der Kondylen in der Gegenrichtung. – Dorsaler Gelenkschmerz (vom Gehörgang) und Empfindlichkeit des M. pterygoideus lat. deuten auf eine anteriore Diskusverlagerung hin. Desgleichen Schmerzen an der Schläfe oder Druckgefühl hinter dem Auge.

Eine posteriore Stellung des Gelenkkopfes kann durch Tinnitus oder Taubheit unter dem Ohr angezeigt werden.

Diese geschilderten Symptome sind jedoch nicht das Ergebnis einer abgeschlossenen Untersuchung, sondern nur ein Zwischenbericht aus Einzelbeobachtungen.

Eine Abhandlung über Gelenkdiagnostik ohne Erwähnung des Röntgenbildes wäre eine grobe und unzulässige Vereinfachung – auch wenn die Röntgendiagnostik vielfach schon aus berufenerem Munde abgehandelt wurde. Ich kann hier zwar auf technische Einzelheiten verzichten, muß aber gerade wegen der in letzter Zeit um sich greifenden Resignation wegen der Unzuverlässigkeit der Röntgenaufnahme unbedingt die diagnostische Bedeutung dieses Hilfsmittels mit allem Nachdruck betonen. Die Gelenkaufnahmen sind Unterlagen, auf die nicht verzichtet werden kann, weil sie allein imstande sind, uns topographische Beziehungen zwischen Fossa articularis und dem Kondylus zu vermitteln. Freilich darf daraus nicht der Schluß gezogen werden, daß man aufgrund eines Röntgenbildes alleine schon eine gezielte Behandlung der Unterkieferlage einleiten könne. Um die Röntgendiagnostik von sich aus schon besser abzusichern, ist es notwendig, von jedem Gelenk drei Aufnahmen von lateral anzufertigen: eine in geschlossener Interkuspidation, eine in Ruheschwebelage und eine in maximaler Öffnung. In speziellen Fällen kommt noch eine anterio-posteriore (AP-)Aufnahme dazu.

Die Täuschungsgefahr des Röntgenbildes kann durch exakte Verwertung von Anamnese, Befund und Patientenreaktionen, wie sie in diesem Kapitel dargelegt sind, weitgehend aufgehoben werden. Auf die Auswertung der Aufnahmen wird noch an geeigneten Stellen hingewiesen. Hier sei nur der hervorragende Stellenwert betont, den die gegenseitige Ergänzung der drei Befunde ergibt: Röntgenbild einerseits und TMR-Messungen sowie Bewertung der klinischen Symptomänderungen während der Behandlung andererseits.

4. Theoretische Grundlagen der Therapie

Wenn die prothetische Versorgung als Therapie bezeichnet wird, so ist die Lagekorrektur der Mandibula die Vorbehandlung oder die Prätherapie hierzu.

Wie bereits erwähnt, ist in vielen Fällen eine direkte manuelle Lageveränderung der Kondylen nicht möglich. Die nach hinten und außen ausladenden aufsteigenden Unterkieferäste folgen der durch die Okklusion bestimmten Lage des unteren Zahnbogens. Eine Reduktion der Molarenhöhe wird zwangsläufig den Andruck in den Gelenken beim Leerbiß erhöhen, während eine Erhöhung der Molaren – bei gleichzeitig gesicherter Frontokklusion – den Andruck im

Gelenk verringert. Entsprechend kann man natürlich die Gelenkbelastung links bzw. rechts erhöhen oder verringern.

Zur Schonung des Patienten und zur Einsparung von Kosten wird jedoch nicht die zahneigene oder die brückeneigene Okklusionsfläche verändert, sondern dem Patienten kann eine Aufbißschiene eingegliedert werden, die eine in dem oben angedeuteten therapeutischen Sinne wirkende Primitivokklusion simuliert. Über die Form dieser Aufbißplatte und ihre Okklusion soll später mehr ausgeführt werden.

Diese Kunststoffokklusion kann nun am Patienten so verändert werden, daß der intraartikuläre Druck steigt (Abtragen posterior in Gegend der Molaren und Prämolaren bzw. Auftragen anterior in Gegend der Schneidezähne) oder daß er verringert wird (Abtragen anterior bzw. Aufbauen posterior, Abb. 22). Diese Wirkung ist auch diagonal zu sehen (siehe Abb. 3). Alle drei bis vier Wochen werden die Patienten zu Kontrollsitzungen bestellt, und erst wenn Beschwerdefreiheit u n d Stabilität der Achse in Aussicht stehen, wird die wirkliche Okklusion schrittweise in dem durch die Aufbißschiene gefundenen Maß korrigiert.

Die Platte ist für den Patienten nur eine geringe Belästigung, weil sein Befinden mit ihr besser ist als ohne sie – vorausgesetzt, daß die Okklusalfläche richtig geformt bzw. eingeschliffen wurde. Lediglich die durch Materialstärke der Platte bedingte Bißhöhe kann in manchen Fällen problematisch werden.

In der Literatur sind viele Aufbißplatten beschrieben worden, deren Aufzählung hier zu weit führen würde. Lediglich ein paar Systeme sollen erwähnt werden:

Es gibt Platten, die im Unterkiefer oder im Oberkiefer getragen werden. Auch nach ihrer Wirkung werden die Geräte eingeteilt; z. B. in Kompressions- oder Hypomochlion-

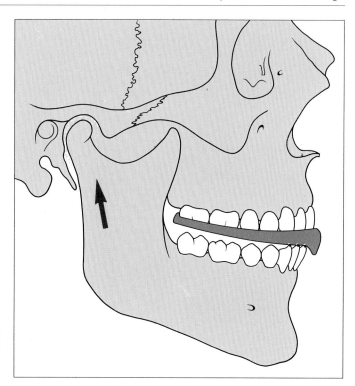

Abb. 22a Der Molarenbereich ist freigeschliffen, so daß nur von 43 bis 33 Aufbiß entsteht. Dies gibt mehr Andruck im Gelenk.

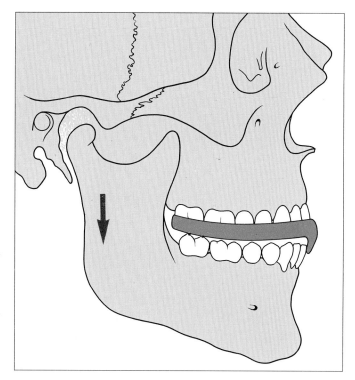

Abb. 22b Hier ist der Frontbereich frei, und nur im Molarengebiet entsteht Aufbiß. Dadurch Entlastung der Gelenke. Eventuell verstärkt durch vertikalen Druck der Hand auf das Kinn von unten als häusliche Übung. – Funktioniert nur bei vorhandener Frontokklusion.

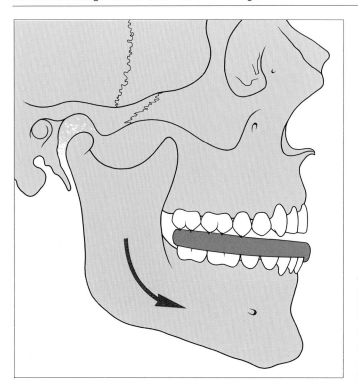

Abb. 23   Seitenansicht einer Hypomochlionplatte, im Unterkiefer getragen. Sie soll Entlastung der Gelenke bewirken. Jedoch kann der Patient – da ohne Frontokklusion – jederzeit das Molarenhindernis mittels des *Christensen*schen Phänomens umgehen.

(Entlastungs-)Platten. Letztere werden heute noch verwendet und sollen eine Entlastung der Gelenke bewirken. Sie werden im Unterkiefer getragen und beinhalten zwei wesentliche Nachteile (Abb. 23):

a) Dadurch, daß die Frontokklusion nicht gesichert ist, kann der Unterkiefer unter Ausnutzung des *Christensen*schen Phänomens das Hypomochlion umgehen. Die therapeutische Wirkung bleibt aus, und zwischen den oberen Frontzähnen bilden sich Lücken.

b) Außerdem ist die Gelenkentlastung kaum dosierbar. Wenn der Patient seitliche Okklusionsstellungen einnimmt, kann es zu Parafunktionen kommen, und es entstehen Distraktionswirkungen, die nicht kontrollierbar sind.

Manche Aufbißplatten werden nur zeitweise getragen, z. B. zum Sport (Zahnschutz) oder nur nachts (Nightgard). In diese Kategorie gehören auch die monoblockähnlichen Geräte bis hin zum Bionator.
Schließlich gibt es auch sogenannte Knirscherschienen, von denen in jedem Kiefer eine getragen wird und die sich mit glatten, kalottenförmigen Oberflächen berühren, so daß die horizontalen Schubkräfte sehr klein gehalten werden.
Vorgreifend möchte ich hier eine Modifikation nach *W. B. Farrar* der noch zu beschreibenden Aufbißschiene erwähnen, weil sie die einzige Form ist, auf die ich im Bedarfsfall ausweiche.
Ausgehend von dem Bild der Diskusdeplazierung (Abb. 24a bis c) oder auch der Diskusdislokation (schwerere Form) nach ventral, soll durch leichte Kaudal- und Ven-

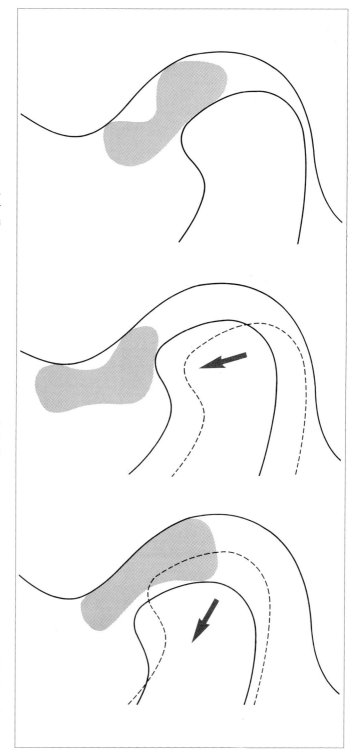

Abb. 24a   In habitueller Okklusion ist bei diesem Patienten der Diskus mesial und der Kondylus distal verlagert.

Abb. 24b   Bei der Protrusionsbewegung schiebt der Kondylus den posterioren Diskusrand vor sich her.

Abb. 24c   An einer bestimmten Stelle der Protrusions-(auch Seit-) Bewegung schnappt der dorsale Diskusrand über den Kondylus an seine normale Stelle. Dies hört der Patient als ein Knacken (Umzeichnung nach *Farrar*).

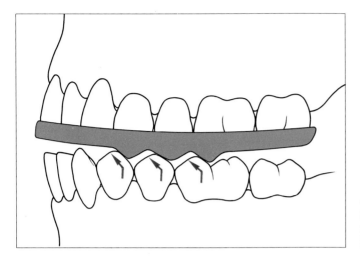

Abb. 25 Seitenansicht des von *Farrar* modifizierten Aufbißreliefs zur Beseitigung des Gelenkknakkens.

tralverlagerung des betroffenen Kondylus der Diskus „eingeladen" werden, wieder an seinen physiologischen Platz zurückzukehren. Das erreicht man durch Auftragen von kleinen Mengen schnellhärtenden Kunststoffes auf der erkrankten Seite von etwa 3 bis 6 und derartiges Einschleifen, daß der Unterkiefer durch vorzeitige Kontakte in die gewünschte Richtung abgelenkt wird (Abb. 25).

Es kann vier bis sechs Wochen dauern, bis der Diskus richtig liegt und das Knacken verschwindet. Unterstützung durch Übungen nach *Farrar, Shore* oder *Schulte* beschleunigt den Vorgang. Im Anfang kann das Profil noch wöchentlich steiler gestaltet werden. Zwei Wochen nach Erfolg wird das Profil wieder abgetragen und durch Belastung die beste Lage für den Kondylus gesucht.

Am bekanntesten und beliebtesten dürften in den letzten Jahren die *Drum*-Schiene und auch der Interceptor (*Schulte*) geworden sein. Ihre Hauptvorteile sind einfache Herstellung und schnelle Wirkung.

Die von mir verwendete Aufbißschiene ist eigentlich nichts grundsätzlich Neues, sondern eine Kombination der Vorteile von

mehreren Geräten und eine Verfeinerung im Hinblick auf die okklusale Gestaltung.

Grundsätzlich genügt es bei den oben gestellten Ansprüchen nicht, einfach das eingefahrene Reflexgeschehen zu unterbrechen, sondern das Ziel ist, die Mandibula durch viele harmonische Okklusionskontakte dreidimensional in die gewünschte Position zu steuern bzw. vom neuromuskulären System steuern zu lassen.

So entstand die anschließend zu beschreibende Aufbißplatte, die folgenden Forderungen genügen soll:
a) Ausnutzung der größtmöglichen Basisfläche in der Okklusion, um eine bessere Steuerungsmöglichkeit für die ausladenden, aufsteigenden Kieferäste zu bekommen (Abb. 26). Diese größtmögliche okklusale Einwirkungsbasis wird posterior begrenzt von den distalen Höckern der letzten unteren Molaren oder analog von den letzten Oberkiefermolaren, die eine Abstützung sichern können; anterior bilden die Schneidekanten der unteren Front die Begrenzung. Bei den – von anderer Seite empfohlenen – Aufbißplatten, die im Unter-

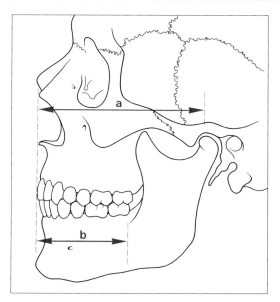
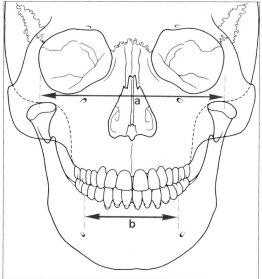

Abb. 26   Beide Darstellungen sollen zeigen, daß von der kleinen okklusalen Basis die seitlich breit und sagittal weit ausladenden Gelenkfortsätze gesteuert werden müssen. Es ist also vorteilhaft, die ohnehin kleine Okklusalbasis auszudehnen – soweit verwendbare Parodontien vorhanden.

kiefer getragen werden, wird vielfach übersehen, daß die Schneidekanten der unteren Front ganz planmäßig mit in die Aufbißplatte eingebaut werden – d. h. meist aufgebaut werden – müssen, um dieser Forderung zu entsprechen. So wird der vieldiskutierte Vorteil der leichteren Gewöhnung im Unterkiefer bereits wieder geschmälert.

b) Vermeidung aller kieferorthopädischen Auswirkungen auf die obere Front. Aus Punkt a geht hervor, daß bei der erwähnten Unterkieferplatte die unteren Inzisalkanten irgendwie – meist durch einen Kunststoffaufbau – mit den oberen Schneidezähnen in Kontakt stehen müssen. Wenn nun zur Belastung der Gelenke die Kunststoffokklusion im Seitenzahngebiet außer Kontakt geschliffen wird, so besteht die alleinige Abstützung zwischen Ober- und Unterkiefer in der Front. Die Folge ist eine langsame kie-

ferorthopädische Bewegung der oberen Inzisivi im Sinne einer Protrusion und einer Spreizung (Abb. 27).

In all diesen Fällen ist die Unterkieferplatte kontraindiziert, denn die Tragezeit bei einer Vorbehandlung kann über ein halbes Jahr hinausgehen. Mit der Oberkieferplatte wird die obere Front durch Umfassen der Schneidekanten geschützt, so daß die sehr unwillkommene Protrusion und Lückenbildung mit Sicherheit vermieden wird.

Aus diesen Gründen wird die Verankerung der Aufbißschiene auch nicht mit Klammern oder *Rusch*-Ankern, sondern mit dem Eingreifen des Kunststoffes in untersichgehende Stellen angestrebt. Beim Aktivieren würden die Klammern Spannungen und nachfolgende Zahnbewegungen erzeugen, wodurch unter anderem die Kontrolle der Unterkieferlage sowie die Kontinuität der TMR-Messung in Frage gestellt würde.

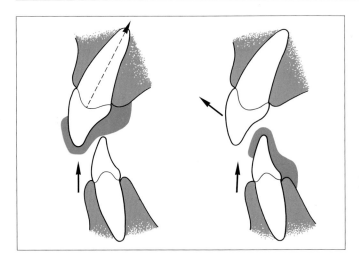

Abb. 27 Die Oberkieferschiene vermeidet eine kieferorthopädische Wirkung auf die obere Front, während die Unterkieferplatte dieses Ergebnis häufig versehentlich bewirkt.

Auf einen Palatinalbügel kann zur Erleichterung der Patienten fast immer verzichtet werden, da die Stabilität der Schiene im Mund durch ihr exaktes Aufliegen auf den Kauflächen gewährleistet ist. Die Bruchgefahr besteht nur bei unachtsamer Behandlung außerhalb des Mundes durch den Patienten.

Natürlich können auch provisorische Kronen und Brücken aus Kunststoff zur Unterkieferverlagerung benutzt werden, wenn sie in entsprechendem Ausmaß zur Verfügung stehen. Ja, es sollte eigentlich bei allen endgültigen Versorgungen in der Zeit der temporären Brücken getestet werden, ob die Kondylen höher gehen „möchten", indem die Molarenkauflächen etwas niedriger gestaltet werden. Allerdings muß dieses Vorgehen, wie oben erwähnt, in der Front abgesichert sein.

c) Exakte Front- und Eckzahnführung. Zur Entspannung der verkrampften und schmerzhaften Muskulatur ist es nötig, die auslösenden Faktoren für die Knirschgewohnheiten auszuschalten. Es dürfen deshalb keine muskelnahen exzentrischen Okklusionsstörungen vorhanden sein. Dies ist das Prinzip der front- bzw. eckzahngeschützten Okklusion, das den besseren propriozeptiven Schutz der Schneide- und Eckzähne ausnutzt.

Der Einwand, daß die Aufbißplatte einer Verblockung von Front- und Seitenzähnen gleichkomme und so die Frontzähne belastbarer mache, ist sicher berechtigt. Dies ist eine Einschränkung der feinen Fühlmöglichkeit der Frontzähne, die wir aber mangels anderer Möglichkeiten in Kauf nehmen müssen. Es stehen uns immer noch die einzeln belassenen unteren Frontzähne zur Verfügung. Auch hat die Erfahrung gezeigt, daß die Wirksamkeit dieser „idealen Okklusion" auch bei Verblockungen durch Aufbißplatten oder Brücken noch so gut funktioniert, daß sie therapeutisch genutzt werden kann. Immerhin muß dieser Einwand ernst genommen werden, und eine weitere Verschlechterung der Schutzfunktion ist sicher gegeben, wenn eine Aufbißplatte im Oberkiefer mit einer im Unterkiefer vorhandenen Frontbrücke kombiniert werden muß.

Trotz aller Einschränkungen ist das Prinzip der muskelfernen Führung des Unterkiefers – also im Frontbereich – das weitaus

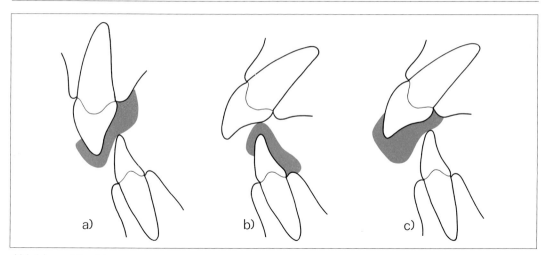

Abbildung 28 a bis c
a) Die natürliche Schneidezahnführung des Patienten ist steil und muß durch die Aufbißschiene nur erhöht werden.
b) Die natürliche Schneidezahnführung des Patienten ist schlecht und kann durch die Platte im Unterkiefer nicht verbessert werden.
c) Die schlechte Schneidezahnführung des Patienten kann durch die Platte im Oberkiefer in jeder gewünschten Weise verbessert werden.

sicherste Prinzip, das uns heute zur Verfügung steht. Bei schlechter oder flacher Eck- bzw. Frontzahnführung ist diese Bedingung jedoch kaum zu erfüllen. Deshalb muß die Platte einerseits mit einer satten Zentrik mindestens für die Front, andererseits mit einer harmonischen, aber steilen Eck- und Frontzahnführung ausgestattet sein. Ist diese Bedingung erfüllt, so besteht sogar die Möglichkeit, im Seitenzahnbereich ein Relief in der Art einer ganz primitiven Höcker-Fossa-Beziehung unterzubringen (siehe später).
Insbesondere Patienten mit offenem Biß, mangelhafter oder offener Front- bzw. Eckzahnokklusion finden diese Bedingungen nach Überwinden des Fremdkörperreizes angenehm und erleichternd.
Die oben erwähnte Unterkieferplatte erfüllt auch diese Forderung sehr unvollkommen, da sie nur das vorhandene Führungsrelief der oberen Front abtasten kann. Die Platte

im Oberkiefer dagegen kann bezüglich der anterioren Determinanten ideale Verhältnisse schaffen (Abb. 28a bis c). Eine Einfassung der Schneidekanten im Oberkiefer ist jedoch ratsam (vergleiche auch Abschnitt b), wenn nicht gleichzeitig eine orthodontische Wirkung in der oberen Front erwünscht ist.

d) Die Seitenzahnokklusion soll Vielpunktkontakt und möglichst eine vereinfachte Höcker-Fossa-Beziehung aufweisen. Jeder Molar sollte mit wenigstens zwei, jeder Prämolar mit mindestens einer Höckerspitze zentrischen Kontakt haben. Je mehr Höcker, desto besser. Von diesen Punkten aus muß die exzentrische Bewegung sofort frei und ohne Reibung beginnen können. Diese Forderung ist mit verschiedenen Relieftypen zu erfüllen (Abb. 29).
Während funktionell alle drei Relieftypen fast gleichwertig sind, obwohl die erste

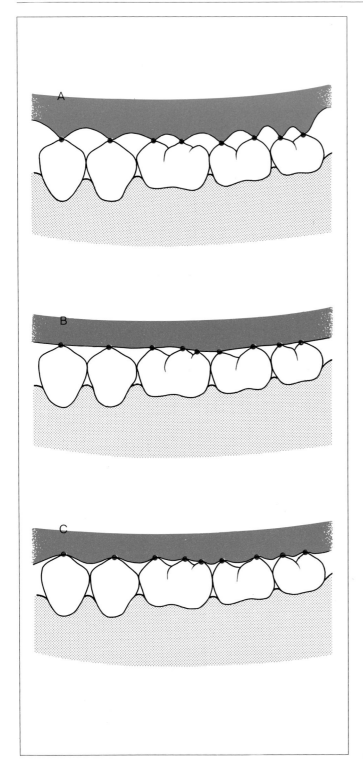

Abbildung 29 a bis c

Möglichkeit (A) technische und manuelle Probleme aufweist, unterscheiden sich die drei Typen wesentlich beim Einschleifen oder Nachkorrigieren.

Figur A zeigt punktförmige Höcker-Höcker-Kontakte. Dort ist bereits so viel Kunststoff entfernt, daß bei einem Schleiffehler oder bei einer geringfügigen horizontalen Okklusionsverschiebung die Möglichkeit des Nachschleifens nicht mehr besteht; es bleibt nur die Reparaturergänzung durch Kaltplast, die jedoch ungenauer ist und zusätzliche Korrekturen verursacht. Im Gegensatz dazu ist der Vorschlag in Figur C immer in einfacher und schneller Weise korrigierbar, weil genügend Material in jeder Richtung zur Verfügung steht. Der Vorteil bei A, daß die exzentrische Freiheit auch bei schlechter Frontführung gewährleistet ist, muß gering angesetzt werden gegen die Universalität des Reliefs C in bezug auf die einfache Nachkorrektur eines solchen Mörser-Pistill-Systems und gegen die Tatsache, daß die Schiene C im allgemeinen dünner gehalten werden kann. Allerdings verlangt C eine bessere Front- und Eckzahnführung, wenn exzentrische Freiheit für das Seitenzahngebiet garantiert sein soll. Jedoch hat die bei C notwendige Führung noch den Vorzug, daß der Patient bereits durch die Platte auf die endgültige, steile Frontzahnführung der Rehabilitation oder der eigenen Zähne (nach Einschleifen bzw. nach kieferorthopädischer Umstellung) vorbereitet wird.

5. Die Herstellung der Aufbißschiene: klinisches Vorgehen

Allgemein:

Wenn die Aufbißschiene in der hier geschilderten Form und mit dem gewünschten therapeutischen Ziel eingesetzt werden soll, dann müssen bei den Vorbereitungen ein paar Bedingungen beachtet werden, die sowohl den therapeutischen Wert der Platte als auch den finanziellen Aufwand durch entstehende Reparaturen empfindlich beeinflussen können.

A. Lauritzen hat besonders auf die Bedeutung hingewiesen, die der Genauigkeit zukommt, mit der die Arbeitsmodelle und die Mundverhältnisse des Patienten übereinstimmen müssen. Er hat seine Ausführungen auf die Funktionsanalyse bezogen. Bei der Herstellung der Aufbißschiene muß aber – wenn überhaupt möglich – diesen Gedankengängen noch mehr Rechnung getragen werden, weil kleinste Fehler wesentlich unangenehmere Folgen verursachen, als dies bei der Funktionsanalyse der Fall ist.

Wegen der überragenden Bedeutung dieser Modellpräzision mit ihrer Artikulatormontage und wegen der erstaunlich geringen Beachtung, die diese in der täglichen Praxis findet – obwohl der Aufwand bei der Korrektur infolge Ungenauigkeit ein vielfacher ist –, soll hier eine Anleitung zur Herstellung und Montage der Modelle folgen, wie sie sich in meiner Praxis und in vielen Kursen herausgebildet hat.

Wenn ich auch von vornherein weiß, daß ein großer Teil der Leser dieses Buches die folgenden Seiten geringschätzig überblättert, so kann ich nur mit unbeirrbarer Beharrlichkeit auf die vielen diesbezüglichen Erfahrungen zahntechnischer Laboratorien hinweisen, die meine Bemühungen sicher gern unterstützen würden. Und wenn ich behaupte, daß die Genauigkeit der Modellzahnreihe als Grundlage für eine Aufbißschiene, die den geschilderten Anforderungen entspricht, viel größer sein muß als für eine Stahlprothese, die ein Vielfaches an Wert besitzt, so ist das keine Übertreibung, denn letztere berührt die Zähne nur mit ganz geringer Fläche. Klammern, die nicht ganz präzis sitzen, kann man noch anpassen – im Gegensatz zu einer Aufbißschiene!

Anders ist es mit der Scharnierachsenbestimmung und der Erfassung exzentrischer Gelenkwerte. Hier können und müssen wir bei der Aufbißschiene großzügiger vorgehen, weil sich einmal bei erkrankten Gelenken sowieso keine genauen Werte finden lassen und weil deshalb ein hoher Aufwand für Unterlagen nur geringen Vorteil bringen würde, im Gegensatz zu einer prothetischen Arbeit. Der im folgenden zu schildernde Arbeitsgang ist zwar für die Herstellung der Schiene geschrieben, jedoch glaube ich es dem Leser schuldig zu sein, an geeigneter oder entscheidender Stelle die Diskussion auch auf das Vorgehen im prothetischen Bereich zu lenken.

a) Die Abformung der Zahnbögen

Löffelauswahl

Aus dem großen Angebot konfektionierter Löffel sollte ein nicht perforiertes Fabrikat mit einer soliden Retention für das Alginat und mit einer vorteilhaften Form, die das völlige Umschließen der Zahnreihen mit Abdruckmaterial gewährleistet, ausgewählt werden.

Perforierte Löffel lassen immer Material durch die Grundfläche des Löffels austreten, während der nicht perforierte Löffel den gesamten Materialfluß auf Zahnreihe und Alveolarfortsatz konzentriert. Nach unseren Erfahrungen ist deshalb der *Rimlock*-Löffel, der Superiorlöffel oder eine entsprechende Form besonders gut geeignet.

Einweglöffel sind abzulehnen, wenn sie nicht so verwindungsstabil wie die Metallöffel sind.

Löffel mit niedrigen Rändern und die vielbenutzten kurzen unteren Löffel zeigen erhebliche Nachteile. Sowohl das obere als auch das untere Weisheitszahngebiet muß mit abgeformt werden, da dort viele exzentrische Störungen ihren Sitz haben.

Löffelvorbereitung

Der Löffel darf bei der Abformung nicht auf die Zahnoberflächen durchgedrückt werden. Solche Druckstellen bergen einmal die Gefahr, daß die betroffenen Zähne bei einer geringen Beweglichkeit aus ihrer normalen Lage verdrängt werden, zum anderen aber werden die Stellen der Löffelberührung später am Modell immer verfälscht sein.

Ein geschickter Operateur kann den gefüllten Löffel so über die Zahnreihe schieben, daß genügend Weichgewebe abgeformt wird und trotzdem die Zahnreihe keine Berührung zum Löffel bekommt. Der Löffel „schwimmt" gewissermaßen allseitig auf Abdruckmaterial. Um das Risiko des Durchdrückens zu verringern, kann der Behandelnde z. B. den richtig angesetzten Löffel vom Patienten die letzten 3 bis 5 mm „hochdrücken" lassen. Der Patient hat erfahrungsgemäß ein sehr feines, räumliches Gefühl im Mund; außerdem ist es gut, den Patienten mitzubeschäftigen, da er dadurch von einem eventuellen Würgereiz abgelenkt wird.

Eine andere Möglichkeit wurde in Form der Löffelabstützung an unwichtigen Gingivapartien beschrieben. Solche existieren aber im Unterkiefer kaum, und im Oberkiefer kommen nur die Gebiete des Gaumendaches in Frage. Zu diesem Zweck kann man thermoplastische Masse (z. B. Kerr Compound) auf der Gaumenpartie des Löffels aufbringen und den leeren Löffel so am Gaumen adaptieren, daß die Abstützung durch die Kerr-Masse eine direkte Berührung mit der Zahnreihe verhindert.

Einen anderen Sinn hat die Löffel a b d ä m - m u n g im distalen Bereich des Ober- und Unterkiefers. Bei verkürzter Zahnreihe oder in Fällen, in denen der letzte Molar verlängert ist, entstehen Schwierigkeiten, die endständigen Zähne auf ihrer distalen Seite exakt abzuformen. Wenn man distal der entsprechenden Stellen Kerr-Masse aufbringt, wird dort der freie Abfluß der Abdruckmasse eingeschränkt, und die Abformung dieser Distalflächen gelingt leichter und besser. Von den oft zur Abdämmung oder Abstützung empfohlenen plastischen Materialien, wie weiches Wachs oder Silikon, muß gewarnt werden, da nur das bei Mundtemperatur harte thermoplastische Material fehlerfrei arbeitet.

Um ganz sicherzugehen, daß sich das Abdruckmaterial nirgends vom Löffel löst, empfiehlt sich das Einpinseln des Löffels mit Haftmaterialien; solche gibt es für Alginat und für Silikon. Gute mechanische Retentionen dürfen aber nicht fehlen.

Auswahl des Abformmaterials

Im wesentlichen stehen drei Materialgruppen zur Verfügung:
Alginate, gummielastische Materialien und Hydrokolloid. Die Reihenfolge der Aufzählung entspricht ihrer Aufwendigkeit. Während die Alginate den geringsten Anschaffungspreis haben, sind Hydrokolloide am teuersten, und die Silikone bewegen sich etwa in der Mitte. Der Aufwand für einen Hydrokolloidabdruck ist im allgemeinen dann gerechtfertigt, wenn es sich um die Wiedergabe von präparierten Zahnoberflächen handelt. Ob seine Genauigkeit für die Herstellung von Aufbißplatten größer ist als sein Preis, muß sich noch erweisen.

Die Wahl zwischen Alginat und Silikon ist davon abhängig, wie viele Modelle benötigt werden. Wenn z. B. bei einem Patienten gleichzeitig diagnostische Modelle, Modelle zur Herstellung einer Aufbißschiene, Modelle zur Herstellung von Befestigungslöffeln für Pantographie benötigt werden, so ist ein Silikonabdruck vorteilhaft, weil er beliebig oft ausgegossen werden kann. Da die Silikone eine kleine Schrumpfung aufweisen, sollte der Abdruck sofort ausgegossen werden. Dies gilt natürlich auch für die Alginatabdrücke, die im allgemeinen für die Herstellung von Aufbißschienen genügen.

Ein weiterer Gesichtspunkt bei der Auswahl des Abdruckmaterials ist die Frage nach der Oberflächenqualität des fertigen Modells. Zwar liegt diese bis zu einem gewissen Grad an den Eigenschaften des Modellgipses und vielleicht auch an seiner richtigen Verarbeitung. Sie liegt aber auch wesentlich an dem Grenzverhalten zwischen Abdruckmaterial und Gips. Deshalb haben Modelle von Silikonabdrücken glatte Flächen, denn die Abdruckoberfläche ist wasserabstoßend. Bekannt sind Modelle von Alginatabdrücken mit rauhen und manchmal sogar pulverartigen Oberflächen von Gipszähnen, obwohl diese im Munde völlig glatt sind. Man kann solch glatte Oberflächen erzielen, wenn man den Abdruck sofort nach dem Ausgießen ins Wasser legt. Der Kampf um das Wasser an der Grenzfläche zwischen Alginat und Gips entfällt somit, weil Wasser im Überfluß zur Verfügung steht. Der Nachteil ist jedoch, daß der Gips eine hygroskopische Expansion durchmacht. Auch Qualitätsgipse, deren Abbindeexpansion bei 0,06% und darunter liegt, verdoppeln bei Wasserüberschuß ihre Expansion fast ganz und kommen damit bereits in kritische Expansionsbereiche von 0,1%, die nach *Schwindling* das Limit für einen guten Modellgips darstellen.

Die beste Härte und Volumenpräzision erreicht der Hartgips, wenn er in trockener

Luft und ohne Wasserzugabe abbindet. Bei dieser „Abbindung im Trockenen" scheidet bereits eine Reihe von Alginaten aus, da sie bei Gipsen keine glatten Oberflächen hinterlassen. Aus der Zusammenarbeit zwischen Zahnarzt und Techniker muß eine optimale Kombination von Alginat mit Hartgips gefunden werden. Silikonabdrücke, sofern sie gut sind, hinterlassen immer glatte Gipsoberflächen, da sie keinen Wasserhaushalt haben.

Mundvorbereitung

Bei manchen Patienten, besonders häufig bei solchen mit Angstkomplex, trifft man einen so zähen muzinhaltigen Speichel an, daß er die scharfen Konturen verwischen kann. Dagegen hilft eine Mundspülung vor dem Abdruck mit Mucosol (Fa. Lactona). Große Mengen von dünnflüssigem Speichel stören beim Alginatabdruck weniger als bei Silikon oder Hydrokolloid. Dort empfiehlt sich das Absaugen des Speichels mit der Abdruckhilfe (siehe später). Diese gibt auch eine so gute Übersicht, daß sie für jede Art von Abdruck zu empfehlen ist.

Die Abformung selbst

Alginate werden unter Einhaltung des vorgeschriebenen Mischungsverhältnisses und der Verarbeitungsanleitung nach Möglichkeit maschinell und im Vakuum gemischt. Die schnelle und gleichmäßige Benetzung aller Teile mit Wasser ist im Vakuum optimal. Die Mischung wird glatt und blasenarm. Die Verarbeitungszeit wird dabei verlängert. Während des Anmischens spült der Patient den Mund.
Nach Beendigung des Mischvorganges bekommt der Operateur eine etwa walnußgroße Menge Abdruckmaterial angereicht, mit der er mindestens die Okklusalflächen

der Seitenzähne und die Palatinalflächen der oberen Frontzähne bestreicht, denn an diesen Stellen bilden sich häufig Blasen. Praktisch erfolgt dies durch Aufnehmen einer kleinen Portion mit dem Zeigefinger, und indem man über die entsprechenden Oberflächen hinwegfährt, versorgt man nur Fissuren, Spalten und untersichgehende Stellen mit Material (siehe Abb. 30).
Bei Verwendung von Silikon ist dieses Verfahren schwieriger, denn die einzustreichenden Stellen müssen vorher getrocknet werden, da sonst das Silikon nicht an ihnen haftet. Vorteilhaft können auch die Zahnfleischränder oder schwer zugängliche Stellen, wie z. B. die „Schattenseiten" von gekippten Zähnen, mit Abdruckmaterial versorgt werden.
Während dieser Vorarbeit hat die Helferin den Löffel in der entsprechenden Weise gefüllt. Die Oberfläche wird nicht mit Wasser benetzt, da sonst die Gefahr besteht, daß der Übergang zu dem bereits im Mund befindlichen Abdruckmaterial nicht kontinuierlich wird.
Währenddessen müssen durch eine zweite Helferin mittels Mundhaken die Wangen abgehalten werden, um die Benetzung der bereits im Mund befindlichen Abdruckmasse mit Speichel zu verhindern. Bei Verwendung der „automatischen Abdruckhilfe" kann eine zweite Helferin eingespart werden. Das Gerät verschafft maximalen Überblick, kann Speichel absaugen, und seine lichte Weite ist so bemessen, daß selbst ein großer Löffel noch hindurchgeht (siehe Abb. 31 und 32).
Das Gesagte gilt in verstärktem Maße für Silikon und Hydrokolloid. Das Einführen des Löffels erfolgt von den Schneidezähnen her, so daß das Material am Gaumen bzw. Mundboden von vorne nach hinten fließt und so die Gefahr der bekannten Luftblase am Gaumen ausgeschaltet wird. Vorher

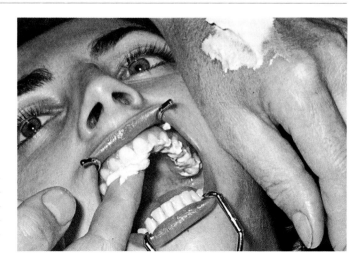

Abb. 30   Die Helferin kann unabhängig ihrer vorbereitenden Arbeit nachgehen, wenn der Zahnarzt seinen eigenen kleinen Mate-
rialvorrat – z. B. auf dem Hand-
rücken – zur Verfügung hat.

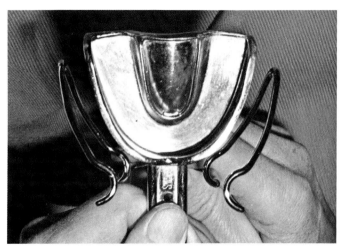

Abb. 31   Diese automatische Ab-
druck- und Zementierhilfe kann
ohne oder mit eingearbeiteter
Speichelabsaugung zum Einsatz
kommen.

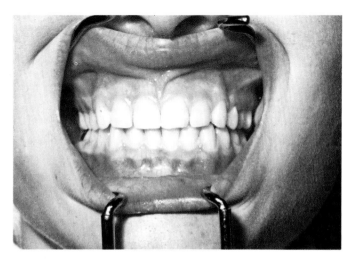

Abb. 32   Das gleiche Gerät am
Patienten eingesetzt, um bei der
Abformung die Helferin unabhän-
gig zu machen.

61

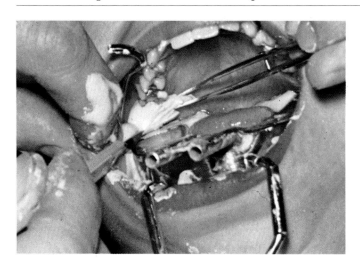

Abb. 33 Abschneiden des dorsalen Materialüberschusses mit dem Skalpell – noch im Mund!

wird der Patient aufgefordert, seine Lippen völlig entspannt zu halten, da viele Patienten bei weiter Mundöffnung die Lippen so anspannen, daß sie nicht über den Löffelrand geschoben werden können, was zu einer mangelhaften Abformung der vestibulären Alveolarpartie im Frontzahngebiet führt. Während der Einführung des Löffels hält die automatische Abdruckhilfe die Wangen seitlich ab, damit die Luft aus der Umschlagfalte entweichen kann.

Nachdem sich der Löffel am richtigen Platz befindet, läßt man den Patienten den Abdruck bis zur endgültigen Aushärtung halten und fordert ihn auf, ruhig und entspannt zu sitzen und durch die Nase zu atmen. Bei der Unterkieferabformung darf nicht vergessen werden, daß während des Eindrückens des Löffels der Patient aufgefordert wird, die Zunge zu heben und ein wenig vorzustrekken, da sonst leicht seitliche Anteile der Zunge unter dem Löffel festgehalten werden. Außerdem wird dadurch die Gefahr des Durchdrückens vermindert. Während der Aushärtung des Abdrucks darf der Mund nicht maximal geöffnet bleiben, da sonst – vor allen Dingen im Unterkiefer – durch die elastische Verformung des Knochens unter dem Zug der Muskeln ein falsches Bild der Zahnreihe wiedergegeben werden kann.

Vor Herausnehmen des Abdrucks muß geprüft werden, ob über den dorsalen Löffelrand Überschüsse ausgepreßt worden sind. Im Oberkiefer ist das nicht ganz so gefährlich; im Unterkiefer dagegen muß unter allen Umständen der dorsale Alginatüberschuß mit einem Skalpell horizontal, also in Verlängerung der nach oben zeigenden Löffeloberfläche, abgeschnitten werden (Abb. 33). Geschieht dies nicht, so kommt dieser Überschuß beim Hochheben des Löffels hinter die oberen letzten Molaren, und beim Herausnehmen nach vorne reißen diese Teile ab und/oder lösen sich mit dem im Löffelinnern befindlichen Material vom Metall ab. Dies ist die häufigste Ursache von Modellungenauigkeiten.

Beim Herausnehmen des Abdrucks stellt man immer wieder fest, daß die Haftung des Materials an den Zähnen und an untersichgehenden Stellen sehr stark ist. Im Unterkiefer läßt sich der Abdruck leichter lösen, wenn man den Patienten auffordert, mit der Zunge unter den Löffel zu greifen und zu helfen, ihn hochzuheben. Einmal kann der Patient dort an einer Stelle anfassen, die sich nur in seltenen Fällen vom Löffel löst, und andererseits unterbricht er so das „Lingualventil". Sowohl im Oberkiefer als auch im Unterkiefer ist es wichtig, zum Abnehmen des Abdrucks die Wange kräftig nach der Seite zu ziehen, damit dort das entstehende Vakuum auf alle Fälle unterbrochen wird. Schwierig gestaltet sich oft das Lösen des Abdruckes im Oberkiefer. Zweckmäßigerweise zieht man auf einer Seite die Wange kräftig ab und versucht von dem gleichen Molarengebiet her den Abdruck zuerst hinten zu lösen. Die gefahrloseste und erfolgreichste – von manchen Patienten jedoch nicht als ganz angenehm empfundene – Art ist das Einblasen von Druckluft zwischen Abdruckrand und Schleimhaut; hierdurch werden die Ränder am wenigsten belastet. Diese Vorsichtsmaßnahmen sind trotz der eingangs erwähnten „Klebetechnik" sehr bedeutungsvoll, denn die Gefahr, daß sich das Alginat stellenweise vom Löffel löst, besteht immer.

Es gibt einige besonders gefährliche Randstellen, von denen der Dorsalrand bereits erwähnt wurde. Andere bekannte Stellen sind z. B. die bukkalen und lingualen Ränder im Seitenzahngebiet des Unterkiefers und im Oberkiefer die Ränder im Seitenzahn- und Frontzahngebiet. Hat sich das Material einmal vom Löffel gelöst, muß der Abdruck verworfen werden, da es nie gelingt, das Alginat wieder ganz zu reponieren. Eine Verziehung der Zahnoberflächen ist die Folge, und die später angefertigte Aufbißschiene wird im Mund nicht passen.

Die aus dem Mund entfernten Abdrücke dürfen auf keinen Fall so abgelegt werden, daß noch hinten aus dem Löffel herausragende Abdruckteile auf dem Tisch aufliegen. Diese Teile müssen v o r dem Ablegen mit einem scharfen Messer abge-

schnitten werden. Dann wird der Abdruck möglichst sofort ausgegossen oder für kurze Zeit in eine feuchte Serviette eingewickelt. In jedem Fall empfiehlt sich das Ausgießen der Abdrücke in der Ordination, da sich sowohl Alginat-, Silikon- wie auch Hydrokolloidabdrücke während der Liegezeit verändern.

b) Die Modellherstellung

Die Auswahl des Modellgipses

Grundsätzlich sollten diagnostische Modelle und erst recht Arbeitsmodelle mit einem besonders harten und volumengetreuen Gips ausgegossen werden. Im Hinblick auf die Vorbereitungs- und Aushärtungszeit des verwendeten Gipses sind wir der Ansicht, daß man diese nicht durch Zugabe von Schleifpulver, Trimmerwasser oder anderen Chemikalien sekundär verändern, sondern daß man aus dem reichhaltigen Angebot einen Gips aussuchen sollte, dessen natürliche Abbinde- und Aushärtezeit nach den Angaben des Herstellers zu den eigenen Wünschen paßt.

Unsere Erfahrung erstreckt sich über die Herstellung von vielen Tausenden von Modellen, und dabei haben wir festgestellt, daß jedes Abweichen von den Vorschriften des Herstellers – insbesondere vom Mischungsverhältnis Pulver : Wasser – eine Qualitätsabnahme des Modells zur Folge hat. Da die nach Vorschrift angerührten Hartgipse einen sehr zähflüssigen Brei ergeben, ist es vorteilhaft, Gipshärter anstelle von Wasser zu verwenden, da dann die Fließfähigkeit der frisch angerührten Mischung verbessert wird (aus Ersparnisgründen kann man den Gipshärter auch zur Hälfte mit Wasser verschneiden).

Das Gießen des Modells

Wie vielfach nicht bekannt, dient der Einsatz eines mechanischen Vakuumrührgerätes nicht nur der Bequemlichkeit und der Blasenfreiheit der Gipsmischung, sondern diese Art des Mischens ist auch für das Erreichen der mechanischen Werte und der Volumengenauigkeit des Modells notwendig.

Vor dem Anmischen kann man zweckmäßigerweise die Innenoberfläche des Abdruckes mit etwas Gipspulver einstäuben und mit einem nassen Pinsel auswaschen. Dadurch erfolgt eine Neutralisierung der Alginatoberfläche; Silikonabdrücke sollen mit einem Entspannungsmittel vorbehandelt werden.

Bei Hydrokolloidabdrücken verfährt man mit der Vorbehandlung der Abdruckoberfläche nach der Anweisung des Herstellers.

Nun wird der Gips angerührt und in der bekannten Weise in den Abdruck einvibriert.

Nach Abbinden des Gipses entfernt man den Sockelformer und läßt das Modell an der Luft aushärten.

Will man einen Alginatabdruck zweimal ausgießen, so muß der ausgegossene Abdruck sofort in ein Hygrophor oder in feuchte Tücher eingelegt werden. Das ist zwar der Gipsqualität abträglich, jedoch zur Vermeidung weiterer Alginatschrumpfung notwendig.

Wenn der Gips hart genug ist, wird das Modell aus dem Abdruck entfernt und sowohl von außen als auch von seiner Unterseite her getrimmt (Abb. 34).

Wenn ein hoher Gaumen vorhanden ist, kann schon jetzt die Unterseite des Modells so weit weggetrimmt werden, daß der Gips an der höchsten Stelle des Gaumens nur noch wenige Millimeter stark ist und so genügend Platz für den Sekundärsockel bleibt.

Für den Anfänger ist auch zu beachten, daß oft der Modellsockel im Molarengebiet von der Unterseite her zu wenig getrimmt ist und deshalb mit der Montageplatte im Artikulator kollidiert. Es soll also die Unterseite besonders im Molarengebiet gut abgetragen werden. Restliche Gipsperlen sind von den Zähnen zu entfernen; sie stören zwar nicht den Sitz der Aufbißschiene, aber den der Registrate.

c) Die Herstellung des Kontrollsockels

Der Kontrollsockel, auch Split cast genannt, wurde von *Lauritzen* empfohlen. Er ist ein hervorragendes Mittel, die Genauigkeit des technischen Montagearbeitsganges zu prüfen sowie verschiedene zentrische Registrate zu vergleichen. In allen Fällen jedoch, die eine Vorbehandlung mit Aufbißplatten nötig machen, ist eine exakte Zentrik kaum zu ermitteln, weshalb es in einem solchen Falle – insbesondere für den Fortgeschrittenen – unnötig ist, verschiedene zentrische Registrate durch Split-cast-Probe zu vergleichen. Dies insbesondere deshalb, weil es bei deplaziertem Diskus und guter Registriertechnik möglich ist, zwei oder mehr zentrische Registrate zu nehmen, die genau übereinstimmen, obwohl die Kondylen nicht an ihrem Platz sind. Die Bedeutung des Kontrollsockels beschränkt sich hier also mehr auf die Überwachung des technischen Arbeitsganges. Weil aber diese Split-cast-Technik zur Modelltechnik gehört und weil sie, wie erwähnt, auch hier einen Teilzweck erfüllt, soll sie so beschrieben werden, wie sie bei uns gehandhabt wird.

Ist die Unterseite des Modells exakt getrimmt, so werden fünf Kerben eingeschnitten, die am Modellrand eine Tiefe von maximal 3 mm haben und zur Modellmitte hin 10 mm auslaufen (siehe Abb. 35).

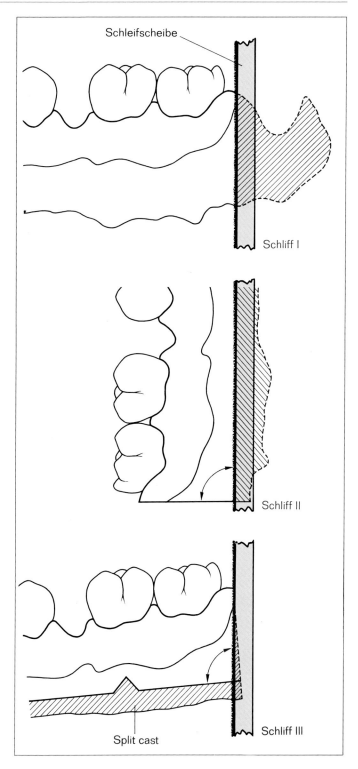

Schleifscheibe

Schliff I

Schliff II

Schliff III

Split cast

Abb. 34 Die drei Zeichnungen zeigen das Vorgehen beim Modelltrimmen von Schliff I bis III – wobei III den Schliff nach Gießen des Split cast zeigt.

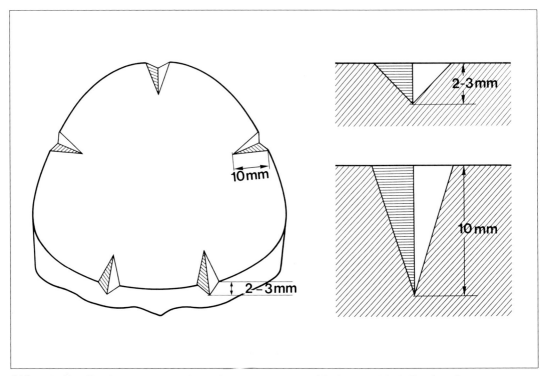

Abb. 35 Die Zeichnung veranschaulicht, wie wir unsere Kerben im Modellboden dimensionieren.

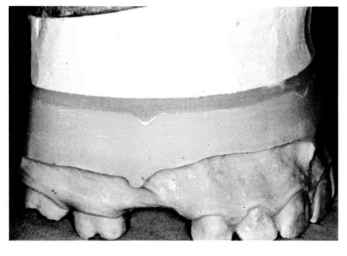

Abb. 36 Modell und Sockel sind eine Einheit – nur eben trennbar. Wenn die Gaumenpartie dünn getrimmt und der Kontrollsockel sparsam hergestellt ist, gibt es auch bei sehr hoch sitzenden Modellen keine Montageprobleme.

Diese Kerben werden mit einem scharfen Messer sehr exakt und scharfkantig geschnitten. Ihre Tiefe soll mindestens 2 mm, maximal 3 mm betragen, damit später, wenn sich beim Schließen eine Diskrepanz zeigt, die vertikalen Ausmaße des Spaltes gering gehalten werden. Um so besser können nämlich dann die wichtigen seitlichen Abweichungen beurteilt werden.

Nun wird die Modellunterseite genau nach Blasen abgesucht. Alle Blasen müssen mit Play-do oder mit weichem Wachs zugeschmiert werden. Dann wird wasserfestes Tesaband (20 mm breit) so entlang dem Rand des Sockels angeklebt, daß es 5 mm über den Modellboden vorsteht. Das Band wird zweimal um das Modell herumgeführt.

Jetzt wird die gesamte Modellunterseite mit E-Z-Part (Fa. Whip Mix) eingepinselt und anschließend unter fließendem Wasser abgewaschen. Dieses Trennmittel hat sich bewährt, weil es wasserlöslich ist und keine Schicht hinterläßt. Mit einem andersfarbigen Gips – z. B. eines anderen Typs – wird nun die durch das Tesaband gebildete Form ausgegossen. Man kann aber auch den gleichen Gips weiterverwenden, da der Farbunterschied eigentlich keine Funktion hat. Es muß darauf geachtet werden, daß der Gips vor allen Dingen die Kante zwischen Modellaußenseite und Tesaband blasenfrei ausfüllt. Dazu ist es empfehlenswert, das Modell wieder in den Abdruck zurückzusetzen, so daß man das Ausgießen unter Vibration und ohne Beschädigung der Okklusalflächen durchführen kann. Sollte bei diesem Arbeitsgang etwas Gips vom Sekundärsockel auf die Zähne hintergeflossen sein, so muß dieser Überschuß sofort mit weicher Bürste und Wasser entfernt werden.

Nach dem Abbinden des Sekundärsockels entfernt man das Tesaband und trimmt die Außenflächen des Primär- und Sekundärsockels ringsherum zu einer einheitlichen Fläche. Zwischen den beiden Sockelhälften ist dann kein Spalt mehr zu sehen, nur der Farbunterschied des Gipses zeigt die Grenze an (Abb. 36).

Es ist wichtig, daß Primär- und Sekundärsockel nicht getrennt werden, bevor sie getrimmt werden, da sonst während des Beschleifungsvorganges zu leicht Trimmwasser zwischen die Sockelflächen kommt und damit die genaue Passung in Frage gestellt wird. Am besten ist es überhaupt, die Trennung der beiden Sockelhälften erst nach dem Eingipsen im Artikulator durchzuführen, was für den Erfahrenen kein Risiko darstellt. Sollte sich dennoch der Sekundärsockel nicht leicht vom Primärsockel lösen lassen, so hilft kurzes Eintauchen des Modells in heißes Wasser.

d) Die Vermessung des Oberkiefers zum Schädel

Wenn es nach der bisherigen Schilderung gelungen ist, exakte Reproduktionen des Oberkiefer- und Unterkieferzahnbogens in Gips herzustellen, so ist die nächste Aufgabe, die räumliche Lagebeziehung dieser Modelle und ihre gegenseitigen Bewegungsmuster vom Patienten in den Artikulator zu übertragen. Vieles, aber auch Gegensätzliches, wurde darüber geschrieben. Ich will deshalb versuchen, mich auf die Punkte zu konzentrieren, die meiner Ansicht nach noch der Klärung oder Richtigstellung bedürfen. Arbeitsgänge, die mir in der Praxis besonders unentbehrlich wurden, allgemein aber wenig oder nicht bekannt sind, sollen ebenfalls erwähnt werden.

Die Überlegungen zur räumlichen Beziehung zwischen Ober- und Unterkiefer erschöpfen sich nicht in einem Registrat, welches diese Abhängigkeit gewissermaßen als Momentaufnahme zeigen könnte, sondern darüber hinaus werden mehr Grundlagen benötigt, die eine Bewegungssimulation im Artikulator ermöglichen.

Hierbei geht es einmal um die Reproduktion der Öffnungs- und Schließbewegungen, die wegen eventueller Frühkontakte und der dadurch verschobenen habituellen Okklusion nötig wird. Die geniale und inzwischen anerkannte und allgemein bewährte Methode von *Beverly McCollum*, die zentrische Lage des Unterkiefers in der Scharnierachsenschließung und vor jeglicher Einwirkung durch ablenkende Frühkontakte zu registrieren, ist davon abhängig, daß in der Artikulatorschließbewegung dasselbe vor sich geht wie beim Patienten, d. h., daß die Scharnierachse des Patienten und des Artikulators im Verhältnis zu den Modellen übereinstimmen. Es ist also nicht so, daß die Öffnung und Schließung mit arbiträren Mitteln zu erreichen ist, wenn nur der Abstand der Artikulatorachse vom Modell stimmt. Es ist genauso wichtig, daß die sagittale und transversale Neigung der Okklusionsebene, die Plazierung der Höhe und der Seite nach, und die Abstimmung der Raphemedianebene zur Scharnierachse richtig stehen, da sonst Fehler in der Schließbewegung entstehen.

Diese komplizierte Positionseinstellung nimmt uns der Gesichtsbogen auf ganz einfache Weise ab. Die Lage der Modelle zueinander und im Raum ist aber auch für die Durchführung von exzentrischen Bewegungen sehr wichtig. Diese Zusammenhänge hat *Gysi* bereits gesehen. Er hat aufgezeigt, wie sie zu falschen Neigungen der „Protrusionsfacetten", der „Höcker-Furchen-Winkel" und der „gotischen Bögen" für die einzelnen Zähne führen.

Aus beiden Überlegungen – zentrischen und exzentrischen – ergibt sich die Notwendigkeit, schon das Oberkiefermodell in der funktionell richtigen Lage in den Artikulator zu montieren. Funktionell bestimmend ist jedoch für alle Bewegungen zwischen Ober- und Unterkiefer die Scharnierachse. Sie muß als zu den Kondylen des Unterkiefers gehörend betrachtet werden. Bei den exzentrischen Bewegungen verändert sich die Lage dieser Achse in sagittaler, vertikaler und transversaler Richtung mit dem Unterkiefer (Abb. 37).

Gleichzeitig gibt es natürlich für den Unterkiefer – und auch für seine Achse – eine zentrische Position zum Oberkiefer. In dieser Position ist die Scharnierachse terminal, und n u r aus dieser Position heraus darf sie mit dem Oberkiefer in ein festes Verhältnis gebracht werden. Man bedenke nur, daß es eine feststehende Arbeitsmethode ist, die Oberkieferposition nach einem an sich beweglichen Unterkieferpunkt festzulegen, zu tätowieren und durch den Gesichtsbogen zu registrieren. Ich glaube, daß darauf noch zu wenig hingewiesen wurde und daß viele Neulinge meinen, daß die Scharnierachse zum Oberkiefer gehöre. Die Gefahr sollte von jedem erkannt werden, sonst muß der Erfolg ein Zufall bleiben, ganz besonders weil sich herausstellt, daß alles vom Diskus abhängt.

Ist also die terminale Achse bestimmbar und tätowiert, so ist besonders wichtig zu wissen, daß ihre Lage die zentrische Ausgangsposition für alle ihre exzentrischen Lageveränderungen darstellt. Sie wird dadurch die räumliche Meßgrundlage für die Montage des oberen Modells im Artikulator, daß sie mit der Artikulatorachse identifiziert wird und so das Modell räumlich in die gleiche Lage zu ihr montiert werden kann, wie sie der Oberkiefer des Patienten zu ihr hat. Nur auf diese Weise ist die Voraussetzung dafür gegeben, daß im Labor ernst zu nehmende Bißhebungen und Bißsenkungen

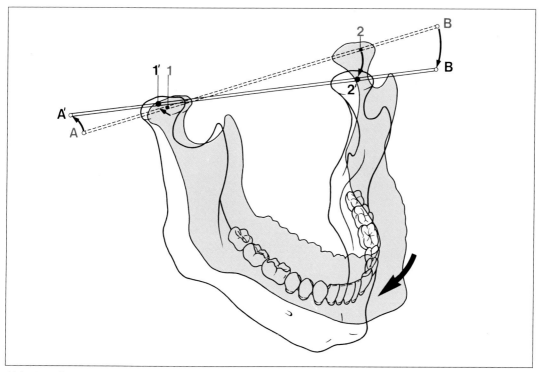

Abb. 37   Diese Umzeichnung nach *R. Lee* zeigt die Scharnierachse, wie sie sich bei allen exzentrischen Lageveränderungen des Unterkiefers mitbewegt. Nur bei terminalen Öffnungs- und Schließbewegungen bleibt sie stehen.

oder Korrekturen von zentrischen Störungen (Frühkontakten) ohne Fehler durchgeführt werden können. Aber auch für die annähernd genaue Wiedergabe von exzentrischen Bewegungen durch das Artikulatorunterteil ist das oben Gesagte eine Bedingung.

Zunächst muß also am Patienten die Scharnierachse bestimmt und markiert werden.

Ich benutze dazu eine Apparatur, die in meiner Praxis aus der täglichen Not heraus entstanden ist und die mir wegen ihrer Vielseitigkeit, Robustheit und Einfachheit besonders unentbehrlich geworden ist. Es handelt sich um den TMR-Gesichtsbogen mit Scharnierachsenlokalisator und Gelenkbahnschreiber (Abb. 38).

Das einfachste Gerät aus diesem System ist der Gesichtsbogen mit der Bißgabel (Abb. 39).

Bei Patienten mit gestörten Gelenkverhältnissen, bei denen die Bestimmung einer individuellen Scharnierachse nicht zu einwandfreien Ergebnissen führen würde, wird einfach der 13-mm-Punkt in Grün tätowiert. Dazu wird vom Tragus mit einem Lineal in Richtung zum seitlichen Augenwinkel eine Strecke von 13 mm abgemessen und markiert (Abb. 40).

Die Tätowierung ist deshalb nötig, weil sonst bei Bruch oder anderen Reparaturen der Aufbißschiene nicht mehr die gleiche Lage des neuen Oberkiefermodells gefunden werden könnte (siehe Seite 122).

Diese arbiträre Achse, die durch die beiden posterioren Punkte festgelegt ist, reicht

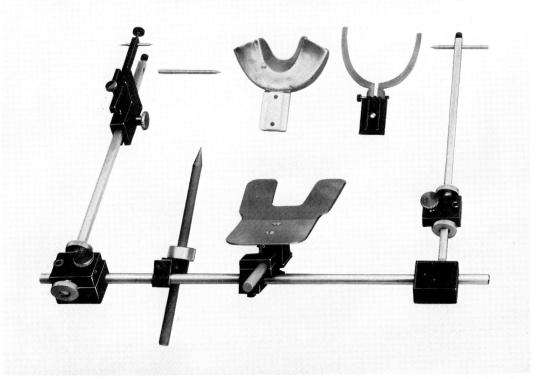

Abb. 38   Der TMR-Gesichtsbogen mit Scharnierachsenlokalisator und Gelenkbahnschreiber. Das Gerät kann sehr verschiedene Aufgaben erfüllen, die zum Teil im Text beschrieben sind.

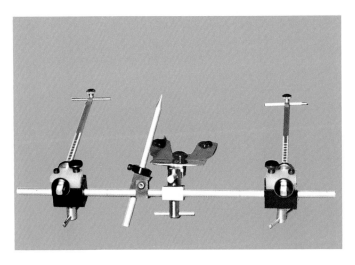

Abb. 39   Hier ist aus den Einzelteilen der normale TMR-Gesichtsbogen zusammengestellt, der mit einer Bißgabel an die obere Zahnreihe angelegt wird.

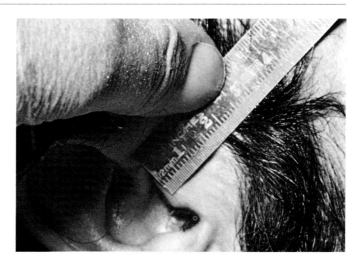

Abbildung 40a

Abbildung 40b

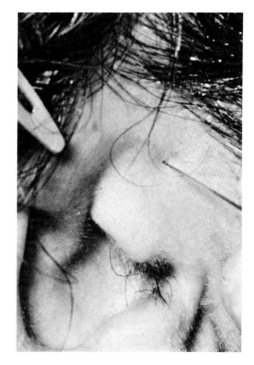

Abb. 40a und b Die Anzeichnung eines arbiträren Punktes, 13 mm vom Tragus in Richtung auf den lateralen Augenwinkel gemessen. Dieser Punkt wird grün tätowiert.

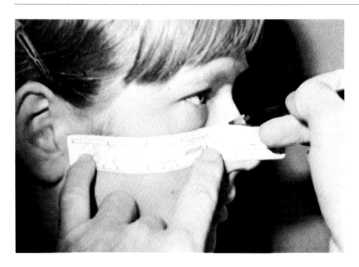

Abb. 41 Verlegung des Infraorbitalpunktes in die Gegend der Nasenseitenwand am Patienten mit einem biegsamen Lineal.

aber zur räumlichen Bestimmung des Oberkieferzahnbogens nicht aus. Ein dritter, anteriorer Bezugspunkt ist nötig. Bei uns wird hierfür die Incisura infraorbitalis verwendet. Um später technische Schwierigkeiten mit der oberen Montageplatte zu vermeiden, wird der Punkt auf die rechte Seitenwand der Nase projiziert und dort tätowiert (Abb. 41).

Hierzu wird ein biegsames Lineal dem Gesicht des Patienten so angelegt, daß es den rechten posterioren Referenzpunkt und den Infraorbitalpunkt derart verbindet, daß dabei die Oberkante des Maßstabes nur in der Frankfurter Horizontalebene verläuft; das erreicht man, indem man darauf achtet, daß der Linealquerschnitt immer vertikal bleibt, weil sich dann das elastische Band nur senkrecht dazu biegt.

Da eine grüne Tätowierung an der Nase bei manchen Patienten auf Schwierigkeiten stößt und dieser Punkt auch bei Änderungen der Achsenpunkte nicht neu tätowiert zu werden braucht, kann gleich Rot verwendet werden, das weniger auffällt.

Eigentlich wären andere anteriore Referenzpunkte auch brauchbar, wie z. B. 54 mm von den Schneidekanten der zentralen oberen Inzisivi nach kranial. Überhaupt stellt sich die Frage, was eine so beliebig gewählte Ebene, wie sie durch den erwähnten anterioren Punkt mit den beiden Achsenpunkten gebildet wird, nützen kann. Die überraschende Antwort ist, daß diese Ebene eigentlich gar keinen praktischen Bezug zu unseren Interessen bietet. Wir messen zum Beispiel die sagittale Kondylenbahnneigung – laut Definition der Deutschen Arbeitsgemeinschaft für Funktionsanalyse – als in die Sagittalebene projizierten Winkel der Kondylenbahn (genauer gesagt: seiner Tangente) mit der Frankfurter Horizontalebene. Wenn dies eine allgemein akzeptierte Definition ist, dann ist es wenigstens ein Vorteil, daß wir Vergleichsmöglichkeiten zwischen verschiedenen Patienten, Praxen und Artikulatoren haben.

Uns als praktisch tätige Zahnärzte interessiert aber vielmehr die Neigung der Kondylenbahn gegen die Okklusalebene, da hier die eigentlichen diagnostischen und therapeutischen Entscheidungen fallen (Abb. 42 und 43).

Für diese Auswertung gibt es aber bis heute noch keine einfache Technik. Deshalb muß ich auf der Rückseite meines Formblattes

Abb. 42 Die Abbildung soll die extrem wichtige Beziehung zwischen Gelenkbahnneigung und Okklusionsebene zeigen. Die praktischen Probleme entstehen, wenn diese Beziehung nicht stimmt. Trotzdem setzen wir unsere Gelenkbahnneigung weiterhin zur Frankfurter Horizontalebene in Beziehung. ▶

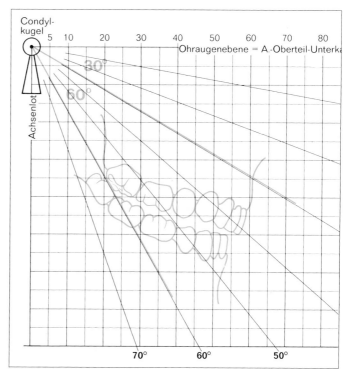

Abb. 43 Detail der Rückseite des Formblatts FA 5, das zur Einzeichnung und Auswertung der Okklusalebene dient. ▼

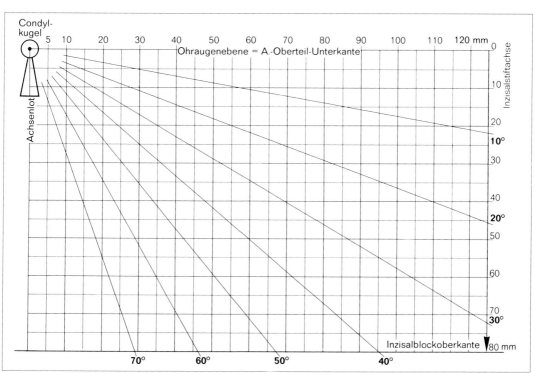

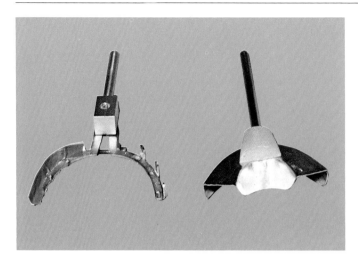

Abb. 44 Löffel- und Greifadapter sind zwei wertvolle Befestigungselemente für das Scharnierachsenbestimmungsgerät.

FA 5 die Werte für die Neigung der Okklusionsebene, die sagittale Unterkieferlage und die Molarenneigung zusammenstellen und entsprechend auswerten (siehe Seite 229).

Wenn eine Scharnierachse bestimmbar ist oder bestimmt werden soll, so kann derselbe TMR-Gesichtsbogen verwendet werden, nur werden statt der Bißgabel der Löffeladapter oder der Greifadapter (Abb. 44) und zusätzlich ein oder zwei Scharnierachsenaufsätze verwendet.

Der Greifadapter ist ein sehr praktisches Instrument für Fälle von Tiefbiß, in denen durch den Aufbiß der oberen Schneidezähne auf den Löffel sehr viel von dem 20-Millimeter-Intervall verlorengeht, das als mögliche Rotationsbewegung für die Achsenermittlung zur Verfügung steht. Bei Verwendung dieses Adapters können die Kauflächen völlig freigehalten werden, was den Bewegungsspielraum vergrößert und die Bestimmung erleichtert.

Nach Befestigung des Löffeladapters im Munde – am besten mit Gips oder, wenn die Zähne genug Retention bieten, mit Hartsilikon – wird der Gesichtsbogen ohne Achsenzeiger, aber mit einem oder zwei Achsenlokalisatoren (Abb. 45) mittels Doppelklemme fixiert.

Eine leichte Asymmetrie der Löffellage kann an der Doppelklemme ausgeglichen werden. Nun werden die Achsenaufsätze entweder mit dem Seitarm zusammen oder durch Längsverschiebung auf ihm mit der Nadelspitze in die Nähe des 13-mm-Punktes gebracht. Vertikale Unstimmigkeiten werden mittels der Höhenverstellschraube am Aufsatz korrigiert.

Zur Beobachtung der Nadelspitze dient ein Stück scharf gezeichnetes Millimeterpapier (möglichst schwarzweiß), welches entweder auf die Haut vor dem Tragus oder auf die entsprechende Registrierfläche des TMR-Schreibers geklebt wird (Abb. 46). Letzteres ist in jedem Fall die genauere Technik, da keine Hautverschiebungen stattfinden, welchen Griff man auch anwendet. Außerdem hat diese Methode den Vorzug, daß man sofort anschließend eine exzentrische Gelenkaufzeichnung durchführen kann (siehe 3. Kapitel, Seite 223).

Das wichtigste bei der Scharnierachsenbestimmung ist die manuelle Führung des Unterkiefers durch den Zahnarzt. Die bisher übliche Methode – vor allem von *Lauritzen*

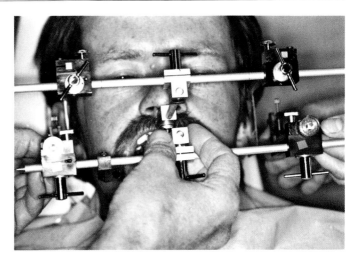

Abb. 45 Durch Einführen und Fixieren der Doppelklemme auf der Universalkupplung wird das Gerät am Patienten befestigt. Ein oder zwei Lokalisatoren sind auf die Seitarme aufgeschoben.

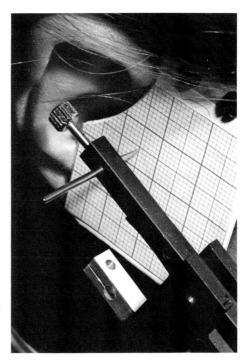

Abb. 46 Zur Beobachtung der Nadelspitze kann vorteilhaft ein Millimeterpapier auf die Registrierfläche des TMR-Schreibers aufgeklebt werden. Die Registrierfläche ist an einem einfachen Oberkiefergestell angebracht.

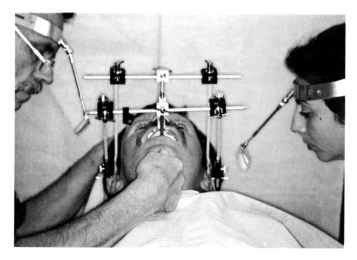

Abb. 47 Wenn mit zwei Lokalisatoren gearbeitet wird, ist ein zweiter Behandler oder eine ausgebildete Helferin nötig. Das Ergebnis der Gegenseite kann vor der Tätowierung leicht nachgeprüft werden.

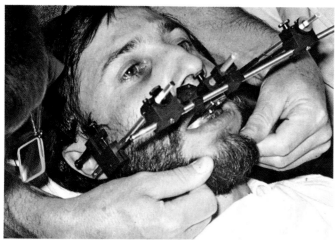

Abb. 48a Scharnierachsenbestimmung mit Anwendung des Griffes nach *Dawson*.

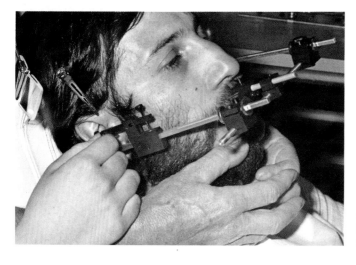

Abb. 48b Scharnierachsenbestimmung mit Anwendung des muskulären Griffes.

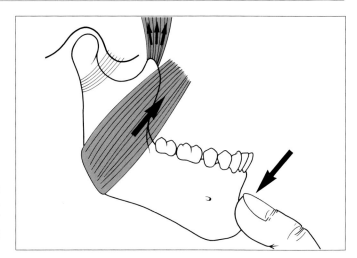

Abb. 49 Der beim muskulären Griff abwärts gerichtete Daumendruck bewirkt die Anspannung der Elevatoren und die Erschlaffung der Depressoren.

empfohlen – hat den Vorteil, daß auch eine Person allein die Bestimmung durchführen kann. Erst wenn auf beiden Seiten zugleich – mit zwei Aufsätzen – gearbeitet wird, braucht man eine mit diesen Problemen vertraute Helferin (Abb. 47).

Oft ist aber zu beobachten, daß nach einiger Ermüdung die Hand des Behandlers – bei seitlicher Führung aus der 9-Uhr-Position – nicht mehr symmetrisch, sondern zum eigenen Körper hin arbeitet, was Abweichungen der Unterkieferlage zur Folge hat. Aber auch bei exakter Anwendung dieses Griffes hat uns der spätere Vergleich mit anderen Techniken durch TMR-Vermessung solcher Registrate und Achsenbestimmungen gezeigt, daß sie zu einer Dorsallage der Kondylen neigen. Wahrscheinlich ist es bei völlig gesunden Gelenken ganz gleich, wie der Unterkiefer geführt wird. Bei gedehnten Ligamenten jedoch ist die oberste Lage der Kondylen wichtiger als die dorsalste, und dafür bietet der *Posselt*sche Handgriff weniger Gewähr als der muskuläre oder der nach *Dawson* (siehe 1. Kapitel, ab Seite 25).

Allerdings benötigt man für die Anwendung beider Griffe eine geschulte zweite Person,

da der Behandler hier den Unterkiefer bimanuell führen muß (Abb. 48).

Im großen und ganzen können die beiden letztgenannten Techniken als gleich gut gewertet werden; jedoch scheinen beim muskulären Griff, bei dem am meisten von allen mit patienteneigener Muskulatur gearbeitet wird, die Ergebnisse doch etwas günstiger zu liegen, weil durch die Aktivierung dieser Muskelgruppen eine Reihe von Antagonisten zwangsläufig entspannt wird (Abb. 49).

Ein weiterer Vorteil der muskulären Führung ist, daß die Haut in der Umgebung des Ohres nicht berührt wird, was beim *Dawson*-Griff schlecht zu vermeiden ist, denn die am Kieferwinkel ansetzenden Finger können leichte Spannungen der Gesichtshaut hervorrufen, was nachteilig ist, wenn das Millimeterpapier am Tragus aufgeklebt ist.

Eine Umstellung bei der muskulären Technik ist jedoch deswegen erforderlich, weil die Beobachtung der Nadelauswanderung nur bei der Schließbewegung erfolgen kann (die Öffnungsbewegung wird zu fahrig).

Außerdem muß erwähnt werden, daß es zwar bequemer für alle Beteiligten ist, die

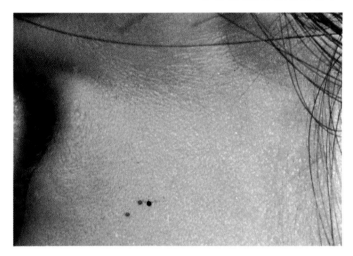

Abb. 50 Die Zuverlässigkeit der Tätowierung sollte aus der Farbe zu erkennen sein.
Grün = arbiträr oder unsicher.
Rot = verbessert.
Schwarz = nur anzuwenden, wenn inzwischen gute Gelenkverhältnisse.

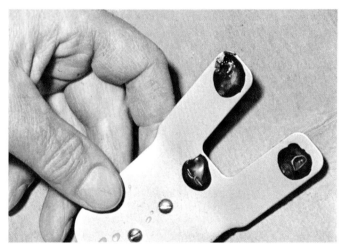

Abb. 51a Der individualisierte Zahnkontakt der Bißgabel an drei Punkten genügt für eine einwandfreie Fixierung. Die Helferin hält so vorbereitete Bißgabeln in Vorrat.

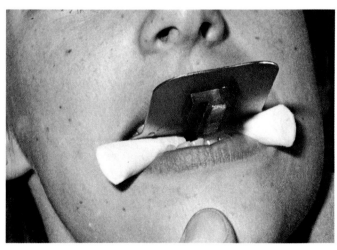

Abb. 51b Die Bißgabel wird nach Erhärtung der Kerr-Masse am oberen Zahnbogen angedrückt. Das übernimmt der Unterkiefer des Patienten. Die gleichmäßige Druckverteilung wird durch zwei Watterollen erreicht.

Achsenbestimmung am liegenden Patienten durchzuführen (nicht zuletzt wegen der einfachen Speichelabführung durch Schlucken), daß aber – wie auf Seite 17 erwähnt – manchmal die im Liegen und Sitzen ermittelten Achsen nicht identisch sind. Bei mir entsteht der Verdacht, daß – wenn schon zwei verschiedene Unterkieferlagen möglich sind – die Lage im Sitzen vorzuziehen sei, weil der Patient den großen Teil seiner Zeit in aufrechter Haltung verbringt. Genauere Untersuchungen hierüber sind jedoch nötig. Will man die Achse im Sitzen bestimmen, so läßt sich der muskuläre Griff notfalls auch von vorne anwenden.

Bei dieser Gelegenheit muß ich nochmals unterstreichen, daß es hier nicht einfach um gnathologische Routine geht, sondern um grundlegende Probleme, denn die Achsenbestimmungsfehler sind von sehr weitreichender Bedeutung für die Fehlmontage des Ober- und Unterkiefermodells, wie schon oben angedeutet wurde.

Die Technik der Achsenermittlung selbst ist von *Posselt, Lauritzen, Bauer/Gutowski* und anderen ausführlich beschrieben worden, so daß ich hier darauf verzichten kann. Die Tätowierung der posterioren Punkte erfolgt bei der geringsten Unsicherheit mit Grün, so saß eine Neuvermessung mit Rot und später noch mit Schwarz erfolgen kann. Man sollte von diesem Farbkode nicht abgehen, da sich die Patienten die Lage der Punkte erfahrungsgemäß nicht merken können (Abb. 50).

e) Gesichtsbogentransfer der Oberkieferlage in den Artikulator

Wir nehmen als Grundlage für unser Gesichtsbogenregistrat die oben erwähnten drei Referenzpunkte. Zunächst wird die Bißgabel beiderseits mit Beauty-Pink-Wachs oder Kerr-Masse beschichtet und am Patienten angepaßt. Die Einzelheiten dürfen als bekannt vorausgesetzt werden; lediglich eine ganz einfache und zeitsparende Dreipunktmethode mit Kerr-Masse soll beschrieben werden:

Die Bißgabel wird über der Flamme etwas erwärmt und auf ihre Oberseite für die Schneidezahnmitte und die letzten Molaren jeder Seite Kerr-Masse aufgetropft (Abb. 51a).

Diese Vorbereitung kann von den Helferinnen an mehreren Bißgabeln auf Vorrat durchgeführt werden, so daß bei Bedarf nur die drei Kerr-Oberflächen über der Flamme erweicht und an den oberen Zahnbogen angedrückt zu werden brauchen. Dies muß jedoch vorsichtig geschehen, damit wirklich nur eine Dreipunktauflage entsteht und nicht etwa Prämolaren oder Eckzähne auf der Bißgabel aufliegen. Nach guter Erhärtung der thermoplastischen Masse in kaltem Wasser werden – wie üblich – feine Grate beseitigt und so viel Material abgenommen, daß nur noch die Eindrücke der Höckerspitzen vorhanden sind. Das Oberkiefermodell hat in dieser Dreipunktauflage immer einen stabilen Sitz, allerdings mit dem Nachteil, daß eventuelle Ungenauigkeiten des Modells nicht auffallen. Bei den anderen Methoden, z. B. mit Beauty-Pink- oder Kerr-Zinkoxidpasten-Aufbiß für den gesamten oberen Zahnbogen, fällt sofort auf, wenn das Modell ungenau ist.

Der Andruck am Oberkiefer während der Bogen eingestellt wird, kann durch die Daumen des Patienten erfolgen, wobei aber die Hände viel Platz verbrauchen. Besser ist es, zwei dicke Watterollen quer über die Kauflächen der unteren Prämolaren zu legen und so zubeißen zu lassen (Abb. 51b).

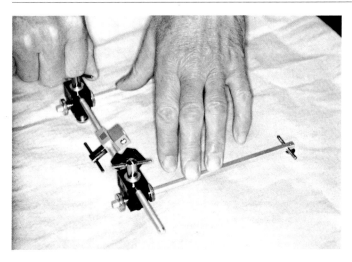

Abb. 52 Nach Einstellen der ungefähren Gesichtsbreite zwischen den Achsenzeigerspitzen sowie Justierung der Seitarme auf gleiche Länge wird der Bogen auf eine Arbeitsplatte gelegt, und die Seitarme werden mit dem Querbalken in die gleiche Ebene eingestellt.

Das Anlegen des Gesichtsbogens kann auf zweierlei Weise geschehen, einmal durch:

Verstellen der Seitarme

Dabei erfolgt die Vorbereitung des Bogens wie üblich durch ungefähres Einstellen der Seitarme auf die gleichen Längen sowie auf die ungefähre Gesichtsbreite des Patienten. Dann wird der Bogen auf eine Tischplatte gelegt, und die Seitarme werden durch Lösen der Klemmschrauben in eine gemeinsame Ebene mit dem Querbalken gebracht (Abb. 52).

Jetzt wird der Gesichtsbogen mit seiner Doppelklemme auf den sagittalen Rundstab der Bißgabel aufgeschoben und befestigt. Dies kann im Unterschied zur Technik mit fluchtenden Achsenzeigern (siehe Seite 83) schnell und großzügig erfolgen und nur unter ungefährer Einstellung der Achsenzeigerspitzen in die Nähe der Tätowierungen. Ist die Doppelklemmschraube festgezogen, so werden die Seitenarme fein eingestellt, und zwar zuerst durch grobe Längskorrektur, dann – nach Lösen der entsprechenden Schrauben – durch Einstellung der Achsenzeiger auf

passiven Hautkontakt sowie durch Einstellen der richtigen Höhe. Nach leichtem Anziehen der Klemmschrauben kann eine letzte Feinkorrektur der Länge und dann die endgültige Fixierung der Klemmschrauben erfolgen.

Ein Vorteil dieser Technik mit Seitarmverstellung ist auch, daß eine Helferin alleine den Patienten vorbereiten kann: Sie fixiert hierzu an dem Sagittalstab der Bißgabel zunächst nur den Querbalken des Bogens mit der Doppelklemme. Dann setzt sie einzeln die Seitarme auf und stellt diese gleich ein. Zum Schluß setzt sie den Orbitalzeiger ein und bittet den Behandler um Begutachtung. – Allerdings muß vorher auch der Sitz der Bißgabel geprüft sein.

Mit dieser Technik sind beide Hautachsenpunkte und der Oberkieferzahnbogen zueinander in Beziehung gebracht und diese Position festgehalten. Aber die Scharnierachse läuft nur durch die Spitzen der Zeiger, und da deren Achse nicht übereinstimmt, dürfen sie nicht verlängert und nicht verkürzt werden. Diese Technik ist auf die Ausstattung des Artikulators mit ausziehbaren Achsen angewiesen (Abb. 53a und b).

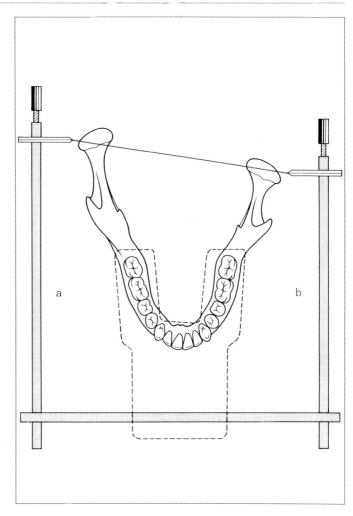

Abb. 53a   Wenn der Gesichtsbogen durch Verstellung der Seitarme am Patienten eingestellt wurde, läuft die Scharnierachse nur durch die Spitze der Achsenzeiger. Die Länge der Seitarme kann verschieden sein (a ≠ b).

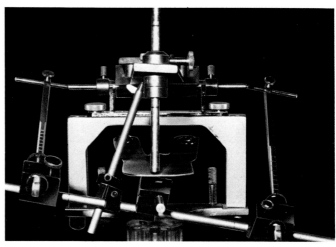

Abb. 53b   Zur Übertragung wird ein Artikulator mit ausziehbaren Achsen benötigt.

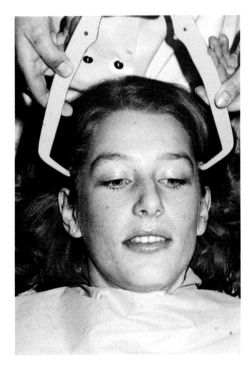

Abb. 54a   Messung der Kopfbreite durch Anlegen eines Quickmountbogens.

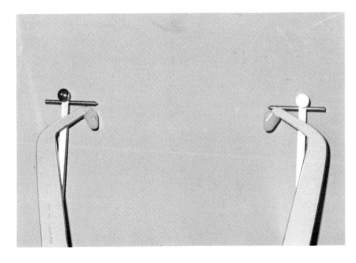

Abb. 54b   Einstellung des Abstandes der Achsenzeigerspitzen nach dem Quickmountmaß. Ein Sicherheitsabstand von 10 mm wird anschließend – symmetrisch verteilt – zugegeben.

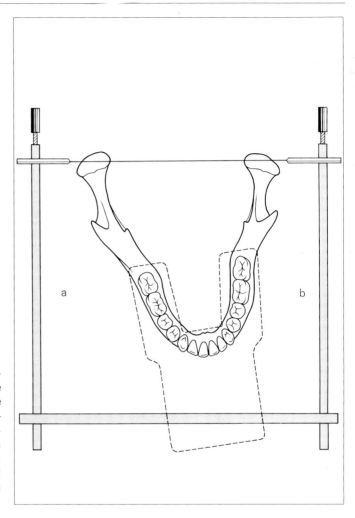

Abb. 55 Bei dem exakt vorbereiteten Gesichtsbogen haben die
Achsenzeiger eine gemeinsame
Achse, d. h., sie fluchten. Die Seitarme sind gleich lang (a = b). Dadurch kann nach dem Anlegen am
Patienten bei asymmetrischem
Unterkiefer die Bißgabel eventuell
etwas schräg im Gesichtbogen
liegen.

Als weitere Möglichkeit, den Gesichtsbogen anzulegen, gibt es die Technik mit
fluchtenden Achsenzeigern.

Technik mit fluchtenden Achsenzeigern

Die Vorbereitung des Bogens erfolgt wie
geschildert (siehe Seite 79), nur noch genauer. Dazu wird vorher mit einem Quickmountbogen zirkelartig die Kopfbreite von
Tragus zu Tragus eingestellt (Abb. 54a
und b) und auf die Distanz der Achsenzeigerspitzen übertragen (siehe unten).

Die Länge der Seitarme soll nach der Maß-
einteilung auf den Längsarmen genau
gleich eingestellt werden. Die Prüfung
durch Auflegen auf die Tischplatte garantiert dann bereits die Flucht der Achsenzeiger (Abb. 55). Diese können noch aus
Symmetriegründen auf gleiche Länge eingestellt werden, wobei die Distanz zwischen
ihren Spitzen der gemessenen Gesichtsbreite zuzüglich 10 mm (Schonabstand für
die Haut beim Einführen) entspricht.
Die einzige Schwierigkeit (manuell) ist bei
dieser Methode das Anlegen des Bogens.

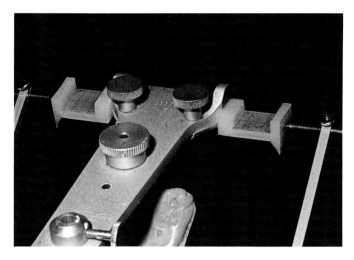

Abb. 56   Wenn mit fluchtenden Achsenzeigern gearbeitet wurde, können diese beliebig – allerdings symmetrisch – verlängert oder verkürzt werden. Dadurch ist es möglich, mit dem Gesichtsbogen direkt in die Achsenbohrung der TMR-Meßblöcke zu gehen.

Am besten hält eine Hilfskraft den linken Achsenzeiger und der Behandler die rechte Spitze auf den tätowierten Punkt, während er mit der rechten Hand die Doppelklemme festzieht. Eine nachträgliche Längsverschiebung der Achsenzeiger ist völlig ungefährlich. Ihre Endeinstellung muß aber als Millimeterbetrag für rechts und links aufgeschrieben werden.

Ein Nachjustieren der Seitarme von 1 bis 2 mm ist nicht gefährlich. Zeitlich ist dieses Verfahren nicht aufwendiger als das erste, nur bietet es für den Anfänger etwas größere manuelle Schwierigkeiten.

Der Vorteil der Methode aber ist, daß man so auch mit dem Gesichtsbogen direkt auf die Achsenbohrung der TMR-Meßblöcke gehen kann (siehe Abb. 56 und ab Seite 124). Diese stimmen zwar mit der Gesichtsbreite des Patienten nur selten überein, aber bei dem geschilderten Vorgehen entsteht durch Längsverstellung der Achsenzeiger kein Fehler. Der Behandelnde muß nur darauf achten, daß die Achsenzeiger am Patienten so eingestellt werden, daß sie später zu der Artikulatorbreite von 132 mm verändert werden können. Die Seitarme des Bogens dürfen also nicht bei einem sehr breiten Kopf so weit eingestellt werden, daß die Achsenzeiger schon am Patienten ganz nach median gezogen sind und am Artikulator dann keine Möglichkeit mehr besteht, sie noch bis auf den Abstand von 132 mm weiter herauszuziehen.

Genausowenig dürfen die Seitarme bei einem schmalen Gesicht so eng eingestellt werden, daß der Artikulator nicht mehr hineinpaßt. Um dies sicherzustellen, sind am Querbalken zwei Markierungen angebracht, deren Distanz durch die Seitarme nicht unterschritten werden darf (114 mm).

Auch könnte man mit diesem Verfahren ausnahmsweise in einem Artikulator ohne ausziehbare Achsen montieren, wie z. B. im Whip-Mix-Artikulator direkt auf die Kondylengehäuse, wenn Zeitmangel herrscht. Den vollen Vorteil der fluchtenden Achsenzeiger bietet jedoch der TMR-Achsenschreiber (Minipantograph) – siehe Seite 223ff. Dort können die Schreibstifte genau in die Scharnierachse eingestellt werden, wodurch unverzerrte Registrate entstehen.

Wenn der Gesichtsbogen nach einer der beiden Methoden eingestellt ist, muß noch der Orbitalzeiger auf den tätowierten Punkt

Abb. 57a und b Die an der „Mounting Fixture" eingestellte Gesichtsbreite beträgt etwa 4 mm mehr als die am Patienten gemessene.

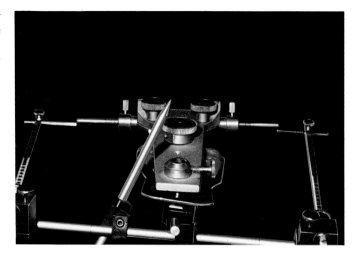

Abbildung 57a

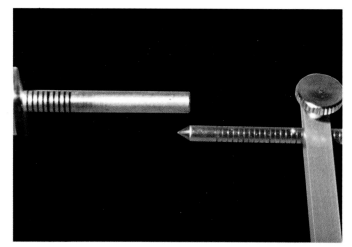

Abbildung 57b

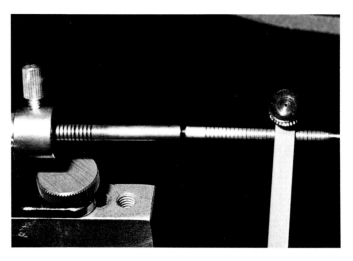

Abb. 57c Die Spitze der Achsenzeiger paßt in die Bohrung am flachen Ende der „Mounting Fixture".

85

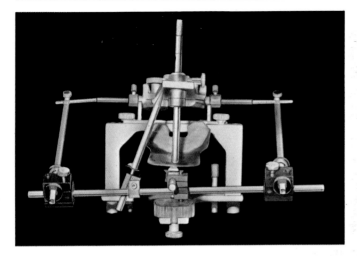

Abb. 58 Durch das mechanische Einschnappen der stabilen Achsenzeigerspitzen in die Artikulatorachse entfällt die langwierige Einstellarbeit. Der Inzisalstift findet entweder auf dem Bißgabelplateau Abstützung, oder das Artikulatoroberteil wird einfach auf dem steil eingestellten Orbitalzeiger aufgelegt, so daß auf das Artikulatorunterteil verzichtet werden kann. Die robuste Bauart des Bogens und die veränderte Statik erübrigen eine Unterstützung der Bißgabel.

der Nasenseitenwand festgesetzt werden. Hierzu ist eine Schraube zur Einstellung der Richtung und eine zur Einstellung der Länge vorhanden. Nach Fixierung des Orbitalzeigers kann der Gesichtsbogen abgenommen und auf einer Tischplatte abgelegt werden, denn durch seine robuste Bauweise ist der Bogen sehr unempfindlich und benötigt keinen Montagetisch. Er kann aber auch zu Versandzwecken oder wegen der sperrigen Form, mit der jeder Bogen im Labor stört, zusammengelegt werden. Dazu wird der Orbitalzeiger aus seiner Führung genommen (ohne eine Schraube zu lösen), und an den Klemmblöcken werden nur die Rändelschrauben gelöst, wonach die Blöcke gefahrlos auseinandergenommen werden können.

Sobald das Oberkiefermodell im Artikulator montiert werden soll, wird der Gesichtsbogen wieder zusammengesetzt.

Montage bei nichtfluchtenden Achsenzeigern

Hierzu müssen ausziehbare Achsen am Artikulator vorhanden sein. Am Whip-Mix-Artikulator muß also die „Mounting Fixture" am

Oberteil angebracht werden. Die kalibrierten Achsen werden so eingesetzt, daß nicht die Spitzen, sondern die flachen Enden mit der Bohrung nach außen zeigen. Nun werden die Achsen symmetrisch nach außen gezogen bis auf eine Gesichtsbreite, die etwa 4 mm größer ist als die am Gesichtsbogen, und dort arretiert (Abb. 57a bis c). Den Gesichtsbogen zieht man jetzt hinten etwas auseinander und läßt seine Achsenzeigerspitzen in die Bohrungen der Artikulatorachsen einschnappen. Das ist die ganze Einstellarbeit. Nachdem nun das Artikulatoroberteil um die Achsenzeiger des Bogens scharnierartig bewegt werden kann, braucht nur noch die Stützstifthöhe so eingestellt zu werden, daß der Orbitalzeiger mit seiner Spitze genau in der Ebene der Unterkante des Artikulatoroberteils liegt. Der Inzisalstift liegt dabei auf dem vorderen Plateau der Bißgabel auf (Abb. 58).

Das Oberkiefermodell kann jetzt ohne Unterstützung und ohne weitere Maßnahmen in die Bißgabel eingesetzt und mit wenig ganz weich angerührtem und schnellhärtendem Gips montiert werden.

Montage bei fluchtenden Achsenzeigern

Hier kann die Direktmontage zu den TMR-Meßblöcken erfolgen. Zuerst wird die Länge der Achsenzeiger symmetrisch so verändert, daß ihre Spitzen eine Distanz von etwa 128 mm aufweisen. Das sind 4 mm weniger als 132 mm. Jetzt kann der Bogen unter leichter Spannung in die Außenbohrungen der TMR-Meßblöcke eingesetzt werden. Der weitere Arbeitsgang erfolgt wie bei der Montage mit nichtfluchtenden Achsenzeigern (Seite 86) beschrieben.

Die Direktmontage zu den Whip-Mix-Kondylengehäusen in Stellung „medium" erfolgt genauso. Stehen Kondylenkugeln und -gehäuse auf „small" oder „large", so müssen nur die obigen Millimeterangaben geändert werden. Die Arbeit mit ausziehbaren Achsen erfolgt wie bei der obengenannten Methode.

f) Die Relation des Unterkiefers zum Oberkiefer

Es gibt viele Diskussionen über die Berechtigung der Scharnierachse, insbesondere über ihre Verwendung in der Prothetik. Wenn wir die Totalprothetik ausklammern, wo der Patient durch den Mangel an Parodontien nicht mehr über die fein abgestimmten neuromuskulären Reflexmechanismen verfügt, über deren Präzision wir so oft staunen, so kann die heutige Auffassung von der Scharnierachse, wie sie im Februar 1977 durch Abstimmung der American Equilibration Society formuliert wurde, den alten Streit kaum mehr weiter nähren: Aus der alten „RUM"-Position (= rückwärtigste, oberste, medianste Position) wurde das „R" gestrichen. Und gerade das „R" war es, an dem sich die Gemüter erhitzten.

Die Einsprüche gegen dieses „R" waren teilweise berechtigt, aber andererseits wurde durch rhetorische Überhöhung auf beiden Seiten eine frühzeitige Einigung verhindert.

Wenn ich absichtlich „teilweise" schreibe, dann will ich damit die guten Gründe der „alten Gnathologen" würdigen, denn bei einem gesunden Gelenk ist eben die rückwärtige Position gleich der obersten. Und bei erkrankten Gelenken gibt es immer dann Mißerfolge, wenn man sofort mit der prothetischen Versorgung beginnt, in blindem Vertrauen auf die Zuverlässigkeit der Achse und auf die Gesundung der Gelenke, die „nach der endgültigen Versorgung dann schon eintreten wird". – Eben das geht nicht, denn diese prothetische Versorgung wird zu einer Art Schonhaltung des Unterkiefers und seiner Achse konstruiert anstatt zu seiner anatomischen und physiologischen Gelenksituation. So entsteht die paradoxe, für alle unerträgliche Lage, daß nämlich gerade die prothetische Versorgung, die mit viel Anstrengung und Aufwand durchgeführt wurde und die Gesundung der Gelenke zum Ziel hatte, dieselbe verhindert, weil sie für eine falsche Achsenlage hergestellt wurde. Jeder, der diesen entmutigenden Mißerfolg ein paarmal erlebt hat, steht in großer Gefahr, zu resignieren und die ganze Scharnierachse über Bord zu werfen.

Mit diesen Gedanken möchte ich zur Versachlichung der Diskussion beitragen, die manchmal schon mit fanatischer Intoleranz geführt wurde. Eine weitere wissenschaftliche Klärung wird sich anschließen, wenn durch die TMR-Vermessung auf breiter Basis austauschbare Meßergebnisse in großer Zahl vorliegen werden.

Es gibt aber einen anderen Grund, weswegen ich nicht auf die Scharnierachse verzichten kann: Die Überprüfung einer im Artikulator hergestellten Okklusion ist im

Munde nicht in der Präzision möglich, von der wir heute wissen, daß sie mitentscheidend für den Erfolg ist, wenn diese Arbeit außerhalb der Achse – also irgendwie habituell – angefertigt wurde. Ich habe bis heute noch keine Brückenarbeit eingegliedert, die einer solchen genauen Prüfung auf Anhieb standgehalten hätte – und seien es nur kleinste Zementierungsfehler –, irgendwelche Stops sind immer zu korrigieren. Das kann aber nur dann klar erkannt werden, wenn es durch exakt reproduzierbare Scharnierschließung nachgeprüft werden kann. Hierfür gibt es keinen Ersatz, denn auch Remontagen mit einem neuen zentrischen Registrat können das Problem nicht lösen; außerdem kann das nicht mehr nach dem Zementieren erfolgen.

Das gilt in gleichem Maße für die Okklusalkorrektur patienteneigener Okklusion. In zwei- bis vierstündiger Arbeit muß der Unterkiefer dreißig- oder sechzigmal so geschlossen werden, daß die gezeichneten Punkte immer genau übereinstimmen. Der Patient selber kann das insbesondere dann nicht, wenn sich eine Okklusionsfolie zwischen den Kauflächen befindet. Auch hier gibt es k e i n e n Ersatz für die Scharnierachse – das kann so klar formuliert werden. Nur muß die bereits erwähnte Einschränkung angefügt werden, daß beim erkrankten Gelenk eine Vorbehandlung nötig ist.

Für einen zentrischen Checkbiß, der die Lage des Unterkiefers zum Oberkiefer fixiert, sollte sich der untere Zahnbogen in einer Position befinden, in der die Scharnierachse der Kondylen wieder genau durch die tätowierten Punkte geht. Dies ist eigentlich selbstverständlich, wird aber zu selten betont. Zur Anfertigung einer Aufbißschiene ist das nicht so wichtig, weil der Achsenfehler keine allzu großen Auswirkungen nach sich zieht, zumal die Platte in einer ähnlichen Vertikaldimension hergestellt wird, wie sie der Wachsbiß angab. Für die Herstellung einer prothetischen Arbeit sollte man aber sehr genau sein.

Am ehesten wird die obige Forderung erfüllt, wenn man für das zentrische Registrat den gleichen Handgriff und die gleiche Patientenlage verwendet wie bei der Scharnierachsenbestimmung. Wie schon mehrfach erwähnt, verwenden wir zur Führung des Unterkiefers gern den Griff nach *Dawson* und noch lieber die muskuläre Methode. Als Registratsform wird je nach Bezahnung die von *Lauritzen/Posselt* mit Beauty-Pink-Wachs „X-hard" oder die auf Seite 33 beschriebene Methode mit der Aluschablone gewählt. Bei prothetischen Arbeiten ist das ebenso, jedoch kommt da auch häufig das Registrat nach *Wirth* zur Anwendung.

Anschließend können noch die üblichen drei exzentrischen Checkbisse genommen werden, jedoch hat sich in der Praxis für die meisten Aufbißschienen eine Mittelwerteinstellung der posterioren Determinanten auf 10° mehr Gelenkbahnneigung als die Neigung der Okklusionsebene sowie 35° *Bennett*-Winkel bewährt (siehe Seite 91 und Seite 229). Wenn eine gute Frontführung aufgebaut wird, reichen diese Einstellungen fast immer, und die Vorbereitungen am Stuhl werden so erheblich abgekürzt. Die Entscheidung, wieviel Aufwand am Stuhl entweder den geschilderten Vorbereitungen oder der Nacharbeit an der Platte beim Einsetzen zugeordnet werden soll, ist nicht ganz leicht zu treffen. So ist zum Beispiel bei der erwähnten Mittelwerteinstellung noch keine eventuell vorhandene „immediate sideshift" berücksichtigt. Dabei ist aber zu bedenken, daß bei so großzügig gewählten Determinanten und bei guter Frontführung bereits keine großen exzentrischen Störungen mehr aufkommen können. Die Ermittlung der „immediate sideshift" als Voraus-

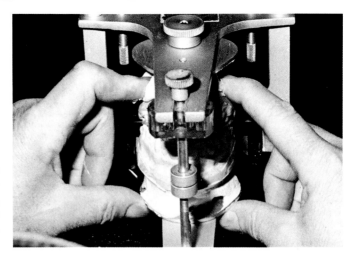

Abb. 59 Nur die Finger sind in der Lage, die Modelle während der Abbindung des Montagegipses in richtiger Richtung sowie unter richtigem Druck im Registrat festzuhalten.

messung ist aufwendig, und in der technischen Verwirklichung entstehen größere Schwierigkeiten: Neben artikulatortechnischen Fragen sind hier auch organisatorische Probleme des Lohnlabors bzw. des Kostenaufwandes im Labor zu berücksichtigen. Dazu kommt, daß nach beendeter Vorbehandlung und Diskusreposition diese Werte ganz anders sein können.

Letztlich muß sich der Behandler damit abfinden, daß ein Mindestarbeitsaufwand mit der Eingliederung der Schiene verbunden ist (Korrektur der Zentrik und der Exzentrik) und daß dieser Arbeitsgang nicht delegierbar ist. Keine Platte kann bei erkrankten Gelenken auf Anhieb eine korrekte Zentrik aufweisen, und keine Schiene kann bei den heute zur Verfügung stehenden Methoden frei modelliert werden. Also, eingeschliffen werden muß immer, die Frage lautet nur: Kann der Korrekturprozeß am Stuhl dadurch abgekürzt werden, daß an seine Stelle eine einfachere, aufwandsärmere vorbereitende Maßnahme tritt, wodurch eine ökonomisch günstige Differenz erzielt wird?

Um trotz der mittelwertigen Achse die Voraussetzungen für die Eingliederung der Platte so günstig wie möglich zu gestalten, soll das zentrische Registrat niedrig gehalten werden, also vertikal etwa 2 mm höher als die RCP. Die Fehler, die aus der arbiträren Achsentechnik entstehen, werden hierdurch so klein wie möglich gehalten. Verursacht der Frühkontakt ein vertikales Abgleiten von mehr als 1,5 mm im Schneidezahngebiet, so sollte diese zentrische Störung vorher auf etwa 1,5 mm verringert werden.

Was die exzentrischen Störungen betrifft, so muß später am Artikulator der Inzisalstift so hoch eingestellt werden, daß die störenden Antagonisten auf „Kollisionskurs" noch 1 mm frei voneinander bleiben. Bei starken Interferenzen würde das die Aufbißschienen sehr dick und auch sprachungünstig machen. Deshalb muß dieses Problem schon bei den Vorarbeiten im Mund geklärt und, wenn nötig, vor dem Abdruck grob eingeschliffen bzw. auch ein schuldiger Weisheitszahn extrahiert werden.

Zurück zum zentrischen Wachsregistrat: Bei Einhaltung aller bekannten Vorsichtsmaßnahmen, wie Kühlung des Wachses bereits im Mund mit Eiswasser, Wegschneiden aller Berührungsstellen mit Weichge-

Dr. Walter Schöttl, Zahnarzt, Schuhstraße 35, 8520 Erlangen, Ruf (0 91 31) 2 30 99

Muskelbefund (modif. n. Wirth)   Formblatt FA 3

Patient: _____ Alter: _____

Behandler: _____ Datum: _____

Muskelpalpation

	Datum	rechts						links					
1. Gelenk-Lateral													
posterior													
2. Masseter-tief													
oberflächl.													
Ursprung													
Körper													
Insertion													
3. Temporalis-anterior													
Mitte													
posterior													
4. Galea aponeurotica													
5. Occipidalis													
6. Nackenmuskulatur													
7. Sternocleidomast.-Urspr.													
Körper													
Insert.													
8. Pterygoid. medialis (Sehne)													
9. Digastricus posterior													
anterior													
10. Temporalis Sehne													
11. Pterygoid. lateralis													
12. Pterygoid. medialis													
13. Summe													

Abb. 60   In diese Tabelle werden die Palpationsbefunde in Form der Zahlen 1 bis 3 eingetragen, je nach der Schmerzintensität. In der schrägen Kopfspalte ist das jeweilige Untersuchungsdatum zu vermerken. Wenn auch bei einzelnen Muskeln durch die individuelle Untersuchungstechnik Unterschiede entstehen können, so ist die vertikale Tagessumme doch ein recht zuverlässiger Befund.

weben mittels Skalpells usw., gelingt es, das Unterkiefermodell in die genau gleiche Lage zum Oberkiefer zu bringen, wie sie im Mund bei diesem vertikalen Niveau bestand.

Für die Montage selbst sollten dann unbedingt die Forderungen von *Posselt* und *Lauritzen* eingehalten werden: Fingerdruck an den vorher bezeichneten Stellen des Modellsockels, bis der Montagegips hart ist. Und vor allem: weichen, fast flüssigen Montagegips (Abb. 59).

Verschönerungsarbeiten am unteren und oberen Modell dürfen erst nach Erhärten der ersten Befestigung durchgeführt werden.

Wenn eine Aufbißschiene hergestellt werden soll, so wird am besten jetzt sofort die TMR-Ausgangsmessung durchgeführt (siehe Seite 134, aber auch rechte Spalte, b).

Eine ganz wichtige Hilfe ist auch der Muskelbefund aus meinem Formblatt FA 3 (nach *Wirth*, siehe Abb. 60).

Er wird durch Palpation erhoben (nach *Krogh Poulsen*), eingetragen und etwa alle drei bis vier Sitzungen wiederholt. Dabei zeigen verschiedene Muskeln bei gleicher Druckausübung und Palpationstechnik recht verschiedene Schmerzintensität. Diese stufen wir mit dem Patienten in drei Kategorien ein:

0 = etwas unangenehm = normal
1 = schwach empfindlich
2 = schmerzhaft
3 = unerträglich starker Schmerz

6. Die Herstellung der Aufbißschiene: labortechnischer Arbeitsgang

Nach der Montage der Modelle im Artikulator wird die Kondylenbahnneigung um 10° steiler eingestellt als die Neigung der Okklusionsebene bzw. Molarenneigung (siehe Seite 229). Der *Bennett*-Winkel wird auf 35° festgesetzt. Sind exzentrische Registrate vorhanden, wird die Kondylenbahnneigung um 10° kleiner und die *Bennett*-Einstellung um 10° größer eingestellt als gemessen.

a) TMR-Bißschlüssel

Zwischen den unversehrten Modellen im Artikulator wird zur Sicherung der interokklusalen Modellbeziehung ein TMR-Schlüsselbiß aus Duralay oder Hartwachs hergestellt. Der Sinn dieser Maßnahme ist auf Seite 117 und 120 geschildert. Der Schlüssel soll nur die Okklusalflächen berühren und wird für die erste Situation der Aufbißschiene mit grüner Farbe signiert. Modellbeschädigung ist auf jeden Fall zu vermeiden.

b) TMR-Ausgangsmessung

Dieser Arbeitsgang kann vom Leser erst nach Lektüre des Teiles C (Seite 124 bis 148) verstanden werden, trotzdem muß der chronologischen Schilderung zuliebe jetzt darauf hingewiesen werden.

Diese Messung wird im Artikulator durchgeführt und kann daher vom Zahnarzt oder Techniker vorgenommen werden, das ist eine Frage der Übereinkunft. Wo er auch stattfindet, der Arbeitsgang muß hier eingeschaltet werden, weil eventuell beim Ausbetten der polymerisierten Schiene zu viele Kauflächen beschädigt werden, so daß eine klare interkuspidale Position danach nicht mehr zu finden ist. Es ist aber gerade diese Position der Scharnierachse v o r jeder Manipulation besonders interessant und vielleicht sogar einmal von forensischer Bedeutung.

Über die Durchführung der Messung unterrichtet der Abschnitt C ab Seite 131. Die verschiedenen Arten der Ausgangsmessung und ihre Hintergründe werden dort behandelt, so daß ich hier nicht vorgreifen möchte.

Zu diesem Zeitpunkt jedenfalls sind zwei Messungen durchzuführen, weil sie eventuell später nicht mehr wiederholbar sind: die Messung der Unterkieferlage bei habitueller Interkuspidation (blau) und die Messung der Unterkieferlage in retrudierter Kontaktposition, d. h. mit eingelegtem zentrischem Registrat bei Anwendung des *Dawson*-Griffes (rot) oder des muskulären Griffes (schwarz); siehe hierzu auch Seite 134.

Diese beiden Meßergebnisse sollten auch gleich in die Rückseite von Formblatt FA 5 eingetragen werden (siehe ab Seite 220), um den Anfangsbefund zu vervollständigen.

c) Herstellung von individuellen Inzisalführungen

Mehrfach wurde bereits die Bedeutung der satten zentrischen Okklusionskontakte zwischen den oberen und unteren sechs Frontzähnen und der steilen Führung in Schneide- und Eckzahngegend der Aufbißplatte betont. Die einfachste Möglichkeit zur harmonischen Herstellung dieser palatinalen Führungsflächen an der Aufbißplatte wäre, eine mechanische, verstellbare Schneidezahnführung zu verwenden, wie sie zu den meisten Artikulatoren geliefert wird. An ihr können Protrusions- und Seitbißführung eingestellt werden. Die Erfahrung lehrt jedoch, daß all diese mechanischen Behelfe auf die Totalprothetik abgestimmt und daher für die Erfordernisse der Aufbißplatte nicht steil genug einstellbar sind. Außerdem zeigen sie – wahrscheinlich aus Gründen konstruktiver Schwierigkeiten – keine guten intermediären Führungsmöglichkeiten bei den lateroprotrusiven Unterkieferbewe-

gungen, bei denen besonders die oberen lateralen Inzisivi abgetastet werden (Abb. 61).

Die besten Ergebnisse haben wir mit individuell hergestellten Führungsblöcken nach einer Idee meines Mitarbeiters *Polz* erzielt, von denen man sich mehrere Sätze herstellen kann. Diese Blöcke können jahrelang für viele Patienten immer wieder verwendet werden. Wenn die Modelle des zu behandelnden Patienten keine satte habituelle Front- bzw. Eckzahnzentrik und/oder eine zu flache exzentrische Führung haben, so muß aus dem Modellarchiv ein Fall mit idealen Frontverhältnissen ausgesucht werden. Sind keine entsprechenden Modelle verfügbar, kann auch die Frontokklusion des Patienten durch Hartwachskorrektur idealisiert werden (Vorsicht: auf zentrische Störung achten!; Abb. 62).

Verfügt der Patient über gut stehende obere Frontzähne, ist aber die Frontokklusion offen, so kann man sich folgendermaßen helfen:

Auf die vorher isolierte Unterkieferfront wird ein Hartgipsvorguß aufgebracht (siehe Abb. 63), und die ebenfalls isolierten oberen Frontzähne werden bei leicht gesperrtem Stützstift in den noch weichen Vorguß gedrückt. Vorher wurden die steilen Führungsteile der Palatinalflächen an der oberen Front mit Blei- oder anderem Markierungsstift geschwärzt. Nach Erhärten des Gipses wird der Vorguß abgenommen und so beschnitten, daß nur die durch Abklatsch schwarz markierten Teile stehenbleiben. Ecken werden abgerundet, und die exponierte Oberfläche wird zur Härtung mit Kontaktkleber „IS 12" eingepinselt. Wenn das Gipsteil mit Klebewachs auf den unteren Frontzähnen befestigt ist, kann die Eck- und Schneidezahnführung abgenommen werden. Dieses Verfahren hat gegenüber der Hartwachsverbesserung den Vorteil, daß

Rud. Fischer

sagittal verstellbarer
zweiflächiger Teller

Abb. 6. Zweiflächiger sagittal verstellbarer Teller von Rudolf Fischer.
Ist heute noch das Richtigste.

Abb. 61a *R. Fischer*, ein *Gysi*-Schüler, hatte den ersten geteilten mechanischen Inzisaltisch, mit dem sowohl die sagittale Schneidezahnführung für die Protrusion als auch die Eckzahnführung für den Seitbiß einstellbar war. (Aus *Alfred Gysi*: Modifikation des Artikulators und der Aufstellregeln für Vollprothesen.)

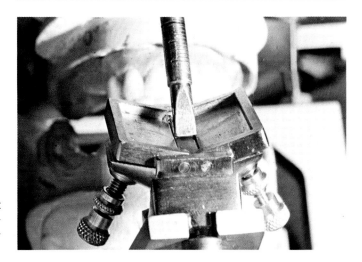

Abb. 61b Das gleiche Prinzip ist in dem Führungstisch am Whip-Mix-Artikulator wiederzuerkennen.

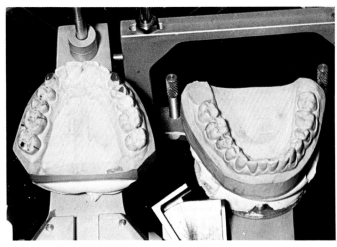

Abb. 62 Stimmt die Frontokklusion des Patienten annähernd, so können Feinheiten mit Hartwachs korrigiert werden. Auch wurde 48 entfernt, da er in der Protrusion zu stark störte.

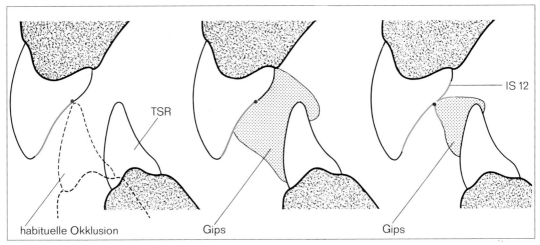

Abb. 63   Hat der Patient gut stehende obere Frontzähne, aber keine zentrischen Frontkontakte, so kann diese Führung durch einen Gipsvorguß an der unteren Front übernommen werden.

eine eventuell vorhandene zentrische Störung (LIOS oder MIOS) nicht mehr in Erscheinung tritt.

Nun wird ein handelsüblicher Kunststoffinzisaltisch, der vorher auf der Oberseite mit Schlüsselkerben versehen wurde, in den Artikulator eingesetzt und seine Oberfläche gegen Akrylat isoliert. Der Stützstift wird bei geschlossener Frontokklusion so eingestellt, daß 1 mm Platz zum Inzisaltisch entsteht. Auf die isolierte Oberfläche wird jetzt schnellhärtendes Akrylat, wie es zur Herstellung von individuellen Löffeln üblich ist (z. B. Fastray), aufgebracht. Vorteilhaft kann hierfür auch der diagnostische Inzisalstift verwendet werden, der durch seine Spitze eine schärfere Zeichnung im Akrylat hinterläßt (Abb. 64).

Während das Artikulatoroberteil in alle exzentrischen Richtungen, also aus der Zentrik in den Seitbiß und in die Protrusion, aber auch in die intermediären Bewegungen – unter Beibehaltung des Frontzahnkontaktes – bis zur Begegnung der Schneidekanten und Eckzahnspitzen bewegt wird, formt die Inzisalstiftspitze eine individuelle Füh-

rungsoberfläche in das Akrylat. Für diese Arbeit sind bereits die Gelenkbahneinstellungen wie oben beschrieben festgesetzt. Sind die Frontführungen der Modelle gut, aber zu flach, so können sie etwas steiler in den Akrylblock übertragen werden, wenn die Kondylenbahnneigung so flach und der *Bennett*-Winkel so groß wie möglich eingestellt werden.

Nach Aushärten der Stützstiftführung wird diese vom Inzisalblock abgenommen, mit I bezeichnet und eine neue, genau gleiche Führung auf dem gleichen Inzisalblock hergestellt, die mit II bezeichnet wird. Beide Inzisalführungen können mit Hilfe der Schlüsselkerben sehr genau im Artikulator fixiert und wieder ausgetauscht werden.

Die Führung I wird nun auf folgende Weise bearbeitet:

Bestimmung der dorsalen Begrenzung (Abb. 65): Wenn die Schneidezähne mit ihren Kanten aufeinanderstehen (Abbißstellung), so entspricht dieser Unterkieferstellung eine bestimmte Lage der Inzisalstift-

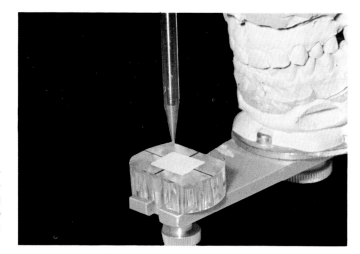

Abb. 64 Der zum Whip-Mix-Artikulator passende Diagnostik-Inzisalstift, der der Befunderhebung dient, hat eine ausgeprägte Spitze und kann daher einen exakteren Führungsblock modellieren.

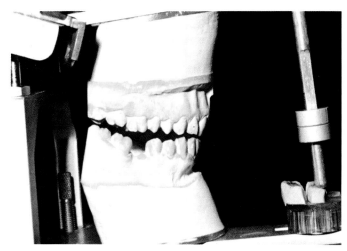

Abb. 65 In dieser Protrusionsstellung (= Abbißstellung) wird die dorsale Grenzlinie angezeichnet.

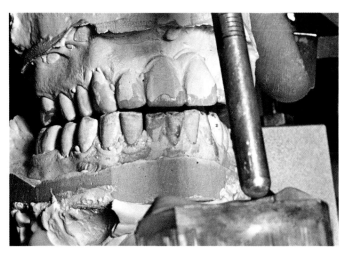

Abb. 66 Hier ist Spitzenkontakt von zwei Eckzähnen eingestellt, und der Inzisalstift zeigt auf die dorsale Grenzlinie.

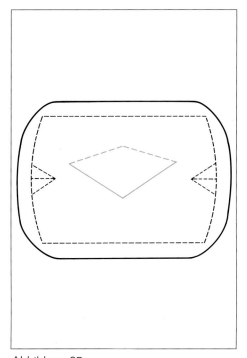

Abbildung 67a

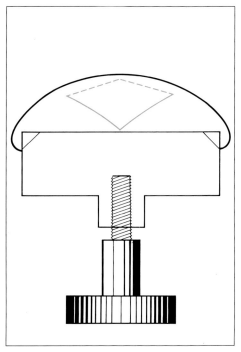

Abbildung 67b

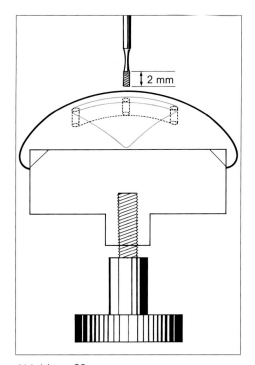

Abbildung 68

Abb. 67a   Aufsicht von oben auf den Führungsblock. Der durchgezeichnete „gotische Bogen"
wird durch die gestrichelte dorsale Grenzlinie
zum Rhombus ergänzt.

Abb. 67b   Ansicht von vorne: Der tiefste Punkt
ist die Zentrik. Die „V"-förmige, durchgezogene
Linie stellt wieder den gotischen Bogen dar,
während die dorsale Grenzlinie – gestrichelt –
das Rhomboid vervollständigt.

Abb. 68   Die drei Bohrungen von 2 mm Tiefe
wurden durch eine Rille gleicher Tiefe miteinander verbunden.

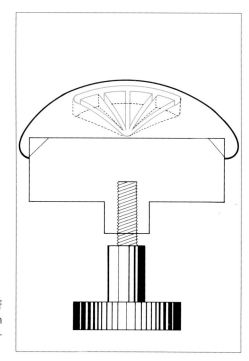

Abb. 69 Von der Zentrik werden sternförmig fünf Rillen zur dorsalen Grenzrille gezogen. Sie beginnen mit einer Tiefe von 0 und erreichen durch gleichmäßige Vertiefung einen Wert von zwei Millimetern.

spitze zu dem individuellen Führungsblock. Diese Lagepositionen werden mit Farbstift bezeichnet und ergeben eine Linie, die von der Spitzenstellung der Eckzähne bis zur Kantenstellung der zentralen Inzisivi reicht. Wir nennen sie die dorsale Grenzlinie, und sie ist die posteriore Begrenzung des Rhomboids, das die Stützstiftspitze schreiben kann (Abb. 66, sowie 67a und b).

Um es zu wiederholen: In dieser dorsalen Grenzlinie sind auch die Schneidekantenstellungen der lateralen Inzisivi enthalten, die einen der wichtigen Grenzpunkte in den Intermediärbewegungen darstellen. Ich betone das deshalb, weil der Vorteil dieses individuellen Stützstiftblockes der ist, daß er harmonische und realistische Intermediärbewegungen beinhaltet, was bis heute keine mechanische Inzisalstiftführung kann.

Nun werden an den drei Schlüsselstellen (einmal Abbißstellung der Zentralen und zweimal Spitzenstellung der Eckzähne) mit einem dafür vorbereiteten, kalibrierten Bohrer vertikale Löcher von 2 mm Tiefe angelegt. Die Bohrungen werden durch eine Rille so miteinander verbunden, daß die Rille mit 2 mm Tiefe an der dorsalen Grenzlinie entlangläuft (Abb. 68).

Von der Tiefe dieser Rille werden nun von den drei Schlüsselpunkten und den beiden Punkten, die der Abbißstellung der lateralen Inzisivi entsprechen, insgesamt fünf Rillen zum Zentrikpunkt hin eingefräst, wobei die Tiefe dieser Rillen zur Zentrik hin auf Null ausläuft. Die zentrische Stützstiftauflage selbst darf nicht verletzt werden. Zur dorsalen Grenzlinie hin werden die Rillen stetig tiefer und erreichen dort die zwei Millimeter (Abb. 69). Der Boden der Rillen kann mit Bleistift markiert werden.

Anschließend werden die stehengebliebe-

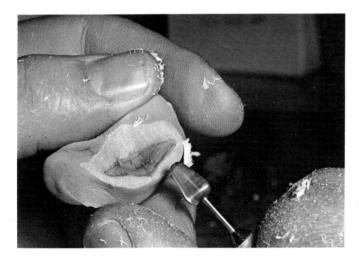

Abb. 70 Der Inzisalblock II wird nur an den Begrenzungslinien vom Überschuß befreit. Die Führung bleibt unverändert.

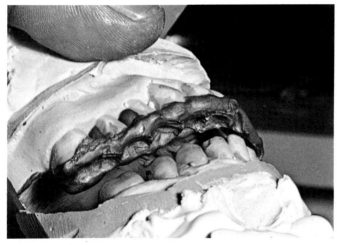

Abb. 71 So sehen die Okklusaloberflächen der Schiene nach Ausformung des weichen Wachses mit Block I aus.

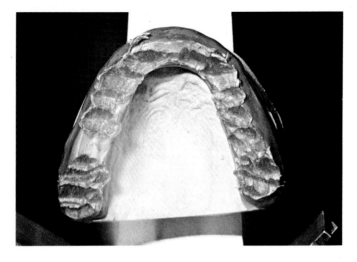

Abb. 72 Das Seitenzahnrelief ist – obwohl flacher – immer noch individuell genug, um eine behelfsmäßige „Mörser-Pistill-Okklusion" darzustellen.

nen Felder bis zum Rillenboden abgefräst. Auch die dorsale Grenzrille wird bis zum Boden eingeebnet. Jetzt ist dieser Inzisalblock noch individuell, aber seine Protrusions- und Eckzahnführung ist etwa 10–15° flacher als die des Blockes II.

Der Inzisalblock I verlangt ein wenig Arbeit, aber er kann viele Male benutzt werden, und er verursacht das in Abbildung 29c gezeichnete Seitenzahnrelief, das sich mir als überlegen bewährt hat (Abb. 70).

Der Inzisalblock II wird an den Führungsbahnen nicht verändert. Die dorsale Grenzlinie wird eingezeichnet, und die sie überragenden Überschüsse werden entfernt (Abb. 71).

Wenn immer vier typische Inzisalblöcke (1. steile Eckzahnführung und steile Frontzahnführung, 2. mittelsteile Eckzahnführung und steile Frontführung, 3. steile Eckzahnführung und mittlere Frontführung, 4. mittlere Eckzahnführung und mittlere Frontführung) in Vorrat gehalten werden, so hat man für jeden Patientenfall ausgesorgt. Darüber hinaus ist es auch möglich, einen Patienten mit völlig abgenutzter Front schrittweise an steilere Determinanten zu gewöhnen, indem die Aufbißplatte zuerst mit flacheren und nach einem Vierteljahr erst mit steileren Frontführungsbahnen ausgerüstet wird. Für die Zuordnung der Steilheit dieser Führung ist nicht die Kondylenbahnneigung allein, sondern ihre Differenz zu der Neigung der Okklusalebene maßgeblich (siehe 3. Kapitel, Seite 229).

d) Das Modellieren des Seitenzahnteiles

Die Inzisalführung I wird eingesetzt und mit Klebewachs befestigt. Nun müssen die exzentrischen Bewegungen geprüft werden, denn wenn noch Störungen vorhanden sind, ist das Vertikalniveau zu erhöhen.

Nach Befeuchten des Oberkiefermodells mit warmem Wasser wird „Aluwax Scored"* auf den gesamten Zahnbogen aufgebracht, so daß die okklusale Wachsschicht etwa 2 mm dick ist. Die Begrenzung des Wachsauftrages kann bereits ähnlich der endgültigen Form der Aufbißschiene erfolgen (siehe Seite 101). Der Stützstift wird jetzt etwa 2–3 mm höher eingestellt als das Niveau der habituellen Okklusion; hierdurch wird die okklusale Eigenstärke der Schiene von etwa 1 bis 2 mm im Seitenzahnbereich berücksichtigt.

Die sagittale Kondylenbahnneigung wird 10° steiler eingestellt als die Neigung der Okklusionsebene (siehe 3. Kapitel, Seite 229) und der *Bennett*-Winkel auf 35° festgesetzt. Es können auch die *Bennett*-Einsätze des Detent-Artikulators mit 1 mm „immediate sideshift" Verwendung finden. Es wird in diesem Fall kein Zentrikschloß benötigt, wenn diese Einsätze zum Modellieren des Frontteiles wieder entfernt werden. Noch während die gesamte Wachsoberfläche weich ist (Eintauchen in warmes Wasser von 48 bis 50° C), wird eine Scharnierachsenschließung des Artikulators durchgeführt, bis der Stützstift den Block berührt. Anschließend werden unter Durchführung aller exzentrischen Bewegungen mit dem Artikulatoroberteil – wie unter b beschrieben – die Okklusaloberflächen der Aufbißschiene harmonisch zu dem Frontführungsblock I ausgeformt. Es entsteht eine vollbalancierte Okklusion (Abb. 72).

---

* „Aluwax Scored" wurde gewählt, weil es hervorragend konturenfreudig und bei der entsprechenden Temperatur knetbar ist. Nach Abkühlung ist es für diese Zwecke stabil genug.

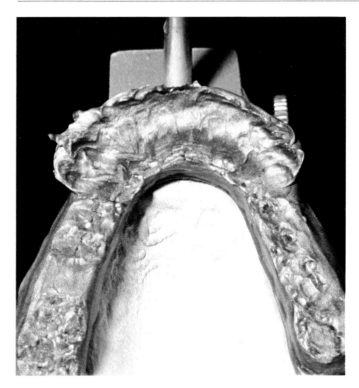

Abb. 73a   Okklusalansicht der Modellation. Der Unterschied zwischen Front- und Seitenzahnrelief ist zu erkennen.

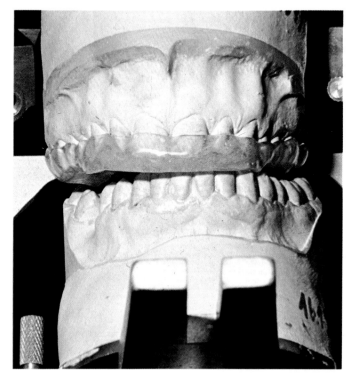

Abb. 73b   Die Frontführung verhindert Molarenkontakt in der Exzentrik.

e) Das Modellieren der Front- und Eckzahnführung

Die Frontführung I wird entfernt und durch Block II ersetzt. Ohne die bisherige Wachsoberfläche zu verletzen, kann man jetzt mit Talkumpuder prüfen, ob bei zentrischer Schließung überall Berührung entsteht und sie bei exzentrischer Bewegung sofort gelöst wird. Die genaue Übereinstimmung der Führungsblocks und ihre exakte Fixierung im Artikulator sind die Voraussetzung hierfür.

Nun werden die palatinalen Wachsoberflächen in Gegend der Schneide- und Eckzähne nochmals mit Wachs aufgebaut. Der Bereich der Seitenzähne wird nicht verändert. Die sagittale Kondylenbahn wird jetzt auf 50 bis 60° und der *Bennett*-Winkel auf 10° eingestellt. Durch die zentrische Schließung wird die untere Front so tief in das Wachs versenkt, daß der Stützstift den Inzisaltisch berührt und somit auch im Seitenzahngebiet Berührung entsteht. Anschließend wiederholt sich der Arbeitsgang mit den exzentrischen Bewegungen, nur sind jetzt die anterioren Determinanten steiler, so daß bei jedem Verlassen der Zentrik der Seitenzahnkontakt sofort unterbrochen wird (Abb. 73a und b). Zwar können später noch kleine Fehler im Seitenzahngebiet korrigiert werden, eine Verbesserung der Frontführung an der fertigen Platte ist jedoch immer schwierig und zeitraubend. Deshalb lohnen sich diese Vorbereitungen auf lange Sicht außerordentlich. Sie ersparen dem Techniker Ausarbeitungszeit und dem Zahnarzt Zeit am Stuhl.

f) Formgebung und Ausmodellieren

Im Frontzahngebiet läßt man die Führungsflächen etwa ein bis zwei Millimeter größer (in ihrer Ausdehnung nach labial und palatinal), als sie funktionell geformt sind, um später noch Reservematerial zum Ausarbeiten zu haben.

Im Seitenzahngebiet ist es ähnlich. Es soll aber bei der Imitation von Zahn- und Kauflächenformen nicht auf mögliche Stops (okklusale zentrische Abstützung) verzichtet werden. Dies ist besonders schwierig bei Malokklusionen jeder Art, insbesondere beim Kreuzbiß. Um sicherzugehen, stäubt man nach der Ausformung der Okklusalareale Talkumpuder auf und führt exzentrische Bewegungen durch. Eine zentrische Schließung wird mit roter Seide (Butterfly) markiert. Dabei soll nicht viel Kraft auf den Artikulator ausgeübt werden, da das Aluwachs bei Zimmertemperatur noch empfindlich ist. Nun treten im Seitenzahngebiet mehr punktförmige rote und im Frontzahngebiet mehr linienförmige Spuren auf, die alle in der endgültigen Okklusalfläche enthalten sein sollen. So erhält man eine klare Vorstellung über die Funktion der Schiene.

Die Plattenbegrenzung entsteht auf der ganzen vestibulären Seite dadurch, daß man etwa 2 mm über die Schneiden bzw. über die Bukkalhöcker wegmodelliert, um dann scharf abzuschneiden. Diese Grenze darf besonders bei bauchigen Zahnformen nicht zu weit nach gingival gelegt werden, weil sonst beim Ausbetten zu viele Zähne abgebrochen würden, was die späteren Möglichkeiten der TMR-Vermessung einschränken könnte. An vier Stellen (möglichst Regio 3/4 und 6/7 jederseits) soll die Platte an leicht untersichgehende Stellen geführt werden, um später genügend Friktion zu haben. Metallklammern sind im allgemeinen nicht nötig. Oral wird bis zur palatinalen Gingiva modelliert und der Abschluß nach den obigen und nach phonetischen Regeln festgelegt.

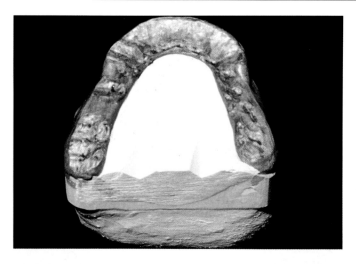

Abb. 74 Als Vorbereitung zur Fertigstellung wird zuerst das Gaumengewölbe mit Hartgips aufgefüllt, geglättet und mit Schlüsselkerben versehen.

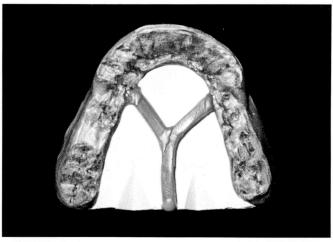

Abb. 75 Durch Auflegen von Wachsdrähten in Y-Form wird später ein Einspritzkanal geformt.

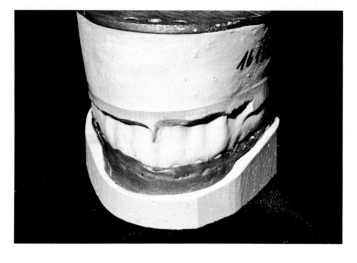

Abb. 76 Mit dem Gegenguß aus Hartgips ist die Aufbißschiene ganz eingeformt. Das Play-do ist bereits abgenommen.

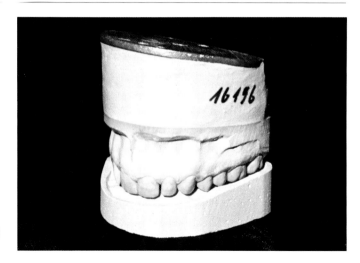

Abb. 77 Modell und Gegenguß nach dem Ausbrühen.

g) Fertigstellung in Akrylat

Unter Druck ausgehärtete Kaltpolymerisate erfreuen sich steigender Beliebtheit und sind auch hier aus verschiedenen Gründen recht vorteilhaft zu verwenden. Diese Schilderung bezieht sich auf „Palapress farblos", obwohl sich vielleicht auch andere Materialien eignen.

Wir gehen folgendermaßen vor:

Auffüllen des palatinalen Modellanteils mit Hartgips, bis zum Rand der Wachsmodellation (Abb. 74), nachdem die Gaumenfläche leicht isoliert wurde.

Die Gipsoberfläche wird glattgestrichen und später mit einer Delle in der Mitte und zwei Schlüsselkerben am Rand (splitcastähnlich) versehen.

Auf der Oberfläche des palatinalen Gipsblockes werden nun aus 4 mm starkem Wachsdraht zwei Zuflußkanäle so angelegt, daß sie von der Eckzahngegend beider Seiten zu einem Mittelpunkt zusammenlaufen. Von dort wird ein Wachsdraht ganz nach hinten geführt. Das Kanalsystem hat also Y-Form (Abb. 75).

Nun werden mit Play-do (hydrophile Knetmasse aus dem Spielwarengeschäft) alle bukkalen Anteile ausgeblockt, um zu vermeiden, daß der spätere Konterguß dort hängenbleibt. Am Übergang zum vestibulären Schienenrand soll das Play-do aber nur dünn sein, damit beim Ausarbeiten später mehr Übersicht besteht. Die sonstige Abdeckung kann ruhig bis 10 mm dick sein. Darüber wird ein breites wasserfestes Tesaband so geklebt, daß es die Okklusalebene etwa noch 10 mm überragt.

Der palatinale Gipsblock mit Zuflußkanälen und Schlüsselkerben wird isoliert (E-Z-Part) und ein Gegenguß aus Spezialhartgips gemacht, der sowohl den palatinalen Gipsblock als auch die gesamte Okklusalflächen (blasenfrei!) mit den vestibulären Anteilen bedeckt (Abb. 76).

Nach Erhärten dieses Gegengusses wird alles auseinandergenommen und ausgebrüht (Abb. 77). Nach Reinigung aller Gipsoberflächen werden die Zahnoberflächen des Oberkieferzahnbogens mit Zinnfolie (0,03 mm) belegt und letztere sauber anrotiert. Es genügt auch die vom Akrylathersteller empfohlene Isolierlösung, aber der Sitz der späteren Platte ist mit Zinnfolie etwas unproblematischer, weil nicht ganz so scharf und friktionsreich. Auch der Gegen-

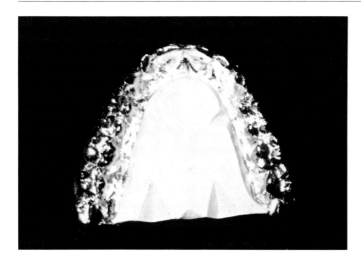

Abbildung 78a

Abbildung 78b

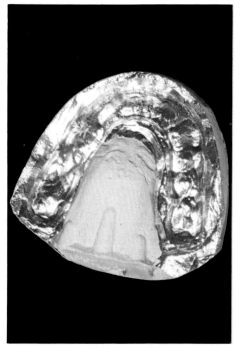

Abb. 78a und b Die Zähne und der Gegenguß werden vorteilhaft mit Zinnfolie belegt.

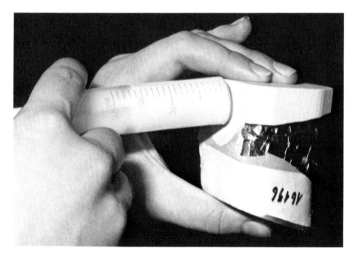

Abb. 79   Mit einer gewöhnlichen Einmalspritze wird der Kunststoffteig injiziert.

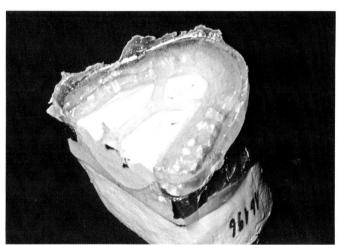

Abb. 80   Die fertige Arbeit nach Abnehmen des Vorgusses.

guß, soweit er Oberflächen der Platte betrifft, wird vorteilhafterweise mit Zinnfolie belegt (Abb. 78).

Sollte sich der palatinale Gipsblock vom Gaumendach gelöst haben, so wird er jetzt mit Kontaktkleber (IS 12) fehlerfrei befestigt. Dasselbe wird mit dem Gegenguß gemacht, der auf dem palatinalen Gipsblock festgeklebt wird. Es ist wichtig, diese Verbindungen v o r dem Einbringen des Kunststoffes herzustellen, da sonst durch Akrylat, welches in die Schlüsselkerben gepreßt wird, eine empfindliche Verfälschung des okklusalen Reliefs entstehen könnte (Abb. 79).

In eine Plastikeinmalspritze mit 25 cc Fassungsvermögen, aus der der Kolben entfernt wurde, füllt man 10 cc Monomer und streut etwas weniger Pulver ein, als die Gebrauchsanweisung vorschreibt. So erhalten wir einen gut fließenden Teig, der von hinten in die Hohlform injiziert wird. Sollte die Form vestibulär zu breit offen sein, so daß dort der Kunststoff zu schnell herausquillt, so wird dort zusätzlich mit Play-do abgedichtet. Dann kann die Form mit dem

Frontzahnbogen nach unten gehalten werden, und sie ist dann voll, wenn der Überschuß hinter den beiden letzten Molaren austritt.

Der Drucktopf nimmt das Modell mit Gegenguß auf. Die Polymerisation unter Druck dauert im allgemeinen 20 Minuten. Das technische Verfahren darf wohl als bekannt vorausgesetzt werden. Nach der Polymerisation wird der Gegenguß abgenommen, jedoch die Platte auf dem Modell belassen (Abb. 80). Das vorzeitige Abnehmen verursacht Gipsabrieb von den Zähnen, der beim Wiederaufsetzen den exakten Sitz gefährdet.

h) Das Einschleifen im Artikulator

Es hat keinen Sinn, die therapeutische Formgebung mit in den Laborauftrag einfließen zu lassen. Bei aller Genauigkeit, um die sich der Techniker bemüht, sind die Toleranzen, die durch die unsichere Achsenlage und durch die arbiträre Gesichtsbogenübertragung entstehen, zu groß, als daß im Labor bereits auf Zehntelmillimeter im Molarenkontakt hingearbeitet werden könnte. Es hat sich bewährt, einen Standardauftrag zu geben, dem zufolge im Artikulator gleichstarke zentrische Kontakte von den letzten Molaren bis zu den mittleren Schneidezähnen und exzentrische Freiheit im Seitenzahngebiet verlangt werden. Darüber hinaus sollen die Führungsbahnen im Frontgebiet glatt und harmonisch verlaufen, nicht holperig und unregelmäßig.

Noch bevor die ausgehärtete Platte vom Modell abgenommen ist, wird zunächst die Zentrik grob eingeschliffen. Es gibt jetzt im Artikulator nur eine habituelle Okklusion, die identisch ist mit der vorläufigen retrudierten Kontaktposition.

Dabei sollen – wie bereits erwähnt – möglichst viele Berührungspunkte bei Scharnierschließung entstehen, die aber im Seitenzahngebiet nicht an schrägen oder abschüssigen Flächen, sondern möglichst in der Tiefe einer Grube oder auf der Höhe einer Kuppe liegen. Ablenkende Wirkung und Zahnbewegungen werden so weitgehend vermieden. Sind – wie in Abbildung 25 – ablenkende Kontakte erwünscht, so bringt diese der Zahnarzt an, oder wir gehen nach dem auf Seite 137 beschriebenen Verfahren vor.

Die unteren Schneidezähne jedoch sollen in der Platte keinen Einbiß haben, wie das manchmal fälschlich gemacht wird. Ihr Kontakt liegt eigentlich physiologisch auf einer schrägen Fläche der Platte, die ähnlich dem Cingulum der oberen Schneidezähne konvex gestaltet wird. Einerseits sind die Schneidezähne nicht auf diese Art Statik angewiesen, die mit einem Einbiß angestrebt wird – sie folgen anderen Gesetzen –, und andererseits handelt man sich durch diese Vertiefungen phonetische und vor allem okklusionsfunktionelle Störungen ein – bis hin zu Balancestörungen an Schneide- und Eckzähnen. Meist wirken aber – nach dem Entfernen der Okklusionskontakte im Seitenzahngebiet – diese Frontkontakte als retral schiebende Kraft, die die Kranialverlagerung des Kondylus zu sehr nach posterior beeinflußt. Deshalb ist es gut, bei der Herstellung eine kleine Stufe einzubauen, die dann am Stuhl – nach dem fertigen Einschleifen – noch beliebig verkleinert oder abgenommen werden kann (Abb. 81a bis c).

Wenn die Unterkieferlage zu weit posterior vermutet wird, kann die Aufbißschiene eine Art Long-Zentrik erhalten, wobei das Aufbißplateau für die unteren Schneidezähne nach ventral vergrößert wird. Ein Einbiß wäre auch hier gefährlich. Soll der Unterkiefer nach mesial dirigiert werden, so kann

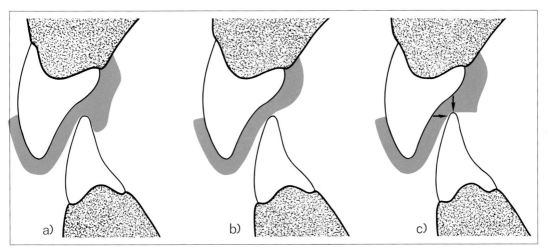

a)   b)   c)

Abb. 81a   Falsch: Der Einbiß für die unteren Frontzähne führt immer zu exzentrischen Störungen, wodurch die Schiene nicht nur unangenehm empfunden, sondern auch schädlich wird.

Abb. 81b   Diese abgerundete, anatomische Palatinalfläche ist physiologisch und phonetisch die eleganteste Lösung. Sie ist aber auf Molarenkontakte angewiesen. Fehlen diese, so ist Lösung c vorzuziehen.

Abb. 81c   In dieser Form sollte die Schiene vom Techniker angeliefert werden. Sie kann dann am Stuhl – wenn gewünscht – immer in die Form von Abbildung 81b übergeführt werden. Wichtig ist der doppelte Kontakt des unteren Zahnes an den beiden Pfeilen. Eine Long-Zentrik würde erst vom Zahnarzt einzuschleifen sein.

man das Einnehmen der retralen Lage durch zwei kleine Grate aus Kunststoff vermeiden, die so gestaltet werden, daß sie die Distalflächen der unteren Eckzähne in der gewünschten habituellen Okklusion berühren. Die Arbeitsbewegung dieser Zähne soll jedoch nicht behindert werden. Meist bleibt eine kleine Erhebung übrig, die ausreicht, den Unterkiefer nach mesial zu beeinflussen (auch bei anteriorer Diskusverlagerung vorteilhaft).

Die zentrischen Kontakte werden durch Einlegen einer roten Okklusionsfolie (Okklusionsprüffolie) und Schließung des Gerätes sichtbar gemacht. Nach grobem Einschleifen der Zentrik werden gleich die Exkursionen geprüft, indem nach Einlegen von grüner Seide (Butterfly) die Protrusions- und Seitbewegungen durchgeführt werden. Anschließend an die grüne exzentrische wird immer nochmals eine rote zentrische Einfärbung durchgeführt. Hierdurch erhält der Techniker die Möglichkeit, exzentrische Hindernisse zu entfernen oder zu glätten, ohne die bereits erreichte zentrische Harmonie zu verletzen.

Bei diesem Vorgehen muß zwischen Seitenzahn- und Frontgebiet unterschieden werden (Abb. 82a und b).

Im Seitenzahngebiet wird alles Grüne entfernt, so daß nur noch die roten Punkte übrigbleiben. Im Frontgebiet bleiben die roten Kontakte unberührt – soweit sie gleichmäßig sind –, jedoch müssen hier die grüngezeichneten Felder harmonisiert werden. Die unteren sechs Frontzähne sollen dabei auf der Schiene rote Punkte zeichnen,

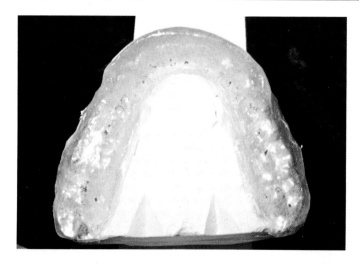

Abb. 82a Die Aufbißplatte – noch auf dem Modell – zeigt bei zentrischer Prüfung möglichst viele rote Punkte.

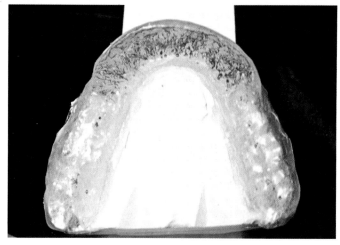

Abb. 82b Bei exzentrischer Einfärbung (zuerst grün, dann rot) dürfen die größeren Fahnen nur im Frontbereich stehenbleiben. Dort sollen sie aber möglichst gleichmäßig sein.

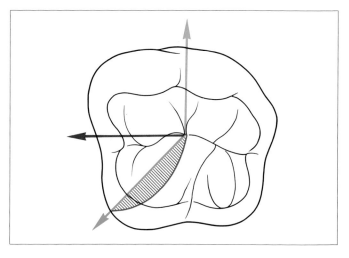

Abb. 83 Bei jeder exzentrischen Störung muß sich der Operateur klar darüber sein, welche Bewegung des Antagonisten diese Zeichnung verursacht hat. Beim Entfernen von Balancestörungen an der Aufbißschiene kann durch gekurvtes Schleifen etwas Reservefreiheit im Sinne einer „immediate sideshift" geschaffen werden.

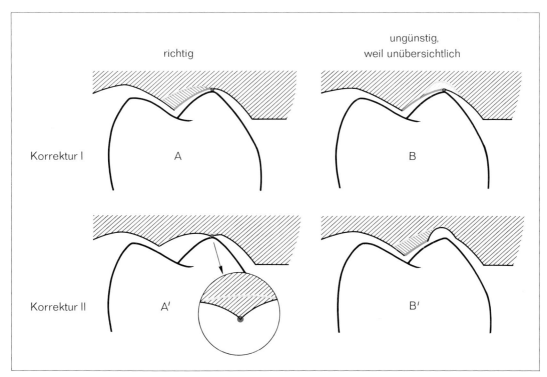

Abb. 84 Bei zentrischer (rot) und exzentrischer Störung (grün) ist eine zweistufige Korrektur zweckmäßig. In A und A' ist das vorrangige Entfernen der exzentrischen Störung gezeigt, was mehr Übersicht – auch für die Tiefe der zentrischen Korrektur – bietet.
In B und B' wird zuerst die zentrische Störung entfernt und anschließend erst die exzentrische (ungünstiger).
Rot = zentrischer Frühkontakt.
Grün = exzentrische Störung.
Braun = jeweiliger Korrekturschliff.

von denen grüne Fahnen ohne Unterbrechung bis zur Schneidekante der Platte verlaufen. Diese grünen Fahnen sollen nicht strichförmig schmal, sondern wenigstens 2 mm breit sein. Öfter kommt es zum Beispiel vor, daß ein Eckzahn mit der Führung beginnt, diese aber nach 1 mm aufhört und auf den seitlichen Schneidezahn überspringt. Dies muß korrigiert werden.

Der untere Eckzahn zeichnet bei Neutralokklusion seine roten Punkte in der mesialen Hälfte der oberen Eckzahnfläche, und seine grüne Fahne läuft nach distobukkal in Richtung über das Spitzenareal des oberen Caninus. Diese Idealverhältnisse sollen hier simuliert werden. In der Protrusion zeichnet dieser Zahn normalerweise nicht, jedoch kann er bei Lateroprotrusion beteiligt sein.

Bei den zentralen Schneidezähnen ist das Verhältnis umgekehrt, sie zeichnen in der Protrusion am stärksten und in der reinen Seitbewegung möglichst nicht. Es kommt in der Natur zwar vor, daß die mittleren Schneidezähne beim Seitbiß mitgleiten (z. B. Deckbiß), aber diese Verhältnisse sind

109

nicht ideal. Die Führung der Lateralen ist am stärksten in den Intermediärbewegungen. Wenn die Frontführung gut eingeschliffen ist, sieht man nicht mehr schwache und starke grüne Zeichnungen und auch keine Unterbrechungen mehr, sondern gleichmäßige durchlaufende grüne Fahnen, die mit einem roten Stop beginnen.

Große Vorsicht muß darauf verwendet werden, daß durch das Einschleifen der Frontführung diese nicht oder nur ganz minimal abgeflacht wird. Deshalb soll im Anschluß nochmals die Seitenzahnzentrik und -exzentrik abgeprüft werden, denn die Frontkorrektur hat oft Auswirkungen im Seitenzahngebiet. Vorteilhafterweise entfernt der Techniker bereits die exzentrischen Störungen im Seitenzahngebiet durch gekurvtes Schleifen, um damit etwas Reservefreiheit zu schaffen (siehe Abb. 83).

Wenn der Techniker oder Zahnarzt bereits über mehr Erfahrung verfügt, kann vorteilhaft Zentrik und Exzentrik gemeinsam eingeschliffen werden.

Dabei werden anfänglich nur solche grünen exzentrischen Störungen entfernt, deren verursachender Höcker auch einen roten zentrischen Punkt mitgezeichnet hat. Im Detail geht man dabei so vor, daß zuerst alles Grüne mit etwas Überschuß entfernt wird und erst dann der rote Punkt (Abb. 84).

Das ist deshalb wichtig, weil die exzentrische Störung immer gezielter beseitigt werden kann, solange der rote Punkt noch als Orientierung dient. Auch kann man mit der exzentrischen Korrektur großzügiger verfahren als mit der zentrischen. Erst wenn jeder Unterkieferzahn die gewünschten zentrischen Kontakte hat, werden alle übrigen grünen Zeichnungen (ohne roten Punkt) im Seitenzahngebiet entfernt.

i) Ausarbeiten und Politur

Bei der endgültigen Formgebung sind zwei gegensätzliche Dinge zu beachten:

– die für den Patienten angenehmste Form,
– die Stabilität der Platte.

Natürlich würde der Patient eine hauchdünne Schiene am liebsten tragen. Andererseits wäre eine besonders dicke Platte sicher sehr stabil, aber der Patient hätte ein unüberwindliches Fremdkörpergefühl. Dazwischen gilt es möglichst geschickt, ein Mittelmaß zu finden.

Die erste Forderung hat – besonders anterior – phonetische Bedeutung. Ein natürlicher Übergang von der palatinalen Gingiva zum Okklusalteil ist für die Gewöhnung des Patienten von Bedeutung. Bei vielen Patienten ist es uns sogar gelungen, trotz beruflichen und verbalen Engagements ein ganztägiges Tragen – auch beim Essen – zu erreichen, was aber nur in sehr schwierigen Fällen notwendig ist. Oft reicht das Tragen nachts allein aus, um alle Beschwerden zu beseitigen.

Die Orientierungsmöglichkeit für die Zunge wird verbessert, und die Zahnähnlichkeit des Frontteiles wird vergrößert, wenn man vorsichtig Einschnitte von palatinal in der Gegend der Interdentalräume einfräst, jedoch ohne diese Frontpartie wesentlich zu schwächen, da sie ja durch die Hufeisenform bruchgefährdet ist (nicht im Mund, aber beim Herausnehmen bzw. in der Hand). Die Umfassung der Inzisalkanten soll so gering wie möglich sein.

Allerdings gibt es auch da Schwierigkeiten: Zum Beispiel muß ein offener Biß um die posteriore Materialstärke gesperrt werden, und dazu wird noch eine Schneidezahnführung aufgebaut. Ähnliche Probleme treten bei der progenen Frontverzahnung auf. Eine unüberwindliche Schwierigkeit bietet die Klasse-III-Verzahnung mit verkehrtem Tiefbiß in der Front. Hier muß der Biß zu weit gesperrt werden, so daß es leicht zu Beschwerden kommt.

Im Seitenzahngebiet erhält die Platte von palatinal ihre Stabilität und von bukkal ihre Retention (interdental). Eine bedeutende Erhöhung der Stabilität bringt ein palatinaler Transversalbügel (N. A. Shaw), den wir jedoch der leichteren Gewöhnung zuliebe meistens weglassen. Brüche kommen sehr selten vor, wenn die Patienten nicht zu ungeschickt mit der Platte umgehen. Die Politur erfolgt nach fertigem Ausarbeiten an allen Außenflächen, okklusal jedoch nicht.

Für den Zahnarzt, der im Mund nochmals mit farbiger Seide arbeiten muß, ist es unübersichtlich, wenn die Farbmarkierungen vom Techniker an der Platte bleiben. Deshalb sollten die Reste der Farbmarkierung im Labor beseitigt werden.

7. Das Eingliedern und das erste Einschleifen der Schiene

Am Patienten muß zunächst der Sitz der Schiene auf dem oberen Zahnbogen geprüft werden. Dabei erhält man einen Eindruck über die Stärke der Klemmwirkung beim Einschieben. Das Gerät soll einschnappen, aber nicht zu viel Druck dafür erfordern. Sitzt die Platte in ihrer endgültigen Lage – was im allgemeinen nicht leicht, durch die Verwendung des transparenten Kunststoffes aber doch feststellbar ist –, so soll der Patient keine Spannung an den Zähnen verspüren. Ist das trotzdem der Fall, so kann ein negatives Bläschen im Gips (von der Modellherstellung) oder die Beschädigung einer Zahnkante (vor dem Auf-

wachsen) daran schuld sein. Genaue Inspektion des Modells und der Schieneninnenseite bringt meist Aufschluß.

Die zweite Prüfung ist die abwechselnde Belastung der posterioren und anterioren Kauflächen jeder Seite. Sind hier kippende Bewegungen festzustellen – auch kleinen Ausmaßes –, so kann in Hypomochlionnähe vielleicht eine ähnliche Bläschenerscheinung gefunden werden wie oben beschrieben.

Die Schiene muß satt auf dem Zahnbogen aufsitzen, ohne zu kippen und ohne zu federn, weil sie sonst den Patienten zu parafunktionellem Spiel reizt, statt ihn zu entspannen. Zu diesem Zeitpunkt fällt das entscheidende Urteil über die Zulänglichkeit der abdruck- und modelltechnischen Arbeiten. Kleine Fehler können bereits eine Unterfütterung der Platte im Mund erzwingen, was Genauigkeit und Wert der Apparatur herabsetzt.

Erst nach diesen Kontrollen und gegebenenfalls entsprechender Korrektur hat es Sinn, den Unterkiefer schließen zu lassen. Dabei ist es unwichtig, wie das erste okklusale Urteil des Patienten ausfällt. Er fühlt sich momentan möglicherweise nicht wohl. Das hängt mit dem Fremdkörperreiz und der geänderten Okklusallage zusammen. Fast alle Patienten haben anfänglich erhöhten Speichelfluß, der in manchen Fällen noch zwei bis drei Wochen anhält.

Entscheidend ist, daß der Patient jetzt zur richtigen Kooperation erzogen wird. Daß er nicht alles erzählt, was er empfindet, sondern daß er auf gezielte Fragen sachlich antwortet.

Wenn überhaupt erwünscht (es ist nicht notwendig), so ist jetzt der Zeitpunkt, an dem man eine TMR-Ausgangsmessung in habitueller Schienenokklusion nehmen kann (siehe hierzu Seite 114 und 134). Wenn man mit dieser Messung bis zum Schluß der Sitzung warten würde, wäre oft die Kondylenlage – durch das viele Schließen und Öffnen und die manchmal schon hypnotische Passivierung des Patienten – bereits teilkorrigiert. Es ist erstaunlich, wie gerade diese 30 Minuten die Unterkieferlage bereits verändern.

Zur Beurteilung der Okklusion wird im Liegen oder Sitzen der Unterkiefer mit dem Griff nach *P. Dawson* erfaßt und mit wenig Kraft des Behandlers und bei möglichst völliger Passivität des Patienten geschlossen. Die Frage, die der Patient beantworten möchte, ist: „Wo beißen Sie zuerst auf?" Diese Frage wird jedoch nicht gestellt, und die Antwort darauf soll vermieden werden, weil bei Ausübung von Kraft durch den Patienten die Urteilsfähigkeit bezüglich des ersten Kontaktes stark eingeschränkt ist. Wir sagen dem Patienten: „Ich schließe" – oder: „Schließen Sie gegen meine Daumen (bei muskulärer Zentrik) – und Sie sagen, wo Ihre Zähne die erste leichte Berührung empfinden." Bei sehr verspannten Patienten und bei größeren Schwierigkeiten kann dieser Satz höchstens dahin gehend abgeändert werden: „Ich schließe mit Ihnen gemeinsam."

Erst wenn der Patient seine passive Rolle verstanden hat und sich bemüht, ihr gerecht zu werden, wird rote Okklusionsfolie eingelegt und unter vertikaler Kondylenbelastung die Zentrik gezeichnet. Die Folie färbt zwar auch im nassen Milieu, aber trocken ist die Übersicht und damit die Genauigkeit der Arbeit wesentlich besser. Atropinum sulfuricum 0,0005 i. v., im. oder per os schafft Erleichterung in der Frequenz des Watterollenwechselns. Das Einschleifen erfolgt jetzt prinzipiell so, wie im labortechnischen Teil beschrieben. Es handelt sich eigentlich nur um eine weiterführende Feinkorrektur.

Therapeutisch gibt es – grob gesehen – drei Möglichkeiten des symmetrischen Einschleifens, die vom Behandlungsplan her bestimmt sind. Die zentrische Okklusion der Schiene kann anterior, posterior und gleichmäßig belastet werden. Diese Beispiele müssen allerdings oft für rechts und links asymmetrisch abgewandelt werden. Die exzentrische Freiheit im Seitenzahngebiet ist immer gleich wichtig.

Im klassischen Fall der Distraktion (in der großen Mehrzahl) schleife ich die zentrische Okklusion vom Gebiet des ersten Prämolaren an nach distal außer Kontakt, so daß bei passivem Verhalten des Patienten und Schließen durch den Behandler nur bei den sechs Frontzähnen gleichmäßige Berührung entsteht. Wenn der Patient anschließend kraftvoll zubeißt – in der gleichen Unterkieferlage –, so kommt er gerade noch zur Berührung mit den Seitenzähnen. In dieser Phase wird er entlassen. Man wird, wie bereits angedeutet, oft schon während des Einschleifens durch häufig wiederkehrende Punkte feststellen, daß eine Kranialverlagerung der Kondylen entsteht (siehe auch Abschnitt 3, Seite 129).

Nur wenn man klare Hinweise aus Röntgenaufnahmen hat, kann man auf einer oder beiden Seiten mehr wegnehmen. Oft ist es nur ein Kondylus, der monatelang immer höher in die Fossa wandert, während der andere stehenbleibt. Dann entsteht eine einseitig rollende Lageveränderung des Unterkiefers, und man muß bei dieser Schleifkorrektur auch die Veränderung im Front- und Eckzahngebiet berücksichtigen. Grundsätzlich zuviel wegnehmen heißt aber oft hinterher wiederaufbauen, was mehr Ärger bereitet als langsames Vorgehen.

Mit dem Patienten wird noch die Handhabung, die Tragezeit und die Reinigung der Platte besprochen. Sehr oft ist es von großem Wert, wenn der Patient zur nächsten Sitzung tagebuchartige Aufzeichnungen im Telegrammstil mitbringt, denn die meisten

Patienten wissen nach vier Wochen nur noch, wie es ihnen im Augenblick gerade geht. Sie haben die Einzelheiten über die Veränderung der Symptome am ersten, zweiten und dritten Tag vergessen. Über positive und negative Beobachtungen lasse ich Kurznotizen anfertigen. Sie enthalten oft eine überraschende Bestätigung (oder Erschütterung) meiner Voraussagen.

8. Die erste Kontrollsitzung

Im allgemeinen kommt der Patient nach vier Wochen wieder. Auch dreiwöchige Intervalle können gewählt werden. Anschließend sind ein paar Empfehlungen angeführt, die zur Gestaltung dieser Sitzung dienen können. Sie müssen nicht grundsätzlich alle eingehalten werden.

a) Kurze Besprechung des Patientenberichtes unter Vorlage seiner Notizen (notwendig)

Nachdem in der ersten Sitzung nur vorsichtig geschliffen wurde, sind die Beschwerden meist nicht schlagartig weg. Meistens jedoch weiß der Patient jetzt genauere Angaben zu machen: zu welcher Tageszeit sich welche Spannungen, Schmerzen, „Kloß im Hals", Schwellungen, Gleichgewichtsstörungen, Heiserkeit usw. einstellen bzw. wie sie sich ändern. Patienten, die die Platte nur nachts tragen, müssen etwas detaillierter berichten, vor allem über mögliche Einschlafschwierigkeiten und über das Wohlbefinden, früh vom Erwachen bis zum Frühstück. Wichtig ist auch das Gefühl, das der Patient hat, wenn er nach stundenlangem Tragen der Platte seine eigenen Zähne wieder in Okklusion bringt.
Wenn die Richtung der Kondylenverlagerung richtig war, bekommt man meist sehr

ermutigende Berichte. Sind die Beschwerden jedoch gleichgeblieben, haben sie sich nur wenig geändert oder gar verstärkt, so könnte das anzeigen, daß die Kondylen in die falsche Richtung bewegt wurden. Für eine Therapie in der Gegenrichtung gibt es aber noch zu wenig Anhaltspunkte. In dieser Situation wird dem Behandler bewußt, wie sehr er im dunkeln tastet. Oft kann jetzt das TMR-Registrat eine Aussage machen. Zwar ist auch dabei kein Wunder zu erwarten, da bis jetzt nur zwei Punkte zur Verfügung stehen, von denen wir nicht wissen, wie sie zur optimalen Achsenlage stehen. Aber schon die dreidimensionale Tendenz einer Kondylenverlagerung, die statt Erleichterung zusätzliche Belastung verursacht hat – oder umgekehrt –, ist sehr, sehr viel wert. Außerdem kann die Entscheidung noch durch den klinischen Okklusionsbefund (siehe im folgenden Punkt b und d) erleichtert werden. Der Röntgenbefund wird natürlich ebenfalls zu Rate gezogen.

b) Okklusionstest ohne Schiene (nicht unbedingt nötig)

Wieder im Liegen oder Sitzen, unter Anwendung des *Dawson*- oder muskulären Griffes wird der Unterkiefer geschlossen und festgestellt, ob sich die Situation der Frühkontakte gegenüber der letzten Sitzung geändert hat. Ist dies der Fall, dann läßt das Schlüsse auf die Richtigkeit des eingeschlagenen Weges zu.

c) Inspektion der Schiene (nötig)

Mit Lupenbrille und scharfer Beleuchtung können hochglänzende Schliffstellen im Front- und oft auch Seitenzahngebiet gefunden werden. Deshalb sollte die Platte nach Korrektur mittels Korundsteins nie poliert

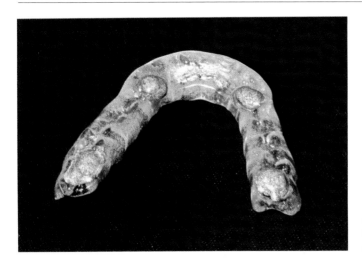

Abb. 85 An vier Stellen wird auf die Okklusalfläche der Schiene Aluwachs aufgetropft.

werden. Zu diesen Beobachtungen legt man sich die Frage vor: „Sind diese Facetten durch physiologische oder parafunktionelle Bewegungen entstanden?" Und danach: „Sind diese Bewegungen erwünscht oder nicht?"

d) TMR-Messung
   nach zentrischem Registrat
   ohne Schiene
   (nicht unbedingt nötig)

Hierzu wird ein zentrisches Registrat unter möglichst identischen Umständen zur letzten Sitzung genommen. Mit diesem Check-biß kann sofort, innerhalb weniger Minuten, eine Veränderung der Achse sichtbar gemacht werden (TMR-Vermessung, siehe Seite 135). Ist die Verlagerung in der gewünschten Richtung erfolgt, kann dies als günstige Antwort der Gewebe oder sogar des Diskus aufgefaßt werden.

e) Okklusionstest mit Schiene
   (sehr interessant)

In der gleichen Patientenlage und wie unter b beschrieben, jedoch mit eingesetzter Platte, wird der Unterkiefer geschlossen und festgestellt, ob und in welchem Sinne sich die Berührungspunkte – ohne und mit Elevatorenbelastung – gegenüber der letzten Sitzung verlagert haben. Dieser Test ist empfindlicher und aussagekräftiger als der ohne Schiene.

f) TMR-Registrat mit Schiene
   (sehr wichtig)

Hierzu werden eine Flamme, Eiswasser und warmes Wasser von etwa 55° C benötigt. Auf der Okklusalseite der getrockneten Schiene wird Aluwachs an vier Stellen (gegenüber den letzten Molaren und den Eckzähnen des Unterkiefers) aufgetropft (Abb. 85). Nach Eintauchen der Schiene in das temperierte Wasser – bis das Aluwachs ganz weich ist und möglichst drucklos verformt werden kann – wird sie im Mund eingesetzt, und der Patient schließt so, wie es ihm in den letzten Tagen mit eingesetzter Platte bequem war. Der Unterkiefer wird bis zur ersten Schienenberührung durch das weiche Aluwachs geschlossen (Abb. 86). Nach Kühlung im Eiswasser wird das Registrat mit dem TMR-Gerät ausgewertet. Die

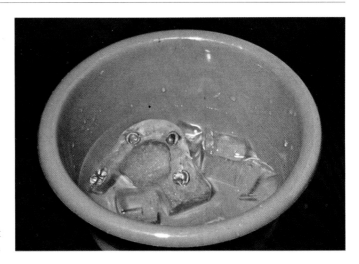

Abb. 86   Das fertige Registrat mit Schiene im Eiswasser (Härtung).

Lage dieser Punkte im Vergleich zur letzten Messung mit Platte zeigt die therapeutische Lageveränderung des Unterkiefers, wie sie durch die Schiene bewirkt wurde (siehe auch Seite 134). Solange die Punkte, die unter d registriert wurden, nicht identisch sind mit den hier gezeichneten, ist die Situation in den Gelenken mit Sicherheit noch pathologisch.

g) Eintragung des Registrates in das Formblatt FA 5 (Rückseite)

Über die Möglichkeit der zeichnerischen Darstellung der Unterkieferverlagerung in dem Blatt FA 5 wird im 3. Kapitel (ab Seite 208) ausführlich berichtet.

h) Nachkorrektur (unerläßlich)

Jetzt wird die Zentrik der Schiene (in dem angenommenen Distraktionsfall) wieder so weit nachkorrigiert, daß der Endzustand der letzten Sitzung erreicht ist; also bei drucklosem Schließen nur Berührung der Front, bei Schließen mit Muskelkraft gerade noch Berührung der Seitenzähne.

9. Weitere Sitzungen und Kontrollen

Die obenbeschriebene Sitzung, die etwa 15 bis 30 Minuten dauert, wiederholt sich nun alle drei bis vier Wochen. Dabei läßt man sich leiten von den klinischen Erscheinungen, über die der Patient berichtet, von der TMR-Messung, vom Röntgenbild und vom Mundbefund. Die Verlagerung der Kondylen erfolgt am Anfang oft schnell und weit (1 bis 3 mm und mehr), während zuletzt zwischen den einzelnen Sitzungen nur noch weniger als ½ oder ¼ mm gewonnen wird. Die Kondylen „kommen zum Stehen".
Dabei ist nicht unbedingt der höchste Stand der beste, denn eine anteriore Diskusverlagerung kann einen pathologisch hohen Kondylenstand hervorrufen, oder wir können uns bereits im Vorfeld einer Kompression befinden. In diesem Fall leitet uns entweder der Patient mit seinem Bericht, und wir wählen vertikal die Mitte der schmerzfreien Zone – ähnlich, wie man einen Radiosender einstellt –, oder wir halten uns ¼ bis ½ mm tiefer als die höchste erreichte Position. Die Kompressionslage erreicht man jedoch sehr selten. Meist handelt es sich mehr um ein gleichzeitiges kraniales

115

und posteriores „Anstoßen" des Kondylus am Rand der Fossa, wie durch Kontrollröntgenbilder leicht festzustellen ist.

Auch wenn der Patient berichtet: „Ich fühle mich mit der Front eingesperrt" – oder: „Ich habe ein Schraubstockgefühl", dann ist es sehr oft so, daß die Kondylen nach vorne oben „wollen", aber durch die Frontführung daran gehindert werden. Das Einschleifen der Schiene ist dann deshalb so schwierig, weil durch das unvorsichtige Ausschleifen der Frontführung sofort exzentrische Störungen provoziert werden können. Man muß also entweder sehr vorsichtig freihändig einschleifen oder den ganz sicheren, sehr empfehlenswerten Weg über einen Konstruktionsbiß gehen, wie er auf Seite 137 beschrieben ist.

Die Bedenken gegen die starke Alleinbelastung der Gelenke, die auch ich anfangs hatte, sind unbegründet. *I. C. Barbenel* weist nach, daß die physiologische Gelenkbelastung bereits das 2,7fache (im Minimum) der Okklusalbelastung ist, wobei wir wissen, daß die Zahnbelastungen, besonders im Gebiet der Sechsjahrmolaren, sehr hoch (etwa 50 kg) sein können. Das Gelenk verträgt also sehr viel adäquate Belastung, und zu der verhilft ihm mit Sicherheit das geschilderte Vorgehen. Neuere experimentelle Forschungen an der Florida University in Gainesville, USA, werden sicher in Kürze Klärung bringen.

Im gesamten Ablauf der Prätherapie unterscheiden wir eine bis mehrere Phasen:
Die Phase I beginnt mit dem Eingliedern der Schiene und endet mit dem ersten Grobeinschleifen der patienteneigenen Bezahnung. Nach den ersten Folgesitzungen bildet sich zunächst eine immer stärker werdende Diskrepanz zwischen habitueller Schienenokklusion und habitueller Interkuspidation

(ohne Schiene) heraus. Diese belästigt den Patienten auf die Dauer, denn es ist für ihn immer ernüchternd, beim Herausnehmen des Gerätes die angenehme „schienenhabituelle" gegen die schlechte eigene Okklusion zu vertauschen. Die Patienten kommen nach drei bis sechs Monaten und sagen etwas Ähnliches wie: „Die Schiene würde ich am liebsten ganztags tragen, denn meine eigenen Zähne passen nicht mehr zusammen. Aber das geht beruflich nicht. Können Sie nicht an meinen Zähnen etwas ändern?"
Dieser Wunsch ist ganz natürlich und bei Erreichung eines positiven Teilerfolges auch ohne Vorbehalte erfüllbar – ja sogar notwendig. Während vor der Schienenbehandlung nur eine Verdachtsdiagnose möglich war, ist am Ende der Phase I bereits eine ansehnliche Kondylenwanderung abgelaufen. Das Befinden des Patienten hat die Richtigkeit von Diagnose und Therapie bestätigt, so daß jetzt erstmalig die volle Berechtigung des Einschleifens besteht. Mehr noch: Die Konsolidierung der Gelenkverhältnisse, die durch die Aufbißschiene erreicht wurde, wird dauernd gestört durch die schlechte habituelle Okklusion nach Herausnehmen der Schiene, so daß es zu diesem Zeitpunkt direkt wünschenswert ist, die Interkuspidation wenigstens durch Grobeinschleifen an die Schienenokklusion anzugleichen. Der Gesundung der Gelenke wird so ein Hindernis aus dem Weg geräumt, und die Okklusion wird dadurch „achsenfreundlicher".
Wenn hier vom Grobeinschleifen die Rede ist, so heißt das, daß nur palliativ korrigiert wird. Das Ziel dieser Korrektur ist die Verbesserung der Kondylenlage. Sie besteht also im Entfernen von Vorkontakten und sehr oft in der Reduktion der Bißhöhe im Molarengebiet. Meistens wird es sich um das Einschleifen von Kronen, Brücken, In-

lays oder auch gekippten Zähnen handeln. Oft werden dann ganze Kronen durchgeschliffen, so daß vom okklusalen Relief keine Rede mehr ist. Trotzdem sollte aber der Operateur die Grundsätze der Schleifkorrektur beherrschen und beachten. Das heißt, daß diese Korrektur z. B. an natürlichen Zähnen so ausgeführt wird, daß k e i n e Areale weggenommen werden, die später als Träger eines wichtigen Okklusalkontaktes fehlen könnten. Daß k e i n e exzentrischen Störungen entstehen, sondern daß im Gegenteil durch das Schleifen vorhandene exzentrische Störungen von Beginn an verringert werden.

Beim Wechsel von einer Phase in die nächste hat sich in meiner Praxis folgender Arbeitsablauf eingebürgert:

a) H a b i t u e l l e s S c h i e n e n r e g i s t r a t mit Aluwachsauftrag nicht nur für vier, sondern für mehr Antagonisten. Die vergrößerte Aluwachsoberfläche ist deshalb ratsam, weil anschließend wahrscheinlich auch Teile der unteren Okklusalflächen verändert werden und das spätere Modell sicherer in dem Wachsregistrat fixiert werden kann. Dies ist die letzte Messung der vorhergehenden Phase und wird die Ausgangsmessung der folgenden Phase. Es handelt sich dabei nicht mehr um einen „nur manipulierten" Unterkiefer, von dem man nicht weiß, ob er durch die angewandte Technik in die richtige Richtung dirigiert wurde, sondern um einen „auf dem Wege der Gesundung bewährten" Unterkiefer.

b) G r o b e s E i n s c h l e i f e n der Interkuspidation in die jetzt erreichte Kondylenlage. Wenn dabei nur im Unterkiefer korrigiert zu werden braucht, so ist der hier geschilderte Weg zu beschreiten, und künftig können weiter Registrate mit und ohne Schiene genommen werden.

Muß jedoch in beiden Kiefern korrigiert werden, so können entweder künftig nur noch Plattenregistrate gemacht werden (der einfachste Weg), oder es muß ein neues Oberkiefermodell gemacht, die Schiene genau aufgepaßt und mittels Aluwachsauftrags in Beziehung zum Unterkiefer gesetzt werden. Später, nachdem das neue Unterkiefermodell am richtigen Platz im Artikulator steht, kann das neue Oberkiefermodell durch Vermittlung der Platte dazu montiert werden. Kann jedoch ein neues Gesichtsbogenregistrat gemacht werden, so wird die Montage des neuen Oberkiefermodells gleich damit durchgeführt (siehe aber Seite 118).

c) U n t e r k i e f e r a b d r u c k u n d M o d e l l h e r s t e l l u n g

d) M o n t a g e d e s n e u e n U n t e r k i e f e r m o d e l l s mittels Aufbißschiene und Aluwachseinbisses (siehe a) im Artikulator.

e) A n f e r t i g u n g e i n e s T M R - B i ß s c h l ü s s e l s aus Duralay oder Hartwachs im Artikulator (siehe auch Seite 91 und 120). Mit diesem Schlüssel kann später immer wieder die Ausgangsunterkieferlage zu Beginn jeder Phase eingenommen und auf nachfolgende TMR-Blöcke übertragen werden. So lassen sich die einzelnen Behandlungsstufen konservieren und auf den letzten TMR-Blöcken vergleichen. Dieser Schlüssel ist nötig, weil nach Schleifkorrektur am Gegenkiefer der Schiene (also unten) die nachfolgend genommenen Wachsregistrate nicht mehr auf das alte Modell passen; wohl aber ein neu gewonnenes Modell in den alten Bißschlüssel. Die Schlüssel bekommen zweckmäßigerweise eine Filzstiftmarkierung in der entsprechenden Tätowierfarbe, also Phase I grün, II rot, III schwarz.

f) Durchführung einer neuen Muskelanalyse

Bereits bei den Vorarbeiten wurde die Empfindlichkeit der Muskulatur in das entsprechende Formblatt (Abb. 60, Seite 90) eingetragen und eine Summe jeweils für rechts und links gebildet. Nun werden die Werte neu ermittelt und unter dem Datum des Phasenwechsels eingetragen. Anhand der Summe für rechts und links kann bereits global eine noch sachlichere Beurteilung der bisherigen Behandlung erfolgen, als es durch den Patientenbericht möglich ist. Neben dieser groben Übersicht ist natürlich wichtig zu analysieren, wo die Empfindlichkeit gleichgeblieben ist und wo sie geringer wurde. Aus der Kombinationsbetrachtung der sich verbessernden und verschlechternden Muskeln können wichtige Schlüsse auf noch bestehende Parafunktionen gezogen werden. Außerdem ist die Beobachtung von Schliffflächen auf der Schiene ein sehr wichtiger Beitrag hierzu.

g) TMR-Ausgangsmessung der neuen Phase auf neuen Blöcken im alten Artikulator

Wenn eine oder mehrere Behandlungsphasen abgelaufen sind, kommt es vor, daß eine Änderung der Kondylenlage von über 4 oder 5 mm entstanden ist. Zur Erhöhung der TMR-Meßgenauigkeit ist dann eine Scharnierachsenbestimmung empfehlenswert. Das wird mit dem TMR-Scharnierachsenlokalisator, wie auf Seite 74 beschrieben, oder mit einem ähnlichen Gerät durchgeführt – nach Möglichkeit unter Anwendung des muskulären Griffes (siehe Seite 38). Diese zweite Markierung erfolgt in Rot. Beträgt die Distanz von der ersten grünen zur zweiten roten Tätowierung 5 mm oder mehr, so kann es ratsam sein, ein Gesichtsbogentransfer für das Oberkiefermodell durchzuführen. Bei kleineren Unterschieden ren-

tiert sich der Arbeitsgang nicht, da erst bei 6 mm Achsenfehler die Auswanderung der TMR-Zeigerspitze 0,5 mm beträgt, aber nur dann, wenn ein vertikaler Niveauunterschied zwischen zwei Registraten von 10 mm besteht. Es kommen aber selten vertikale Niveauunterschiede von mehr als 5 mm am Inzisalstift vor, so daß in diesem Behandlungsstadium der Genauigkeitsgrad oft auch so noch ausreicht.

Wird aber das Oberkiefermodell nach neuem Gesichtsbogenregistrat montiert, so wird folgender Arbeitsgang zusätzlich erforderlich:

a) Montage des Oberkiefermodells nach neuem Gesichtsbogenregistrat – mit Aufbißschiene.

b) Montage des Unterkiefermodells nach neuem zentrischem, habituellem Aluwachsregistrat auf der Schiene. Deshalb kann in diesem Fall das Registrat erst nach der Montage des oberen Modells genommen werden.

c) Sollen die Ausgangsmessungen abgelaufener Behandlungsphasen zu dieser Ausgangsmessung in Beziehung gebracht werden, so muß man das neue Unterkiefermodell in den jeweiligen TMR-Bißschlüssel einsetzen und die dazugehörigen Punkte zeichnen.

Die neue Ausgangsmessung erscheint nahe der Achse des TMR-Blockes, während die früheren Ausgangsmessungen in den dazu passenden Tendenzen und Distanzen liegen. So kann man – ausgehend vom jüngsten Stand auf dem letzten TMR-Block – mittels der abgelegten TMR-Bißschlüssel den gesamten Behandlungsablauf in Phasen reproduzieren (siehe Seite 122, Abb. 89a und b).

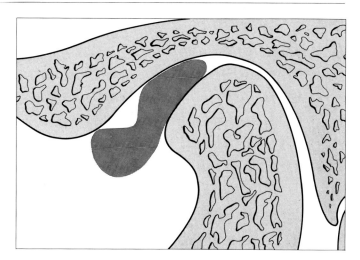

Abb. 87 Diese Umzeichnung nach *Farrar* zeigt, wie durch die Anteriorverlagerung des im Röntgenbild nicht sichtbaren Diskus ein enger Gelenkspalt entsteht, der als Kompression gedeutet werden könnte.

d) Wenn noch Unklarheiten über den Behandlungszustand und den weiteren Verlauf bestehen, werden noch z w e i Gelenk-röntgenaufnahmen in Interkuspidation gemacht, die dann zeigen, ob sich beide Kondylen schon in einer befriedigenden Fossarelation befinden oder ob vielleicht einer der Kondylen noch dorsal oder kaudal liegt. Dies kann eine wertvolle Hilfe beim weiteren Einschleifen der Aufbißschiene sein.

Zuweilen hatte ich schon den Eindruck, in eine Kompressionsphase zu geraten, aber das Röntgenbild zeigte, daß der betreffende Kondylus nicht im Zenit der Fossa lag, sondern mehr am posterioren Wall. Durch Freischleifen der Frontregion und der diagonalen Eckzahngegend war dann Abhilfe möglich. Besser ist es aber in einem solchen Fall, einen Konstruktionsbiß zu machen (siehe Seite 137), weil dann die Freistellung im Front- und Eckzahngebiet gezielter und genauer möglich ist.

Aber auch das Röntgenbild kann eine Kompression vortäuschen. Wenn es einen engen Gelenkspalt zeigt, kann das daran liegen, daß der Diskus nach anterior verlagert ist (Abb. 87).

Nach *Farrar* müssen deshalb jederseits zwei Röntgenaufnahmen miteinander verglichen werden, um die Diagnose einer eventuellen Diskusverschiebung zu sichern. Eine Aufnahme gibt die habituelle Okklusion wieder, und die andere zeigt die Kondylen bei maximaler Mundöffnung.

Auch eine Lateralverlagerung des Kondylus kann im Röntgenbild den Eindruck einer Kompression vermitteln, da der 15° geneigte Zentralstrahl durch einen parallaktischen Effekt den Gelenkspalt eng zeichnet, obwohl dies nicht der Fall ist.

10. Die Kontinuität der TMR-Messungen

Unter Kontinuität verstehe ich die Vergleichbarkeit der TMR-Messungen über den gesamten Behandlungsverlauf, auch dann, wenn Okklusalflächen verändert, die Schiene eventuell repariert oder das Oberkiefermodell nach veränderter Tätowierung neu montiert wurde. Diese Vergleichbarkeit ist so wertvoll, daß ich ihr einen eigenen Abschnitt widmen muß. Ganz besonders eindrucksvoll ist eine solche Rückschau in schweren, lang dauernden Fällen, weil die

Gesamtverlagerung der Kondylen manchmal überraschende Größenordnung und Richtung zeigt und mit den zu überlagernden Röntgenbildern verglichen werden muß, um Schlüsse auf die Diskusverlagerung zu ermöglichen. Auch ich mußte, bevor ich diese Möglichkeiten präzisiert hatte, lange Zeit ohne solche Vergleiche auskommen, aber – und das ist der Grund für das Entstehen dieses Abschnittes – es hat mir immer am Schluß leid getan, wenn ich nicht mehr mit dem Ausgangszustand vergleichen konnte. Auch für den Patienten ist es ein Erlebnis, das zu sehen.

Wenn also im späteren Verlauf der Behandlung die Lageveränderung noch von Beginn an verfolgbar sein soll, bedarf es folgender Überlegungen und Vorbereitungen:

Im wesentlichen ist die TMR-Messung vom Verhältnis Oberkiefer- zum Unterkiefermodell abhängig. Dieses Verhältnis ist durch das Wachsregistrat – meist Aluwachs auf der Schiene – bestimmt. Solange also die Aufbißschiene selbst, ihre Lage zum Artikulatoroberteil und das Kauflächenrelief des Unterkiefers unverändert bleiben, können immer weitere Folgeregistrate genommen und vermessen werden. Ändert sich jedoch einer dieser drei Faktoren, wobei vorausgesetzt ist, daß natürlich die Montage des Unterkiefermodells nicht verändert wird, kann es sofort zum Kontinuitätsbruch kommen, und die Messungen sind nicht mehr vergleichbar.

a) Das Kauflächenrelief ändert sich bei jedem Phasenwechsel durch die bereits erwähnte Grobkorrektur der Okklusion. Ab diesem Zeitpunkt paßt das alte Unterkiefermodell nicht mehr in die neuen Wachsregistrate. Deshalb muß nach dem Einschleifen ein neues Unterkiefermodell montiert werden. Dieses paßt zwar in die alten Registrate und Schlüssel, nicht aber – umgekehrt – das alte Modell in ein neues Registrat.

Wie auch schon auf den Seiten 91 und 117 beschrieben, wird zur Kontinuitätserhaltung mit dem neuen Modell zweckmäßigerweise ein TMR-Bißschlüssel aus Duralay oder Hartwachs angefertigt, um die neue zentrische Lage für spätere Vergleiche festzuhalten. Die TMR-Bißschlüssel werden vor allem hergestellt, um am Ende der Schienenbehandlung noch eine Rückschau zu ermöglichen. Aber bereits zur Zeit des Phasenwechsels sind sie durch ihre „Punktgenauigkeit" einem nach der Okklusalkorrektur neu genommenen Wachsregistrat überlegen. Bei letzterem ist bei Problempatienten nie ganz sicher, ob das neue Modell (nach Okklusalkorrektur) genau an die gleiche Stelle des alten Modells montiert wird, weil ein neues Registrat dazwischenliegt. Der Duralayschlüssel, der zum alten Modell angefertigt ist und zum neuen Modell paßt, gibt die Lage für das neue Modell maximal genau wieder.

b) Die Lage der Aufbißschiene und des Oberkiefermodells zur Scharnierachse bzw. zu den Registrierflächen ändert sich bei Neumontage, nach neuer Tätowierung. Liegt z. B. die neue Tätowierung am Patienten 5 mm weiter anterior, so wird die Situation des Oberkiefermodells 5 mm näher an der Artikulatorachse sein (Abb. 88a bis c). Während sich die Meßpunkte zum Ende der vorhergehenden Phase von dem Achsenpunkt der Registrierflächen entfernt haben, wird in der neuen Situation der erste Meßpunkt wieder nahe der Achse liegen, wenn für Zentrik und Scharnierachse die gleiche Grifftechnik verwendet wurde (Abb. 89a und b).

Wichtig ist, daß das Unterkiefermodell mit exaktem zentrischem Registrat auf das Oberkiefermodell eingestellt ist, so daß die

Abb. 88a Am Patienten wurde eine neue Achse (rot) tätowiert und ein Gesichtsbogentransfer durchgeführt. Die alte grüne Tätowierung (A) ist noch zu sehen.

Abb. 88b und c Mit dem Gesichtsbogen wurde das Oberkiefermodell zu neuen TMR-Blöcken montiert. Bei Verwendung des neuen Registrates zeigt der horizontale Meßstift auf den roten Meßpunkt „B", beim Einsetzen des alten TMR-Schlüssels auf den grünen Punkt A. So wie die Achse am Patienten nach vorne oben „gewandert" ist, wird die alte Achse am Artikulator nach hinten unten verschoben, denn die mechanische Artikulatorachse bleibt natürlich bestehen.

Abbildung 88b

Abbildung 88c

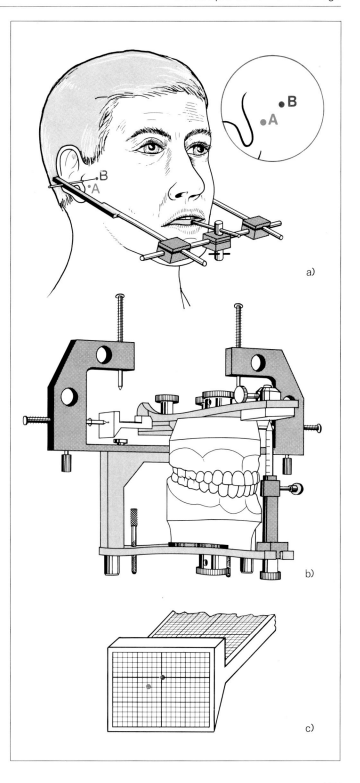

a)

b)

c)

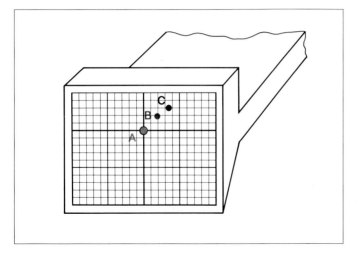

Abb. 89a TMR-Meßblock aus Phase I. Ausgangsmessung ist der grüne Punkt A. Die Fortschritte der Therapie sind in B und C zu sehen.

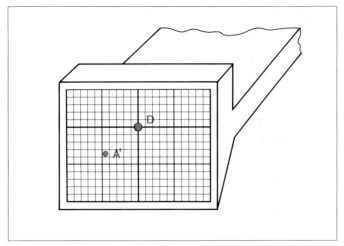

Abb. 89b In der vierten Sitzung (D) wurde die habituelle Interkuspidation korrigiert und ein neuer Meßblock eingesetzt. D ist die Ausgangsmessung Phase II. Mittels TMR-Schlüssels kann der Punkt A' auf die Blöcke II projiziert werden.

interokklusale Kontinuität aus der vorhergehenden Phase fortgesetzt wird. Hier ist immer ein neuer Block und derselbe Artikulator Bedingung.

c) Die Aufbißschiene selbst kann sich aber auch verändern. Ein Bruch oder eine Unterfütterung ändert das Verhältnis der Schienenokklusionsflächen zum Oberkiefermodell. Eine Aufdoppelung der Schienenkaufläche hat vergleichsweise keinen Einfluß, da diese im Bereich des Wachsregistrates korrigiert wird.

Paßt also eine Schiene – nach Unterfütterung oder Bruchreparatur im Mund – nicht mehr exakt auf das Originalmodell, so muß durch Ausgießen der Platte nach Reparatur ein neues Modell geschaffen werden, welches mittels neuen Gesichtsbogenregistrats mit Schiene im Artikulator montiert wird. Als Grundlage für diese Gesichtsbogenübertragung dienen die ersten drei Tätowierungen. Deshalb müssen diese Punkte – auch wenn sie nur arbiträr bestimmt wurden – am Patienten markiert sein, denn sonst gelingt es nie, die Schiene wieder an dieselbe Stelle im Artikulator zu plazieren. Wie schon früher erwähnt, ist der sonst recht brauchbare Quickmount-Gesichtsbogen für diese spezielle Übertragung nicht geeignet, da er sich an Weichgeweben orientiert und deshalb eine nicht genau reproduzierbare Oberkieferlage wiedergibt.

d) Zum Vergleich über mehrere Phasen hinweg: Sind nun bei einer schwierigeren Behandlung drei oder vielleicht vier Phasen abgelaufen, so kann es wissenswert sein, bei welcher Kondylenlage begonnen wurde und wie sich die Lageveränderung bis zum Status praesens geändert hat.

Dazu setzt man die letzte, neueste Serie Blöcke ein und kann nun mit den alten farbig gekennzeichneten TMR-Bißschlüsseln die jeweiligen Stationen auf diesen Blöcken zusammenzeichnen. Die Veränderungen durch frühere Neumontagen nach Gesichtsbogen können unberücksichtigt bleiben, denn es handelt sich nur um das Verhältnis Unterkiefer zu Oberkiefer.

Natürlich lassen sich diese Unterkieferverlagerungen auch ohne Aufbißplatte erzielen: durch Einschleifen des natürlichen Gebisses, von prothetischen Arbeiten oder von provisorischen Versorgungen. Jedoch hat jedes Schleifen an nicht herausnehmbaren Okklusalflächen einen endgültigeren Charakter, weil im Falle eines Irrtums die Reparatur oder das Aufbauen schwieriger wird.

Ein in der Praxis vorgekommener Fall kann als Grenzbeispiel dienen:

Im Unterkiefer wurde eine provisorische 16gliedrige Brücke aus Kunststoff getragen. Obwohl ich sonst gegen abnehmbare Aufbißschienen im Unterkiefer bin, habe ich hier eine Lagebehandlung des Unterkiefers mit Hilfe der Brücke durchgeführt. Während der Behandlung wurde nicht im Oberkiefer, sondern nur an der Brücke geschliffen, und zur TMR-Messung wurde auf die unteren Okklusalflächen Aluwachs aufgetropft, durchgebissen, die Brücke herausgenommen, auf ihr Modell gesetzt, und es wurden die Punkte gezeichnet. Umgekehrt kann es auch mit Oberkieferbrücken geschehen. Aber wie bereits erwähnt, ist die abnehmbare Schiene im allgemeinen das Mittel der Wahl.

C. Die Kontrolle der Unterkieferlage:
   Das temporomandibulare Relationssystem (TMR)

1. Das Wesen des Verfahrens

Mit dieser Meßmethode ist es möglich, die dreidimensionale Lage des Unterkiefers im Artikulator in Form von drei Schlüsselmeßpunkten reproduzierbar aufzuzeichnen und zu verschiedenen Zeiten zu vergleichen. Das Verfahren ist zunächst auf den Whip-Mix-Artikulator abgestimmt, kann aber sicher sinngemäß auch auf andere Artikulatoren übertragen werden. Dabei ist das Oberkiefermodell „achsengerecht" – soweit eine Achse bestimmt werden konnte – im Artikulator montiert und das Unterkiefermodell nach dem zur Zeit besten zentrischen Registrat im Unterteil befestigt. Für die TMR-

Messung ist die Verbindung von Oberkiefer- und Unterkiefermodell nur durch den zentrischen Checkbiß oder eine habituelle Okklusion bzw. eine Aufbißschiene gegeben (Abb. 90a bis d).
Die drei Meßpunkte bestehen aus zwei posterioren und einem anterioren. Die posterioren Punkte liegen in der terminalen Scharnierachse des Artikulators, und zwar im Mittelpunkt der Kondylenkugeln, wenn diese in der Stellung „medium" eingeschraubt wären. Die Punkte werden durch ein am Unterteil befestigtes Registriergerät von zwei vertikal stehenden Stiften in der Achsenorbitalebene aufgezeichnet. Jede Wanderung oder Verlagerung der Achse

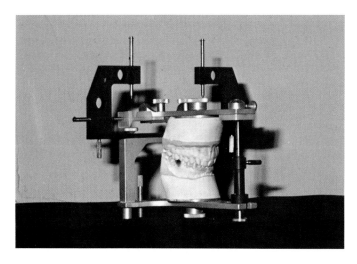

Abb. 90a Das TMR-Meßgerät ist im Artikulator angebracht. Die Kondylenelemente sind entfernt, und die Verbindung zwischen Oberteil und Unterteil besteht nur in dem interokklusalen Registrat, bzw. durch die Interkuspidation.

Abb. 90b bis d Die Detailbilder veranschaulichen, wie die Meßpunkte, jeder in drei Dimensionen, aufgezeichnet werden.

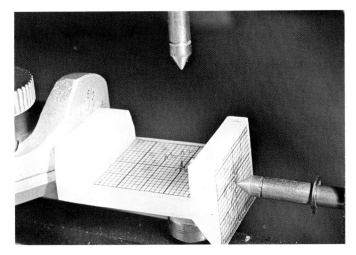

Abbildung 90b

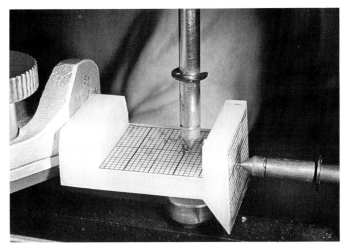

Abbildung 90c

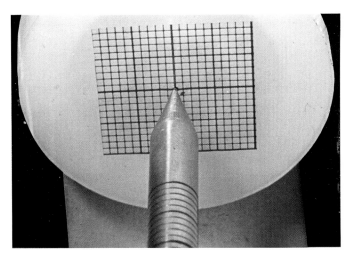

Abbildung 90d

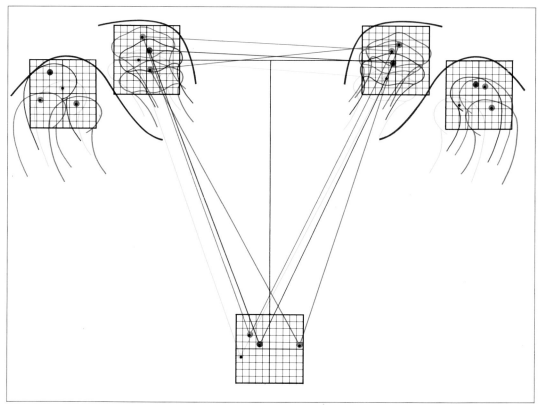

Abb. 91 Die stilisiert eingezeichneten Gelenkelemente erleichtern es dem Betrachter, sich unter den Meßpunkten dreidimensionale Vorstellungen zu machen. Die Kondylenverlagerungen und der Millimeterraster sind zur deutlicheren Darstellung vergrößert gezeichnet, die Kondylenumrisse dagegen nicht. Allerdings sei gleich vor dem Trugschluß gewarnt, den die Zeichnung weckt, nämlich, daß die Kondylen nur auf die Fossa zubewegt zu werden brauchten. Im Prinzip: ja – aber wir wissen nichts über die Fossa, nur über die Unterkieferlage. Den Rest muß der Therapeut mit Hilfe des Röntgenbildes und der klinischen Zustandsänderung sowie der TMR-Aussage finden.

nach lateral oder sagittal kann hier genau und unverfälscht abgelesen werden. Um die Rekonstruktion der Unterkieferlage in der Horizontalebene zu ermöglichen, wird ein anteriorer Punkt in der Achse des Inzisalstiftes, etwa 5 mm unter der Achsenorbitalebene, ebenfalls auf einer horizontalen Registrierplatte aufgezeichnet. Dadurch ergibt sich ein Dreieck in Horizontalprojektion, welches alle Verlagerungen des Unterkiefers im Grundriß zeigt (Abb. 91; vergleiche auch Seite 211 und 220).

Um die räumliche Lage der Scharnierachse

auch in der dritten Dimension festzuhalten, werden die posterioren Achsenpunkte noch in zwei sagittal stehenden Vertikalebenen aufgezeichnet. Die vertikale Bißhöhe des Unterkiefers, gegeben z. B. durch die habituelle Okklusion, durch den Checkbiß oder die Aufbißschiene, kann am Inzisalstift an einer Millimeterskala abgelesen werden. Dies ist auch deshalb unentbehrlich, weil es sich bei den Verlagerungen des Unterkiefers nicht nur um dreidimensionale Verschiebungen der Scharnierachse (sagittal, transversal und vertikal) handelt, sondern gleichzeitig

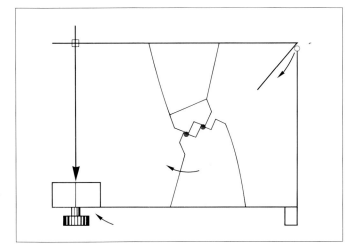

Abb. 92 Die Zeichnung veranschaulicht die schaukelähnliche Rotationsbewegung, die sich ergibt, wenn die Kondylen ihre zentrale Position verlassen und die Okklusion ihren Abgleiteffekt dazu überlagert. Allerdings ist hier nur der Sagittaleffekt gezeigt. Natürlich ergäbe sich in der Transversalebene ein ähnliches Bild.

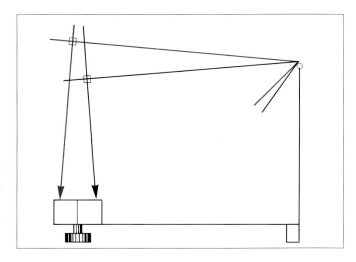

Abb. 93 Sowohl die horizontale Auswanderung der Inzisalstiftspitze als auch der Wert der Stützstiftverlängerung bei verschiedenen Unterkieferlagen und Registratsstärken sind vom Öffnungswinkel des Artikulators verfälscht.

auch noch um die damit kombinierte Rotation um die Achse, z. B. in Form von Abgleitbewegungen des Unterkiefers auf Frühkontakten von der RCP zur habituellen Okklusion. Wir haben es also mit einer Art Schaukelstuhlbewegung auf einer Eisfläche zu tun (Abb. 92).

Zur exakten Erfassung des Geschehens reicht daher das räumliche Registrat der beiden posterioren Punkte nicht aus, sondern auch der anteriore Punkt muß in drei Dimensionen aufgezeichnet werden. Hierdurch ist das obenerwähnte Dreieck (zwei Kondylen und Inzisalstiftspitze) nicht nur in der Achsenorbitalebene festgelegt, sondern seine Lageveränderung im Raum kann mit insgesamt neun Koordinaten erfaßt und reproduziert werden. Dies ist insbesondere wichtig bei der Niveauvermessung (siehe Seite 192) und bei der Konstruktion einer neuen Unterkieferlage (siehe Seite 137).

Dabei ist von entscheidender Bedeutung, daß die Aufzeichnung der beiden posterioren Punkte i n der Scharnierachse erfolgt, und zwar die Messung sowohl in der Sagittal- als auch in der Horizontalebene.

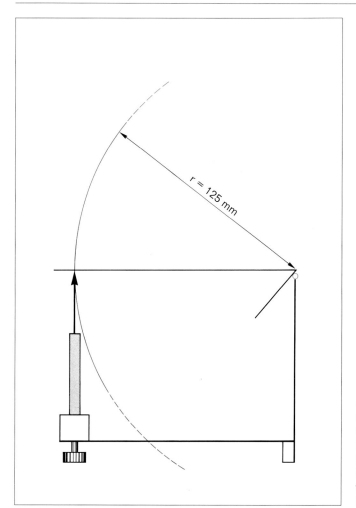

r = 125 mm

Abb. 94   Die inzisale TMR-Messung wird von unten nach oben mit einem Spezialstift durchgeführt. Die Stiftspitze erreicht die Registrierfläche tangential zu dem Kreisbogen, so daß das Registrat trotz vertikaler Differenzen genau bleibt.

Hierdurch werden die Aufzeichnungen bei verschiedenen Öffnungswinkeln der Mandibula (z. B. beim Abgleiten oder durch differierende Registratsstärken) vor einer Verfälschung bewahrt.

In gleicher Weise ist für die Zuverlässigkeit der anterioren Aufzeichnung entscheidend, daß sie nicht vom Öffnungswinkel des Artikulators abhängig ist. Früher haben wir diesen Punkt mit dem konventionellen Inzisalstift, der im Oberteil befestigt ist, auf dem Inzisalblock am Unterteil gezeichnet. Dabei sind sowohl die horizontale Auswanderung der Stützstiftspitze als auch der Wert der Inzisalstiftverlängerung bei verschiedenen Unterkieferlagen und Registratsstärken vom Öffnungswinkel des Artikulators verfälscht (Abb. 93). Ein kompliziertes Umrechnungsverfahren konnte nur teilweise befriedigen (siehe Seite 175). Am großen *Stuart*-Artikulator ist das Problem (technisch aufwendig) durch eine bogenförmige Führung des Inzisalstiftes – mit der Scharnierachse als Mittelpunkt – gelöst.

Am Whip-Mix-Artikulator konnten wir das Registrat dadurch genau und vom Öffnungswinkel unabhängig machen, daß wir den Stützstift am Unterteil und die Registrierplatte am Oberteil (direkt unter der Achsenorbitalebene) befestigten. Die Stützstiftspitze zeigt so im Bereich von 10 mm Vertikaldifferenz keine relevante Verfälschung. Das gilt für alle Dimensionen dieses Registrates (Abb. 94).

2. Die mechanische Lösung

Am Whip-Mix-Artikulator wird statt der beiden Kondylenkugeln ein Meßgerät am Unterteil angeschraubt, welches mit zwei vertikal stehenden und zwei horizontal stehenden Registrierstiften ausgestattet ist. Dabei fluchten die Achsen der senkrechten Stifte mit dem Mittelpunkt der (abgeschraubten) Kondylenkugeln und die gemeinsame Achse der horizontalen Stifte mit der Scharnierachse, also mit der Verbindungslinie der beiden Kondylenkugelmittelpunkte (Abb. 95). Wie unter 1 beschrieben, stehen Oberkiefer- und Unterkiefermodell nur durch das jeweilige Bißregistrat miteinander in Verbindung. Änderungen der Lage des unteren zum oberen Zahnbogen zeigen sich durch Verschiebung der Registrierspitzen.

Als Schreibfläche für die Registrierstiftspitzen werden am Artikulatoroberteil statt der Kondylengehäuse zwei Plastikblöcke angebracht, die jeweils eine Schreibfläche horizontal nach oben zeigend und eine Schreibfläche sagittal nach lateral zeigend besitzen. Diese Plastikblöcke haben ihre Lateralflächen exakt da, wo die der Kondylengehäuse wären. Die TMR-Meßblöcke haben auf ihrer posterioren Seite eine Nase, die an der Winkelteilung des Artikulatoroberteiles auf 30° gestellt wird; so wird die Lage der oberen Registrierfläche genormt (Abb. 96).

Die spezielle Eigenschaft der hier stattfindenden Aufzeichnungen ist, daß sie in der

Scharnierachse des Gerätes durchgeführt werden und somit keine Verfälschung bei gleichzeitiger Änderung des vertikalen Inzisalstiftniveaus erfahren. Während durch die erwähnten vier Registrierstifte die dreidimensionale Lage der Scharnierachse erfaßt und ihre Veränderung gemessen werden kann, trifft dies – wie oben erwähnt – noch nicht für den gesamten Unterkiefer zu. Hierzu wird noch ein dreidimensionales Registrat a u ß e r h a l b der Achse benötigt, das der am Artikulatorunterteil befestigte Inzisalteleskopstift liefert (Abb. 90). Die drei Plastikblöcke sind als Verbrauchsmaterial (Einmalblöcke) anzusehen, so daß für jeden Patienten ein Satz verwendet und später aufgehoben werden kann.

3. Die praktische Anwendung

Für die Lagekontrolle der Kondylen gab es bisher nur die Röntgenaufnahme als zweidimensionales Verfahren, mit relativ geringem Genauigkeitsgrad. Der unbestrittene Vorteil des Röntgenbildes liegt darin, daß es die Lagebeziehung zwischen Kondylus und Fossa wiederzugeben vermag, während die TMR-Messung nur die Lage der Scharnierachse – also ohne Fossa – zeigen kann.

Auch der BUHNER-Graph (siehe Abb. 97) war schon in der Vergangenheit eine wichtige Ergänzung zur Röntgenaufnahme, mit höherer Genauigkeit. Aber er läßt ebenso nur eine Beurteilung der Achse zu, und auch das nur in zwei Dimensionen. Er kann Tendenzen, jedoch keine absoluten Lagebeziehungen aufzeigen, und er kann zur Situationsbeurteilung des gesamten Unterkiefers noch nicht dienen. So scheint die beste Gesamtinformation heute in der Kombination von Gelenkröntgenaufnahme und TMR-Registrat zu liegen. Mit der TMR-Vermessung entsteht eine Reihe neuer Möglichkeiten, die gleichermaßen wissenschaftliche

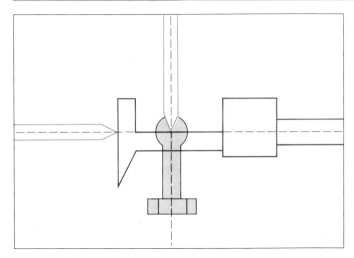

Abb. 95 Die Zeichnung zeigt einen Transversalschnitt durch einen TMR-Meßblock. Beide Meß-stiftspitzen liegen in der Scharnierachse und zeichnen unabhängig vom Öffnungswinkel. Die abgenommene Kondylenkugel ist lediglich als Schatten vermerkt.

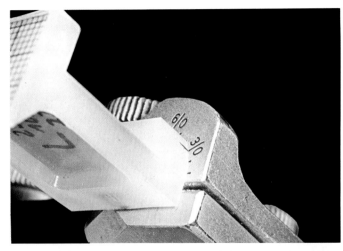

Abb. 96 Der obere Grat auf der Posteriorseite des Meßblockes wird auf die 30°-Marke des Artikulatorrahmens eingestellt.

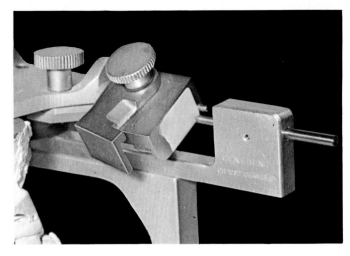

Abb. 97 Der BUHNER-Graph.

als auch praktische Bedeutung am Stuhl haben.

Bevor ich jedoch auf diese Verfahren eingehe, möchte ich einige Anleitungen zum praktischen Vorgehen vorausschicken.

a) Allgemeine Hinweise zur praktischen Durchführung

Ganz gleich, zu welchem Zweck man eine TMR-Messung macht oder was genau man überprüfen will, im allgemeinen hat man zwei bereits im Artikulator montierte Modelle und einen Checkbiß aus beliebigem Material. Wie später noch zu sehen sein wird, brauchen das nicht immer zentrische Registrate zu sein. Oft wird man auch exzentrische Bisse vermessen wollen.

Zuerst werden die einzelnen Teile – seitliche Registrierblöcke und Inzisalregistrierblock am Oberteil sowie TMR-Meßrahmen und Inzisalstift am Unterteil – im Artikulator befestigt. Dabei ist zu beachten, daß vor Arretierung die seitlichen Blöcke bis zum Anschlag nach median geschoben und laut Gebrauchsanweisung horizontal eingestellt werden.

Nun kann der Checkbiß auf das Unterkiefermodell aufgesetzt werden, in das dann vorsichtig das Oberkiefermodell mit Artikulatoroberteil hineingesetzt wird. Wenn sich auf dem oberen Modell eine Aufbißplatte mit Aluwachsregistrat befindet, ist das noch leichter. Aber das Registrat m u ß eiswassergekühlt und entgratet sein. Dann wird das obere vorsichtig, mit ganz leicht rüttelnder Bewegung auf das untere Modell aufgesetzt. Selbstverständlich muß die Aufbißschiene mit der nötigen Sorgfalt aufs Modell gesetzt worden sein – so daß nirgends eingeklemmte Gipskrümel und ähnliche Fehler vorliegen. So labil dieser Aufbau das erste Mal anmutet, so sicher und exakt kann man das Oberteil fixieren. Eine Genauigkeit von

Zehntelmillimetern ist normal – wenn ein gutes Registrat vorliegt.

Um diesen exakten Sitz der Modelle im Registrat für die Dauer der Messung aufrechtzuerhalten, bedarf es eines Dauerdruckes, der von Hand in der Nähe der oberen Rändelschraube (zur Montageplatte) angesetzt und schräg nach hinten unten – also etwa senkrecht zur Okklusalebene – ausgeübt wird (Abb. 98).

Um diese Hand freizubekommen – wenn der Operateur keinen Helfer zur Seite hat –, gibt es z. B. die Möglichkeit, bei der Montage rechts und links im Ober- und Unterteil je einen Dowel- (oder anderen) Stift mit einzugipsen, so daß den Dauerdruck zwei Gummibänder herstellen können (Abb. 99).

Der Druck sollte etwa so groß sein wie der, der zur Herstellung des Registrates benötigt wurde. Das muß bei der Auswahl der Gummizüge berücksichtigt werden. Außerdem müssen die Stifte so eingegipst werden, daß der Zug in der obenerwähnten Richtung verläuft.

Nach diesen Vorbereitungen brauchen nur die fünf Punkte mit der entsprechenden Farbfolie gezeichnet zu werden – also eine „Minutenarbeit" (Abb. 100a und b).

Dazu hält entweder der Operateur die Modelle unter Druck, und ein Helfer legt Folien ein und drückt die Meßstifte leicht drehend an, oder er wendet die „Gummibandmethode" an und kann die Anzeichnung allein vornehmen. Um diese Arbeit am Inzisalregistrat zu erleichtern, wurde ein federnder, teleskopierender Inzisalstift angewendet, dessen Arretierschraube nur mit zwei Fingern gelöst zu werden braucht, so daß der Stift vorschnellt und selbsttätig zeichnet (Abb. 101). Dazu ist es vorteilhaft, den Stützstift vorher so einzustellen, daß er etwa 5 mm hochschnellen muß, um den Block zu erreichen. Ist der Stift nämlich in sehr kurzer

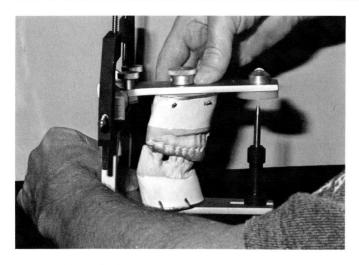

Abb. 98 Um die Modelle „schädelgerecht" in das interokklusale Registrat zu drücken, übt die Hand einen Druck – senkrecht zur Okklusalebene – aus.

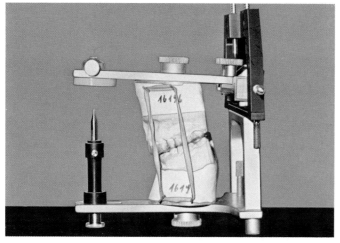

Abb. 99 Wenn der interokklusale Druck durch Gummibänder übernommen werden soll, müssen Stärke und Zugrichtung kontrolliert werden.

Abb. 100a und b Das Anzeichnen der TMR-Meßpunkte mit farbiger Folie.

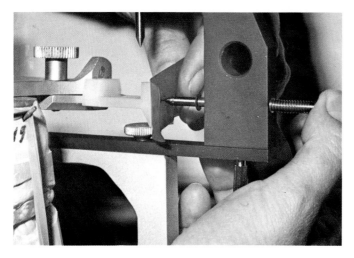

Abbildung 100a

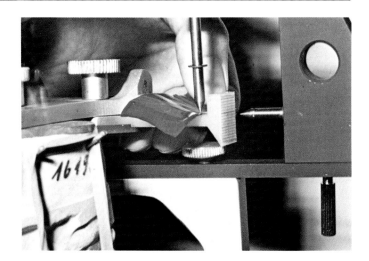

Abbildung 100b

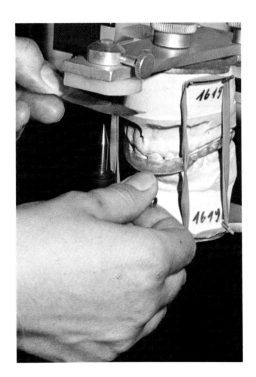

Abb. 101   Das selbsttätige Zeichnen des teleskopie-
renden Inzisalstiftes.

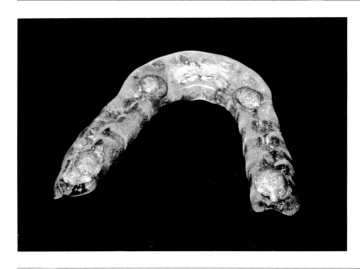

Abb. 102 Die Aufbißschiene ist noch neu. Durch Auftropfen von Aluwachs an vier Stellen wird sie für eine Ausgangsmessung vorbereitet.

Stellung arretiert, so schnellt er mit zu großer Kraft heraus und schießt eventuell ein Loch in die Farbfolie, ohne eine Zeichnung auf dem Registriertisch zu hinterlassen.

b) Die dreidimensionale Lageververmessung des Unterkiefers während der Behandlung von Gelenkstörungen

Dem Wesen nach unterscheiden wir hauptsächlich zwei Gruppen:

Die Ausgangsmessungen

Dies sind die einfachsten, routinemäßig durchführbaren und delegierbaren Messungen:
Als Ausgangspunkte vor der Behandlung kommen vor allem zwei Unterkieferpositionen in Frage, einmal die habituelle Interkuspidation des Patienten, die die prätherapeutische Lage der Mandibula angibt; zum anderen das Wachsregistrat, nach dem die Aufbißschiene hergestellt wird. Letzteres enthält aber bereits eine erste Änderung, nämlich die Unterkieferposition in behelfsmäßiger Scharnierachsenlage und bei An-

wendung des *Dawson*- oder des muskulären Griffes auch eine Hoch- und Medianlagerung der Kondylen – soweit in diesem Stadium möglich.
Eine dritte Ausgangsmessung ist noch möglich, nämlich nach Eingliedern der Aufbißschiene in der habituellen Schienenokklusion. Die technische Herstellung dieses Registrates mit Aufbißplatte und Aluwachs ist auf Seite 114 geschildert (Abb. 102).
Die mit Wachs beschickte Schiene wird nach Durchwärmen in 55° C heißem Wasser eingesetzt und der Patient aufgefordert, so zu schließen, wie es der Aufbiß „verlangt" – bis zur Berührung des ersten Zahnes – ohne Druck. Dann wird die Schiene abgenommen, in Eiswasser gut gekühlt und mit dem Oberkiefermodell zusammen auf den Unterkiefer im Artikulator satt aufgesetzt. Unter leichtem Andrücken mit einer Hand werden die verschiedenen Punkte registriert. (Über die Einzeichnung der Vermessung auf der Rückseite des Formblattes FA 5 siehe Seite 220.)
Die breite Anwendungsmöglichkeit dieser Messungen ist unter anderem durch ihre einfache, praxisnahe Anwendung bedingt. Am Stuhl nimmt die gesamte Prozedur fünf

Minuten in Anspruch, einschließlich der Auswertung.

Während die Ausgangsmessung mittels Wachsregistrates auf der Schiene noch beim Eingliedern am Patienten durchgeführt werden kann, gibt es Schwierigkeiten mit der Aufzeichnung der früheren habituellen Interkuspidation sowie der Vermessung des ersten Wachsregistrates, wenn das Oberkiefermodell im Labor stärkere Beschädigungen erlitten hat. Wenn z. B. bei einem Patienten mit bauchigen Zahnformen beim Ausmodellieren der Schiene die bukkalen Anteile aus Versehen zu weit nach gingival ausgedehnt werden, so können beim Abnehmen der fertigen Schiene alle Zähne abreißen. Während die Platte dann noch durch ihre Ränder fixierbar bleibt, ist eine interkuspidale Einstellung der Modelle nicht mehr möglich. Deshalb sollten unbedingt diese beiden Ausgangsmessungen v o r Anfertigung der Schiene in der Praxis oder im Labor erfolgen.

Außerdem muß man sich darüber im klaren sein, daß sich die Unterkieferlage bereits in der halben Stunde während des Einschleifens der Schiene erheblich verändern kann. Es ist also nicht gleich, ob die Ausgangsmessung mit interokklusalem Registrat vor oder erst nach der Eingliederung durchgeführt wird, obwohl beides die retrudierte Kontaktposition ist. Die Aufzeichnung „nach" zeigt meist schon eine deutliche Veränderung.

Im allgemeinen verwenden wir die Farben Grün für habituelle Okklusion (hier mit Schiene), Rot für die *Dawson*-Zentrik und Schwarz für die muskuläre Position. Die habituelle (interkuspidale) Ausgangslage ohne Schiene kann in Blau gezeichnet werden (Abb. 103).

Unter Einhaltung dieser Farben kann man in jeder Sitzung die Streuung von Grün, Schwarz und Rot beobachten, aber auch die Entwicklung der einzelnen Farbpunkte während der Therapie. Dabei gilt einmal die Beobachtung, daß am gesunden Gelenk mit harmonischer Okklusion die drei Farbpunkte fast immer zusammenfallen, daß also während einer erfolgreichen Behandlung die Diskrepanz nicht vergrößert werden darf. Zum anderen sollte die Tendenz der Punkte – unter Berücksichtigung der Symptome – nach oben und vorne verlaufen.

Die Kontrollmessungen

Hierfür gibt es verschiedene Kombinationen:

Handgeführtes Wachsregistrat ohne Schiene:

Voraussetzung ist ein unbeschädigtes Oberkiefermodell und daß weder die oberen noch die unteren Kauflächen im Mund verändert werden, denn sonst würde der Wachsbiß nicht auf die ursprünglichen Modelle passen. Es gibt auch die Möglichkeit – in schwierigen Fällen –, ein zweites, unbeschädigtes Oberkiefermodell im Artikulator mittels Remontagelehre zu montieren, um Wachsregistrate ohne Schiene wahlweise verwenden zu können. Aufgezeichnet kann so nur eine handgeführte Okklusion werden, denn die habituelle Interkuspidation ohne Platte ändert sich zunächst meist nicht.

Handgeführtes Wachsregistrat mit Schiene:

Der einzige Unterschied zu dem obigen Registrat ist der, daß das eventuell beschädigte Modell verwendet werden kann.

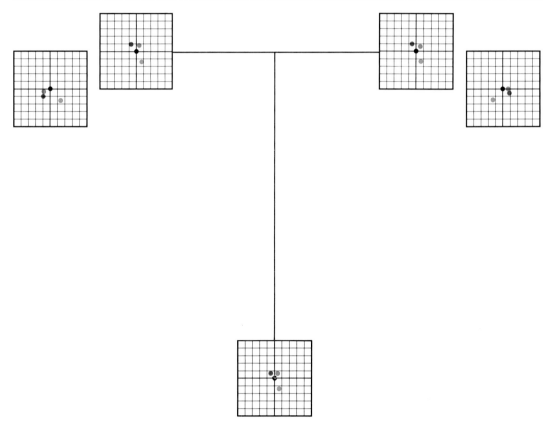

Abb. 103   Der bei uns geläufige Farbkode der Ausgangsmessungen ist:
Blau   = habituelle Okklusion.
Grün   = habituelle Ausgangsokklusion mit Schiene.
Rot   = RCP – *Dawson.*
Schwarz = RCP – muskulär. (Danach wurde dieser Fall montiert.)

Veränderung der Schiene durch Reparatur: Wurde die Schiene bei Eingliederung im Mund unterfüttert oder so repariert, daß sie nicht mehr auf das erste Modell paßt, so führt eine TMR-Messung zu einem falschen Ergebnis. Zuerst muß zu der geänderten Apparatur ein neues Modell gegossen und mittels Gesichtsbogens im Artikulator montiert werden. Hierfür ist die frühere Tätowierung der arbiträren Meßpunkte Voraussetzung, so daß jetzt die genau gleiche Position des posterioren und auch des anterioren Referenzpunktes eingestellt werden kann.

Durchgebissenes habituelles Schienenregistrat:

Dies ist die einfachste, sicherste und aussagekräftigste Möglichkeit, die therapeutische Arbeit der Schiene zu messen. Durch Auftragen von Aluwachs und Schließen des Unterkiefers bis zur Plattenberührung (wie oben beschrieben) wird die im Schutze der Schiene veränderte Unterkieferlage registriert. Es hängt von den Absichten und Ansichten des Behandlers ab, ob er die Schiene nur berühren oder ob er fest aufbeißen läßt.

In letzterem Fall wird die Kondylenaufzeichnung noch etwas deutlicher die therapeutische Situation ausdrücken, die im Falle eines Kraftschlusses erreicht werden kann.

Dieses Registrat kann – wie bei der Ausgangsmessung beschrieben: in Grün gekennzeichnet – den beiden anderen Wachsregistraten (muskuläre Zentrik in Schwarz und *Dawson*-Zentrik in Rot) gegenübergestellt werden. Im Verlauf der Behandlung ändern sich alle drei Punkte laufend. Bei erfolgreicher Behandlung rücken sie immer näher zusammen.

Das hat zwei Gründe:

Einmal liegen die Punkte am gesunden Gelenk sehr eng oder in Deckung, und die pathologische Situation ist oft (nicht immer) durch große Unterschiede gekennzeichnet.

Zum anderen muß man sehen, daß diese drei Messungen aus verschiedenen vertikalen Niveaus der Bißhöhe stammen. Die Vergleichbarkeit solcher Messungen mit unterschiedlicher Registratsstärke ist durch die Lage der Registrierstiftspitzen der TMR-Apparatur innerhalb der Scharnierachse gewährleistet – aber nur dann, wenn die Modelle achsengerecht montiert sind. Dies steht zu Beginn der Behandlung sehr in Zweifel, weshalb das Auseinanderliegen dieser Punkte bei unterschiedlichen Registratsstärken zum Teil auch hierdurch mitbegründet sein kann. Die Fehlergröße ist aber bei Niveauunterschieden von 2 bis 3 mm noch recht klein. Gleichwohl kann nach Neumontage in Phase II eventuell auch ein Zusammenrücken der Punkte beobachtet werden, wenn die Achse korrigiert wurde.

Diese aussagefreudige Meßtechnik kann aber nur dann fehlerfreie Ergebnisse zeigen, wenn innerhalb einer Phase allein an der Aufbißschiene geschliffen wird und nicht am Unterkiefer, denn nur dann passen alle Registrate zum Unterkiefermodell und unter Vermittlung der Schiene auch zum Oberkiefermodell.

c) Die therapeutisch-konstruktive Herstellung einer neuen Unterkieferlage (Konstruktionsbiß)

Hierbei kann es darum gehen, eine gefundene Unterkieferlage, die mittels des TMR-Verfahrens gemessen wurde, zu fixieren und auf eine endgültige Arbeit zu übertragen. Es kann sich aber auch darum handeln, daß bei einer Anzahl von Registraten, die kein zufriedenstellendes Ergebnis brachten, der Bedarf nach einer neuen, noch nicht registrierten Lage entsteht, die nun im Artikulator eingestellt, auf die Aufbißschiene übertragen und so dem Patienten angeboten werden soll.

Dies kommt häufig vor, wenn z. B. das Röntgenbild einen dorsal-kranial liegenden Kondylus zeigt, mit dem Verdacht auf eine anteriore Diskusverlagerung (bestätigt durch Gelenkknacken). Es besteht also die therapeutische Absicht, durch Kaudal- und Ventralverlagerung des Kondylus dem Diskus die Möglichkeit zur Reposition zu geben. Hierfür wird vorteilhaft die unten zu schildernde Technik verwendet. Die dort entstehende „Okkludator-Situation" kann man mittels eines schnell hergestellten TMR-Bißschlüssels in eine „Artikulator-Situation" verwandeln: Das Unterkiefermodell – oder ein Duplikat davon – wird unter Vermittlung des erwähnten Schlüssels in einem Artikulator mit Kondylenkugeln und -gehäusen zum Oberkiefermodell montiert. Nun stehen beide Modelle in der therapeutischen Situation im Artikulator, und die Aufbißplatte kann modelliert werden, wie auf Seite 91 beschrieben. Das Knacken hört meist in den ersten Tagen oder Wochen auf. Durch vertikales Freischleifen im Seitenzahngebiet kann man dann die Einlagerung des Kondylus in den Diskus erzielen.

Das technische Vorgehen ist einfach, wenn es um eine Dorsal- und Kranialverlagerung der Kondylen geht. Schwieriger ist die Ventral- und/oder Kaudalverlagerung, weil eine Point-Zentrik für diese Lage wohl hergestellt werden kann, der Patient aber von sich aus immer die Möglichkeit hat, den Unterkiefer in die dorsale Position zurückzuführen, wobei er die Molarenkontakte als Störung empfindet (*Christensen*sches Phänomen).

In solchen Fällen muß die Indikation sehr genau überdacht werden. Wenn z. B. eine anteriore Diskusverlagerung vorliegt, so lasse ich die in RCP hohen Molarenkontakte voll stehen, da so die Kondylen gewissermaßen über das posteriore Diskusband „hinweggehoben" werden. Es wird also anfänglich die reine, konstruierte Okklusion verwendet.

Liegt dagegen der Diskus richtig und ist die falsche Kondylenlage ausgesprochen okklusionsbedingt, so wird die Platte zwar nach dem Konstruktionsbiß hergestellt, aber anschließend der retrale Biß wenigstens für die Molaren eingeschliffen. Man darf in solchen Fällen darauf vertrauen, daß der Patient von mehreren möglichen Kieferlagen die für ihn am meisten physiologische akzeptiert.

Allgemein ist zu sagen: Wenn die Retrallage verhindert oder eine anteriore Lage gefördert werden soll (z. B. während der nächtlichen Rückenlage), so soll das möglichst muskelfern, also mehr im Eckzahn- und nicht im Molarengebiet durchgeführt werden. Exzentrische Behinderungen sollen geringstmöglich und ein retrales Gleiten

soll symmetrisch sein. Die Differentialdiagnostik kann fließende Übergänge zwischen diesen beiden prinzipiellen Schienenformen (zur falschen oder zur richtigen Diskuslage gehörend) verlangen.

Anhand eines praktischen Falles soll das technische Vorgehen zur Konstruktion einer neuen Kieferlage geschildert werden:

Ein Patient hat seine klinischen Beschwerden durch die Aufbißschienenbehandlung verloren, aber eine abschließende Gelenkröntgenaufnahme in habitueller Plattenokklusion zeigt rechts einen deutlich vergrößerten Spalt. Der Eindruck entsteht, daß der rechte Kondylus noch etwa 2 mm nach kranial, aber auch nach ventral gehört. Zwar wurde die Aufbißplatte auch bisher rechts außer Okklusalkontakt getragen, aber wahrscheinlich hat doch der Frontkontakt die Kondylenverlagerung nach ventral verhindert.

Zunächst wird ein habituelles Registrat mit Aufbißschiene genommen und im TMR-Gerät grün aufgezeichnet. Danach suchen wir an der Vertikalfläche des rechten Registrierblockes einen Punkt, der etwa 2 mm über und 2 mm vor dem bereits registrierten grünen Punkt liegt (Abb. 104a). Mit einem Spiralbohrer, 0,7 mm, wird von lateral in jeden der beiden Blöcke ein Loch gebohrt, rechts in den konstruierten (Abb. 104b), links in den grünen Punkt. Anschließend können die Spitzen der horizontalen Meßstifte in diese Bohrungen eingesetzt werden, und das Artikulatoroberteil ist in der neuen Scharnierachse fixiert (Abb. 105a). Es wäre aber ein Zufall, wenn die vertikalen Stifte auch auf die grünen Punkte oder ihre Sagittalprojektion zeigen würden. Hierzu muß das Oberteil mit den Horizontalstiften zusammen so lange seitlich verschoben werden, bis die gewünschten Punkte unter den Vertikalzeigern stehen (Abb. 105a und b).

Abb. 104a und b Ausgehend von dem roten Meßpunkt, soll die gewünschte Verlagerung der Scharnierachse rechts 2 mm nach ventral und 2 mm nach kranial erfolgen. Durch den konstruierten Punkt wird in dem Meßblock eine 0,7-mm-Bohrung angelegt, die dann die Spitze des (transversalen) Meßstiftes aufnehmen kann.

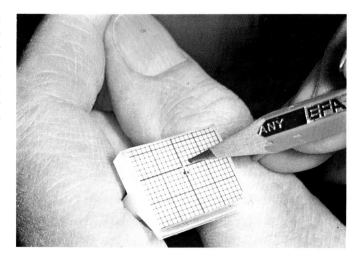

Abbildung 104a

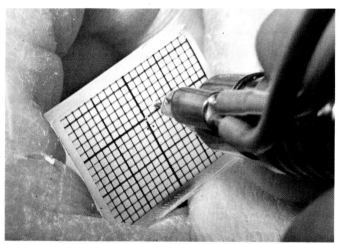

Abbildung 104b

Jetzt werden die Horizontalstifte mittels Arretierschrauben fixiert (Abb. 106), wodurch die Scharnierachse auch transversal festgelegt ist. Ich bin mir im klaren über eventuelle Parallaxefehler der Achse, aber diese sind sehr klein und können im Munde korrigiert werden.

Nun werden zuerst alle in der neuen Achsenlage entstehenden Frühkontakte an der Platte entfernt bis zum vorherigen Inzisalstiftniveau, und die Gebiete ohne Kontakte werden mit schnellhärtendem Kunststoff aufgebaut. Nach dem Erhärten des Materials muß die Platte eingeschliffen werden. Dabei sind Angaben des Patienten nahezu wertlos, weil er erst nach Stunden oder Tagen entscheiden kann, ob ihm die Änderung guttut oder nicht. Allerdings kann in dem TMR-fixierten Artikulator die Exzentrik nicht eingeschliffen werden, da es sich nur um einen Scharnierokkludator handelt. Deshalb wird die Platte im Mund eingesetzt, mit grüner Seide die Exzentrik gezeichnet und anschließend im TMR-fixierten Gerät die Zentrik mit roter Folie markiert. So können alle Störungen entfernt

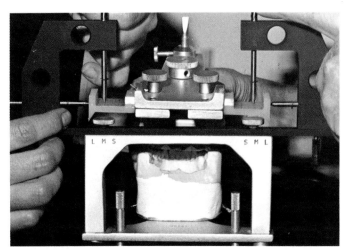

Abb. 105a und b   Das Artikulatoroberteil ist bereits in der konstruierten Scharnierachse aufgehängt. Mit den horizontalen Meßstiften wird es nun so lange seitlich verschoben, bis die Punkte auf den horizontalen Flächen unter den vertikalen Stiften erscheinen.

Abbildung 105a

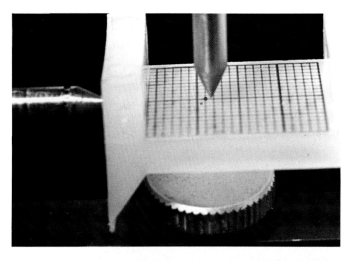

Abbildung 105b

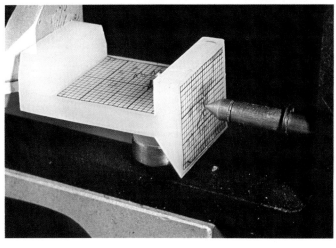

Abb. 106   Nach Festziehen der beiden Arretierungsschrauben ist ein Okkludator mit konstruktiv geänderter Achse entstanden.

Abb. 107 Der Vergleich zwischen den Winkelwerten der 6-mm- und 3-mm-Registrate ergibt für die rechte Seite den Verdacht einer „early sideshift", so daß aus Sicherheitsgründen auf dieser Seite 40° eingestellt oder ein Detent-Einsatz gewählt werden sollte. Links sind die Verhältnisse nicht so gefährlich.

	Mediotrusion			
	re		li	
	3	6	6	3
Cond. B. Neig.	52	45	51	55
Bennett-W.	33	15	15	17

werden, ohne Gefahr, die neue Zentrik zu verletzen.

Aus den TMR-Registraten der nächsten Sitzung ist sofort zu erkennen, ob der rechte Kondylus die Einladung angenommen hat. Nun hat dieser Patient eine Okklusion, aus der er anfänglich rechts noch etwa 1,5 bis 2 mm nach retral schieben kann. Diese Long-Zentrik beinhaltet – wie bereits erwähnt – meist Störungen im Molarengebiet, die man am besten durch ein muskelfernes Hindernis abblockt. Eine Schneidezahnrille in der Platte ist nicht günstig, weil sie selbst Störungen macht. Die eleganteste Lösung ist ein kleiner Kunststoffwall distal vom Einbiß des rechten unteren Eckzahnes, in dem die Arbeitsbewegung und die Leerlaufbewegung freigeschliffen wird. Dann wird nur die Retrusion behindert. Nach einiger Tragezeit, wenn der rechte Kondylus oben ist, kann er gar nicht mehr zurück.

d) Die Schnelldiagnostik mit der Niveauvermessung

Dieser Arbeit wurde ein eigenes Kapitel gewidmet: Siehe Seite 149, aber auch Seite 192.

e) Die Ermittlung von exzentrischen Kondylenbahnwerten (siehe hierzu auch Seite 212 ff.)

Das Vorhandensein einer „immediate sideshift" kann – wie an anderer Stelle erwähnt – von großem Einfluß auf die Form der Kauflächen bzw. auf das Auftreten von Störungen sein. Mit den pantographischen Registrierverfahren, wie z. B. nach *Stuart, Lee, Guichet,* wird diese Information aufgenommen und in den entsprechenden Artikulator eingegeben. Durch das Checkbißverfahren – welches in der freien Praxis fast ausschließlich angewendet wird – erhält nicht einmal der Behandler (viel weniger der Artikulator) eine Information über den Charakter der kondylären Protrusions- oder *Bennett*-Bewegung, nur über ihre Gesamtgröße.

Deshalb ging ich schon vor Jahren dazu über, gleich mit den diagnostischen Modellen nicht nur zwei, sondern vier exzentrische Seitbißregistrate zu machen: zwei mit einer lateralen Exkursion der unteren Schneidezahnmitte um 6 mm und zwei mit einer solchen von 3 mm. Beim Eintragen in das Formblatt FA 5 (Seite 191) können diese Werte in die entsprechenden Kästchen ein-

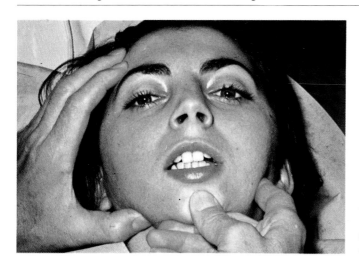

Abb. 108　Um die ganze Grenzbewegung des ersten Millimeters
zu erfassen, wird am Kieferwinkel
der Mediotrusionsseite (hier linke
Patientenseite) ein Median- und
an dem der Laterotrusionsseite
ein Kranialdruck ausgeübt.

getragen werden (Abb. 107). Ist nun der am Artikulator auftretende *Bennett*-Winkel beim 3-mm-Registrat gleich dem bei 6 mm, dann handelt es sich um eine progressive oder kontinuierliche *Bennett*-Bewegung. Eine „immediate", eine „early" oder eine „distributed sideshift" (siehe Abb. 19) macht sich dadurch bemerkbar, daß der *Bennett*-Winkel beim 3-mm-Registrat um einen entsprechenden, je nach Krümmung der Bewegungskurve verschiedenen Betrag größer ist als beim 6-mm-Registrat. Ähnlich kann man mit der Protrusionsbewegung verfahren, nur sind hier die Unterschiede nicht so gravierend. Etwas Genaues, nämlich wie groß die eventuelle „immediate sideshift" ist, weiß man immer noch nicht. Natürlich gäbe es die Möglichkeit, eine pantographische Aufzeichnung zu machen, aber meist wird der Aufwand – vor allem der zeitliche – gescheut. Viel einfacher ist die Bewegungsaufzeichnung mit dem TMR-Schreiber (siehe Seite 223). Aber es gibt auch eine ganz schnelle Methode, mit dem TMR-Vermessungsgerät die exzentrischen Registrate auszuwerten:

Zu den drei üblichen exzentrischen Registraten (ein Protrusions- und zwei Latero-trusionsbisse) wird für den (oder zusätzlich zum) 3-mm-Biß ein linkes und ein rechtes Seitbißregistrat mit 1 mm Exkursion genommen. Bei diesen Checkbissen wird am Kieferwinkel der Mediotrusionsseite (früher Balanceseite) ein kräftiger Druck nach median ausgeübt, so daß die an dieser Stelle mögliche *Bennett*-Bewegung in das Registrat übertragen wird (Abb. 108). Gleichzeitig ist es vorteilhaft, wenn der Kieferwinkel der Laterotrusionsseite (Arbeitsseite) nach kranial unterstützt wird, damit sich – wenn vorhanden – eine Surtrusion abzeichnet.

Mit dieser Wachsaufzeichnung werden nun im TMR-Gerät zwei Punkte markiert, deren Lage zu den zentrischen Punkten einen maximal genauen Aufschluß über die Sideshift des ersten Millimeters gibt (Abb. 109). Hiernach können z. B. am Dentent-Gerät (Sonderausführung des Whip-Mix-Artikulators) die speziellen *Bennett*-Einsätze ausgesucht werden.

Gleichzeitig kann beim Einsetzen der lateralen Registrate der jeweilige Horizontalzeiger der Laterotrusionsseite Aufschluß über eine Surtrusion oder Detrusion geben. Auch eine Retrusion sowie eine Pro-

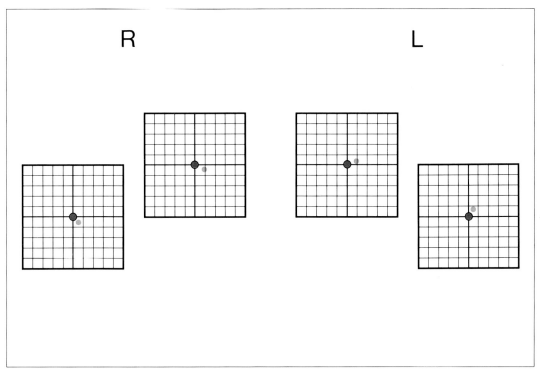

Abb. 109 Die TMR-Vermessung zeigt rechts eine „immediate sideshift" von etwa 1 mm. Die Aufzeichnung der linken Seite ergibt gleichzeitig Aufschluß über eine leichte Retrusion (unerheblich) und eine Surtrusion (siehe aber auch Abbildung 110!).

Abb. 110 In den beiden horizontalen Registrierflächen sind die roten zentrischen Punkte und die blauen Punkte für eine linke Seitbewegung aufgezeichnet. Der Schnitt der Scharnierachse in Seitbewegung mit der terminalen Achse zeigt, um welchen Punkt sie rotiert ist. Daher wird verständlich, daß die in der Vertikalfläche (gestrichelt) gemessene Retrusion manchmal vergrößert erscheint.

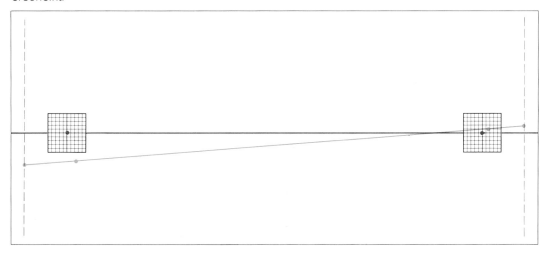

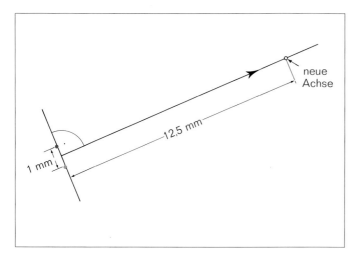

Abb. 111 In mehrfacher Vergrößerung ist die Aufzeichnung auf der linken Lateralfläche gezeigt. Der rote Punkt ist mit dem niedrigen Registrat, der blaue mit dem hohen Registrat gezeichnet. Auf der Verbindungslinie wird eine Senkrechte errichtet, und wenn beide Registrate am Inzisalstift 10 mm Niveauunterschied zeigen, ist die wahre Achse 12,5 mm entfernt.

trusion des Gelenkkopfes kann hier festgestellt werden.

Diese letzten vier Werte, die in einfachen Artikulatoren nicht einstellbar sind, geben doch wertvolle Hinweise für die Okklusionsgestaltung beim Aufwachsen sowie die Okklusionskontrolle beim Einsetzen einer Arbeit. Die Beurteilung dieser Werte ist bei dem erwähnten 1-mm-Registrat zuverlässiger, während bei größeren Exkursionen der Parallaxefehler berücksichtigt werden sollte (Abb. 110). Zwar erfolgt die Aufzeichnung immer in der Scharnierachse, aber die vertikalen Flächen liegen außerhalb der Rotationspunkte, so daß bei 6-mm-Bissen meist eine Vergrößerung entsteht. Näheres über die Rotationsachsen findet sich im 3. Kapitel ab Seite 211.

Zwar sind – wie oben erwähnt – die Protrusions- und Retrusionsbewegungen der Kondylen am Whip-Mix-Artikulator nicht einstellbar, aber aufgrund der Verstellbarkeit der Kondylenkugeln kann eine Annäherung an den Rotationspunkt der Scharnierachse erfolgen, wodurch auch eine Annäherung der Bewegungsvorgänge an den Patienten erfolgt.

f) Kontrolle der Scharnierachsenermittlung

Für die Modellmontage im Artikulator sollte man einen möglichst niedrigen Checkbiß verwenden, bei dem aber dafür gesorgt ist, daß die Frühkontakte noch durch etwa 1 mm Wachs getrennt sind, so daß der „Umgehungsreflex" des Patienten noch vermieden wird. Das niedrige Registrat hat den Vorzug, daß, wenn ein Irrtum bei der Achsenbestimmung passiert ist oder wenn die Achse augenblicklich gar nicht bestimmbar ist, der so entstehende Fehler im Artikulator durch die Absenkung um eine falsche Achse gering gehalten wird. Trotzdem ist man bei der Scharnierachsenbestimmung – nach allem, was sich herausgestellt hat – etwas unsicher, und es ist eine beruhigende Technik, einen zusätzlichen zentrischen Wachsbiß von etwa 10 bis 15 mm Höhe zu nehmen und beide Registrate im TMR-Gerät zu vergleichen. Überlagern sich die Punkte genau, dann stimmt die Achse.

Auch Montagefehler sind dann nicht vorhanden. Wenn also bei der Remontage einer Arbeit etwas nicht stimmt, so kann man Achsenfehler als Ursache gleich ausschalten.

Eine Einschränkung muß allerdings gemacht werden: Zum Beispiel bei einer Diskusverlagerung kann eine Achse schon bei der Bestimmung vorgetäuscht werden, was dann möglicherweise auch hier für das 10-mm-Registrat zutrifft. In diesem Fall stimmt nach der Aufbißplattenbehandlung die Achse dann nicht mehr.

Decken sich die Punkte nicht, so kann die Diskrepanz gering sein und den Entschluß rechtfertigen, es trotzdem zu wagen. Der Fehler kann aber auch größer sein. Dann kann eine Scharnierachsenbestimmung ähnlich wie am Patienten durchgeführt werden: Die Richtung der Korrektur verläuft senkrecht zur Verbindungslinie der beiden Registratspunkte (Abb. 111).

Die Größe der Korrekturstrecke errechnet sich nach der Formel:

Korrekturstrecke (mm) =

$$\frac{12{,}5 \times \text{Auswanderung der Achse (mm)}}{\text{Niveaudifferenz beider Registrate am Inzisalstift (mm)}}$$

Wenn also zum Beispiel die Distanz zwischen beiden Punkten 1 mm beträgt und die Niveaudifferenz am Inzisalstift 10 mm, so muß die Achse um 12,5 mm korrigiert werden.

Viele werden enttäuscht sein, wenn sie über diese Verhältniszahlen nachdenken: eine so riesige Korrekturstrecke zu einer so kleinen Punktdifferenz! Nun, ein schlechtes Zahlenverhältnis ist schon von der Scharnierachsenbestimmung am Patienten her bekannt, allerdings nicht s o unrationell. Dort waren bei 1 mm Auswanderung der Nadelspitze etwa 6 mm zu korrigieren. Dort haben wir aber mit einem durchschnittlichen Abstand Achse : Inzisalkante von

100 mm zu rechnen, während die Entfernung zum TMR-Inzisalstift am Artikulator 125 mm beträgt. Außerdem rechnen wir am Patienten mit einer Öffnung der Schneidezähne von 15 mm. Eine solche Differenz ist bei interokklusalen Registraten kaum zu realisieren.

Es ist also schon vom Zahlenverhältnis her diese Artikulatorvermessung der Scharnierachse als eine Kontrolle anzusehen, nicht als eine Methode zur Ermittlung – so schön es wäre. Während am Patienten seine Abwehrbewegungen, seine Ungeschicklichkeit und der wechselhafte Einfluß der manuellen Führung wertmindernd wirken, ist am Artikulator vor allem die reproduzierbare Überprüfung in beliebiger Häufigkeit nicht gegeben.

Was aber hieraus umgekehrt für die Überprüfung der Achse im Artikulator beachtet werden sollte: Große Fehler zeigen sich schon in kleinen Punktauswanderungen.

Praktisch kann man so vorgehen: Am Artikulator werden in der neu gefundenen Position zwei Löcher von je 0,7 mm Durchmesser in die Blöcke gebohrt, ein Gesichtsbogen mit fluchtenden Achsenzeigern aufgeklemmt und die mit weichem Beauty-Pink-Wachs beschichtete Bißgabel gegen den oberen Zahnbogen gedrückt. Dieser Bogen kann am Patienten angelegt und die neuen Achsenpunkte auf der Haut können leicht markiert werden. Nun wird mittels Scharnierachsenlokalisators die Zuverlässigkeit der neuen Punkte erhärtet oder eine verdächtige Unstimmigkeit in den Gelenken diagnostiziert.

Wegen der mangelnden Kontrollmöglichkeit im Mund kann das folgende Vorgehen n u r s e h r b e d i n g t empfohlen werden – immerhin ist es eine interessante Variante: Nach dem Bohren der obenerwähnten Löcher wird das Artikulatoroberteil durch Einschieben der horizontalen Stifte im TMR-

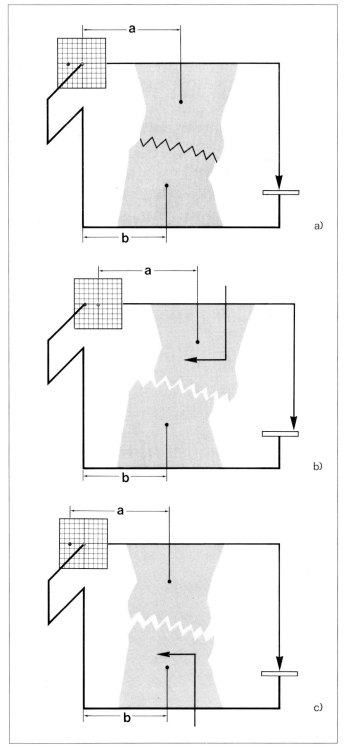

Abbildung 112a bis c

a)   Beide Modelle sind im Artikulator montiert. Die Scharnierachsenprüfung mit den Checkbissen verschiedenen Niveaus hat eine andere Achse (rot) ergeben.

b)   TMR-Einstellung des Unterkiefers auf die rote Markierung (gebohrt) und Ummontieren des Oberkiefermodells zum Unterkiefer mit altem Wachsregistrat.

c)   Einstellung des Unterkiefers mit den Kondylenkugeln auf die blaue, gerätefeste Achse und Ummontieren des Unterkiefers.

Diese Methode ist nicht generell zu empfehlen (siehe Text).

Gerät – in richtiger Symmetrie – gelagert. Nun wird das Oberkiefermodell herausgeschlagen und mit dem vorhandenen zentrischen Registrat zum Unterkiefermodell neu montiert. Anschließend wird das Unterteil mit den horizontalen Stiften in den zentrischen „0"-Bohrungen der TMR-Blöcke gelagert und jetzt das Unterkiefermodell ummontiert (Abb. 112a bis c).

Wie bereits erwähnt, kann diese Methode nur zur Nachprüfung und nicht zur Bestimmung selbst empfohlen werden. Die Prüfung allerdings stimmt schon bei 0,5 mm und weniger bedenklich.

Bei allen Vorbehalten aber, die diesem Verfahren entgegengebracht werden müssen, gewährt es doch zusätzliche Sicherheit und Kontrolle.

g) Kontrolle der achsengerechten Modellmontage

Wie bereits auf Seite 88 näher ausgeführt, muß sich die Scharnierachse des Unterkiefers bei der Achsenermittlung am Patienten und bei dem zentrischen Checkbiß an exakt der gleichen Stelle befinden. Sonst stimmt die Achse, die im Gesichtsbogen eingestellt und übertragen wurde, nicht mit der Achse der Unterkieferlage überein, die durch die Impressionen im Wachsbiß angegeben wird. Das Unterkiefermodell im Artikulator würde sich also in einer falschen Lage zur „Achse des Oberkiefermodells" befinden. D.h., wenn zum Beispiel beim Checkbiß die Kondylen mehr kaudal standen, so werden Frühkontakte in der Front auftreten, die es im Mund nicht gibt. Solche Probleme sind bei vollbezahnten Patienten anhand der erwähnten Frühkontakte noch relativ leicht zu entdecken. Schwieriger wird es bei Unterlagen für prothetische Arbeiten, mit Lücken und präparierten Stümpfen. Deshalb will ich nachfolgend ein Prüfverfahren schildern,

mit dem speziell die Übereinstimmung der Achse des Gesichtsbogentransfers und des interokklusalen Registrates überprüft werden kann:

Sofort nach der Scharnierachsenbestimmung tropft man an drei Punkten etwas Beauty-Pink-Wachs oder grüne Kerr-Masse auf die getrocknete Oberseite des Löffeladapters und läßt in derselben Lage schließen, wie tätowiert wurde. Das kann man noch ganz exakt mit den Nadelspitzen kontrollieren. Anschließend werden die Achsenaufsätze abgenommen, und der übrigbleibende Gesichtsbogen wird auf die Tätowierungen eingestellt (Orbitalzeiger kann wegbleiben). Der Löffel muß nun mit dem eingestellten Gesichtsbogen abgenommen werden, was bei Verwendung von Gips nicht schwer ist. Der Gips wird dann wie üblich in Stücken von den Zähnen entfernt, abgebürstet und aufgehoben.

In diesem Bogen ist mit Hilfe der Gipsteile das Unterkiefermodell fixierbar und in seiner Lage zur tätowierten Achse registriert. Zum eigentlichen Achsentransfer benötigt man nun einen zweiten Gesichtsbogen. In diesem ist durch Vermittlung der Bißgabel das Oberkiefermodell im Verhältnis zur tätowierten Achse enthalten.

Nachdem nun das obere Modell nach seinem Gesichtsbogen und das untere Modell nach seinem zentrischen Registrat im Artikulator montiert ist, kann folgende TMR-Messung durchgeführt werden: Zwei Punkte werden mit dem unteren im zentrischen Checkbiß fixierten Modell gezeichnet – und zwar auf einem Selbstklebeetikett, das auf die laterale Wand des Kondylengehäuses geklebt ist. Die beiden Kondylenkugeln sind dabei abgenommen. Zwei Kontrollpunkte können jetzt mit dem durch den Löffeladapter unterkieferorientierten Bogen gezeichnet werden. Die Gipsstücke wurden vorher so weit abgeschnitten, daß die okklusalen Anteile gerade noch im Löffel fixiert waren. Anschließend wurden sie passend auf das Modell plaziert und wurde der Löffel darübergesetzt. So kann der Bogen mit Löffeladapter und Unterkiefermodell – mittels der Wachseindrücke auf der Oberseite – am oberen Zahnbogen angesetzt und können die Kontrollpunkte gezeichnet werden. Natürlich soll hier mit fluchtenden Achsenzeigern gearbeitet werden, da die Verwendung der „Mounting Fixture" in ihrer Genauigkeit auf das Oberteil des Artikulators beschränkt ist.

Wenn diese Punkte nicht zusammenfallen, so ist der Fehler sicher größer, als wenn die Achse fehlerhaft bestimmt oder ein exzentrisches Registrat ungenau ist. Hier entstehen falsche Lagen der Kondylen in voller Höhe des Fehlers.

2. Kapitel

Schnelldiagnostik und Niveauvermessung als Grundlage der Okklusalkorrektur

A. Allgemeines

Einigen amerikanischen Autoren (z. B. *Lundeen, Payne, Stallard, Thomas* usw.) verdanken wir eine detaillierte Aufwachstechnik zur Herstellung von künstlichen Kauflächen mit überraschend hohem natürlichem Funktionswert. Das Stadium natürlicher Kauflächen und ihrer Okklusion zeigt eine weitgehende Übereinstimmung der von den erwähnten Autoren aufgestellten Okklusionscharakteristiken und dem System, das die Natur verwendet. Die Einzelheiten sind in der einschlägigen Literatur ausführlich dargestellt, hier soll nur auf die übergeordneten Prinzipien hingewiesen werden.

Die von den obigen Autoren und von der Natur verwendeten punktförmigen Kontakte zwischen konvexen Oberflächen, die bei Kieferschluß zwischen den Antagonisten entstehen, bieten die einzige Möglichkeit, daß gleichzeitig folgende Forderungen erfüllt werden können:

a) Ableitung der Kräfte in die Längsachsen der Wurzeln – sowohl bei zentrischer Leerschließung als auch beim Quetschen eines hydraulischen Bissens,

b) unmittelbare Kontaktlösung bei exzentrischen Bewegungen,

c) einfache Adaptierbarkeit durch geringstes Substanzopfer (Schmelz) beim Zahndurchbruch,

d) sicherste Adaptationsreserve innerhalb der Dreipunktverbände, bei Nachjustierungen, die durch Abnutzung, Karies oder sonstige Zerstörungen, wie Zahnverlust, erforderlich werden.

Weil nun an der prinzipiellen Richtigkeit dieser Höcker-Fossa-Tripodbeziehungen oder der Höcker-Randwulst-Zwillingsbeziehungen heute kein Zweifel mehr bestehen kann, auch wenn sie in der Natur oder der zahnärztlichen Praxis mitunter durch falschen Einsatz zum Mißerfolg kommen, so darf die Idealokklusion von *Payne* oder *Thomas* nicht nur für die Herstellung der künstlichen Okklusion als Ziel dienen, sondern muß auch bei der Korrektur der natürlichen Kaufläche Denkschemata liefern.

Bei der Schleifkorrektur im Mund muß durch Abtragen von Substanz die Okklusalfläche der Zähne so verändert werden, daß als Ergebnis voller Front- und Eckzahnkontakt in RCP und bei gleicher Unterkieferstellung möglichst viele Höcker-Fossa-Dreipunktberührungen entstehen.

Diese Dreipunktsysteme sind wegen ihrer kräftezentrierenden Eigenschaft die wertvollsten. Ist eine solche Beziehung nicht zu erreichen, so ist mit geringeren Schwierigkeiten ein allerdings schwächeres System, der Zweipunktkontakt, zu erreichen, bei dem sich die beiden Punkte an dem Höcker gegenüberliegen müssen, um ein statisches Gleichgewicht zu verbürgen und keine Zahnbewegung einzuleiten. Erst wenn auch diese Möglichkeit nicht mehr zu erreichen ist, darf ausnahmsweise ein Einpunktkontakt hergestellt werden, der dann aber nicht auf einem Abhang liegen darf, sondern nur z. B. zwischen einer Höckerspitze und einer horizontalen Fläche. Meist ist es jedoch in solchen Fällen besser, die entsprechende Kaufläche zu rehabilitieren, denn wenn sich solche Einpunktkontakte häufen, werden die Interkuspidationseigenschaften des Gebisses abnehmen. Je flacher aber die Seitenzahnokklusion wird, desto stärker nimmt sofort die Belastung der Frontzähne zu. Das lehrt auch die Beobachtung nach Einschleiffehlern.

Die Aufgabe der Okklusalkorrektur kann demnach so definiert werden:

Durch subtrahierende Schleiftechnik wird eine falsch geformte (z. B. Inlay, Krone) oder richtig geformte, aber in falscher Okklusion stehende Kaufläche (z. B. ablenkender Frühkontakt oder exzentrische Störung) so ummodelliert, daß sie mit ihrem Antagonisten der idealen Okklusion möglichst nahekommt.

Das Wort „ummodelliert" erzeugt leider eine falsche Gedankenverbindung zu dem Modellieren von Wachskauflächen. Hier müssen wir zu der fatalen Erkenntnis kommen, daß die falsche Form ja nur durch Abtragen verändert werden kann und daß fehlende Areale nicht aufgebaut, sondern bestenfalls durch Bißsenkung in Okklusion gebracht werden können. Während bei der addierenden Modelliertechnik (Aufwachstechnik) der Biß gehoben werden müßte – wenn die Zähne nicht vorher präpariert worden wären –, wird bei der subtrahierenden Formgebung Bißhöhe frei, d. h., der Biß wird gesenkt. Das ist jedem geläufig, der sich mit der Materie befaßt.

Die Frage lautet deshalb: Wieviel darf der Biß gesenkt werden, und wieviel ist notwendig, um die erwähnten Ziele zu erreichen? Müßte der Biß zur Erreichung eines okklusal exakten Ergebnisses zu viel gesenkt werden, so wären bereits bei der Planung andere Therapiekombinationen zu eruieren, z. B. Voll- oder Teilrehabilitation, Aufbau der Frontzähne oder kieferorthopädische Vorbehandlung. Diese Problemstellung führt in eine sehr verbreitete Unsicherheit im gnathologischen Bereich, weshalb manche Behandlung durchgeführt wird, die vielleicht in der angewendeten Form gar nicht nötig gewesen wäre.

Um zu einem vertretbaren Behandlungsplan zu kommen, sollte man an einem Modellpaar im Artikulator die ganze Okklusalkorrektur simulierend durchradieren und das Ergebnis zuerst in Gips studieren („diagnostisches Radieren"). Dann erst sieht man, ob bei einer Bißsenkung von z. B. 2 mm am Stützstift wirklich Front- und Eckzahnkontakt beiderseits erreicht werden kann. Anschließend erfolgt im Bedarfsfalle das diagnostische Aufwachsen, um festzustellen, wo und wieviel aufgebaut werden muß (auch im Seitenzahngebiet). Daraus können wichtige Schlüsse für die anzuwendende Präparations- und Inlaytechnik gezogen werden.

Diese Vorarbeit, die oft Stunden in Anspruch nimmt, ist jedoch zeit- und geldraubend und wird deshalb, trotz ihrer Unerläßlichkeit für eine Entscheidungsfindung, sehr oft unterlassen. Noch dazu ist es eine Planungsarbeit, für die in der Gebührenordnung kaum Platz ist.

Es ist die hohe Kompliziertheit und Komplexität, die den Arbeitsgang der Okklusalkorrektur kennzeichnet und wofür ich mit diesen einführenden Gedanken Verständnis erzielen möchte. Daraus geht dann die Verantwortung hervor, die der Therapeut übernimmt, wenn er in lebendes Gewebe und in Funktionszusammenhänge eingreift, die er fast zwangsläufig zum Schlechten verändert, wenn er nicht genau über ihre Mechanik und neuromuskuläre Steuerung orientiert ist. Dies muß deshalb mit solcher Deutlichkeit gesagt werden, weil es nicht nur die Zahnheilkunde von gestern war, die laufend gegen solche Erkenntnisse verstieß, sondern weil es immer noch einen großen Teil von Lehrern und Schülern gibt, die glauben, die Okklusalkorrektur erschöpfe sich in der Beseitigung von ablenkenden Frühkontakten und das Niveau der habituellen Okklusion dürfe nicht abgesenkt werden. Mit solchen Palliativmaßnahmen kann man allenfalls vorübergehende Erleichterung für den Patienten erreichen, keinesfalls aber einen befriedigenden Dauerzustand. Es kann sich dabei höchstens um eine prätherapeutische Maßnahme handeln, etwa vor Anfertigung einer Aufbißplatte.

Es wäre jedoch völlig falsch, wenn wir – wie es allgemein üblich ist – annehmen würden, dieses Kapitel beträfe nur den Zahnarzt und die natürlichen Zähne. Mit vielfacher Häufigkeit muß alles, was hier ausgesprochen wird, auf den technischen Arbeitsgang der Remontage angewandt werden. Es wird soviel über diese Arbeit gesprochen und geschrieben, aber nirgends wird das eigentliche Problem der Remontage – nämlich die Korrektur der Okklusion – aufgezeigt. Nachdem dieser Schritt ein in der Gnathologie alltäglicher Vorgang ist, sehe ich hier ein Versäumnis, welches nun nachgeholt werden soll:
Der Zahnarzt probiert Kronen, Brücken, Onlays ein, nimmt ein neues zentrisches Registrat und macht einen Remontageabdruck im Ober- und Unterkiefer. Der Techniker stellt Modelle her und montiert das obere nach Remontagelehre und das untere nach zentrischem Checkbiß. Nach Heraus-

nehmen des Registrates ergibt sich in manchen Fällen, daß die Okklusion genau stimmt, während sie in anderen Fällen ein anteriores oder seitliches Abgleiten zeigt. Mit anderen Worten: eine MIOS oder eine LIOS (siehe Abschnitt B, Seite 153). Und nun haben wir dieselbe Problematik wie beim Einschleifen einer natürlichen Bezahnung: Wir können auch hier fragen, ob das Einschleifen möglich ist und mit welcher Bißsenkung oder ob die Arbeit neu hergestellt werden muß.

An dieser Fragestellung kommen wir auch durch zwei oder drei Remontagen nicht vorbei, denn wenn die Zentrik sich um mehr als 0,5 mm ändert, erfährt die Qualität der Okklusion empfindliche Verluste, indem sie den eingangs gestellten Forderungen nicht mehr in allen Punkten entsprechen kann (siehe Seite 149).

Wenn aber trotzdem a l l e s eingeschliffen wird, ob es Abweichungen von 0,5 mm oder 2 mm sind, sollte man sich wenigstens Rechenschaft über diese Qualitätsverluste geben. Dieses Eingeständnis würde nämlich dazu führen, daß man die in Remontagen ablaufenden zentrischen Korrekturen nicht mehr als Kavaliersdelikt abtut, sondern als echte Gefährdung der gesamten Arbeit ansieht. Das würde weiterhin zur Folge haben, daß man ernstliche Überlegungen anstellt, wie das Risiko einer falschen Zentrik einzuschränken ist.

Dafür gibt es z. B. jetzt schon folgende Vorschläge:

Intensivere Beachtung der Vorbehandlung. Wenn viele präparierte Pfeiler vorliegen und das erste zentrische Registrat nicht „bombensicher" ist, sollte man lieber einen Arbeitsgang mit Aluminium-Copings und Kunststoffbarren einschalten – gewissermaßen als Vorremontage –, um eine zuverlässigere Zentrik zu erhalten.

Exaktes Verpassen jedes einzelnen Guß-teiles im Munde. Bei den meisten Einproben sind Okklusionsstörungen nur auf den mangelhaften Sitz von Kronen auf ihrem Stumpf zurückzuführen. Häufige Ursache ist die Kompression der Metallkäppchen unter dem sinternden Porzellan im Ofen, bei der Metallkeramik. Keine Krone dürfte Verwendung finden, die nicht zuvor mit angerührtem Silikon aufprobiert wurde, um sicherzustellen, daß sie auch im Mund satt auf ihrem Stumpf sitzt.

Letztlich ist es besonders vordringlich, daß der Techniker nicht nur im Aufwachsen, sondern – wichtiger, weil schwieriger – im Einschleifen ausgebildet wird.

So kann also mit Recht behauptet werden, daß dieses Kapitel gleichermaßen wichtig ist für Praxis und Labor und daß wie eine patienteneigene Okklusion auch eine Gold-okklusion nach der Remontage nicht mehr einschleifbar sein kann. Die Kriterien hierzu folgen im Abschnitt C, ab Seite 156).

B. Nomenklatur

Um in den folgenden Abschnitten keine Mißverständnisse aufkommen zu lassen, sollen hier einige Begriffe wiederholt bzw. eingeführt werden, die vielleicht nicht allgemein geläufig sind:

MIOS (*Lauritzen*) = **M**ediane (verschobene) **I**nterkuspidale **O**kklusions-**S**tellung

LIOS (*Lauritzen*) = **L**aterale (verschobene) **I**nterkuspidale **O**kklusions-**S**tellung

In beiden Fällen handelt es sich um zentrische Störungen, die das Schließen in terminaler Scharnierachsenrelation (TSR) verhindern und den Unterkiefer symmetrisch nach anterior – also median – (MIOS) oder nach lateral (LIOS) in seine habituelle (maximal interkuspidierte) Okklusion ablenken.

TSIOS (*Lauritzen*) = **T**erminale **S**charnier-**I**nterkuspidale **O**kklusions-**S**tellung

Hier fällt die habituelle Interkuspidation mit der retrudierten Kontaktposition zusammen (RCP = TSR = IOS). Dies ist aus vielerlei Gründen die ideale Okklusionsstellung, wenn sie in der Natur auch oft verändert vorliegt. Es würde jedoch den Rahmen dieser Arbeit sprengen, alle Gründe aufzuführen, die es unmöglich machen, bei der Rehabilitation oder der Okklusalkorrektur im natürlichen Gebiß (für die Totalprothese gelten andere Gesetze) auf die TSIOS zu verzichten. Ein paar Gedanken hierzu habe ich im 1. Kapitel ab Seite 67 niedergelegt und darf mich hier lediglich darauf berufen.

Während nun bei der Korrektur einer MIOS, also beim Distalverlegen der Höcker und Fossae im Oberkiefer und Mesialverlegen derselben im Unterkiefer, symmetrische Verhältnisse im rechten und linken Oberkiefer bzw. Unterkiefer vorliegen, ist dies bei der Korrektur einer LIOS anders. Hier gibt es eine Unterkieferhälfte der Seite, zu der der Unterkiefer abgleitet – die **„externe"** oder „auswärts gleitende Seite" –, und die andere Hälfte, die beim Abgleiten mesial und lingual wandert – die **„interne"** oder „einwärts gleitende Seite" (Abb. 113).

A-Kontakte (A-Stops) = Zentrische Kontakte der bukkalen oberen Dreieckswülste mit der Außenkontur der unteren Bukkalhöcker (am deutlichsten bei der zentralen Fossa der Molaren). Diese Stops gehen z. B. leicht verloren beim Entfernen einer exzentrischen Arbeitsstörung oder bei der Korrektur einer LIOS in der internen Zahnbogenhälfte (Abb. 114).

153

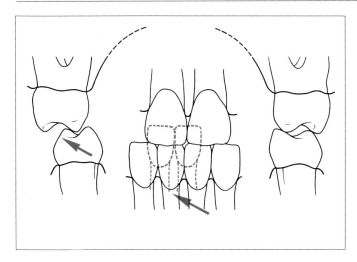

Abb. 113 LIOS rechts.
a) Der Transversalschnitt durch die vier ersten Molaren zeigt, daß bei der LIOS rechts Kontakte zwischen den Stampfhöckern rechts – also auf der externen, der nach lateral abgleitenden Seite – und Kontakte zwischen Scher- und Stampfhöckern links – auf der internen Seite – entstehen. So kommt das Abgleiten nach rechts zustande, das in der Front beobachtet wird.

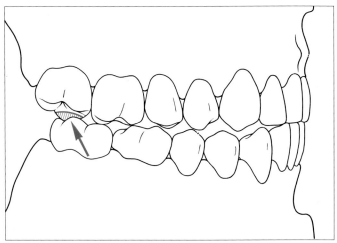

b) Seitenansicht der gleichen Störung von rechts.

C-Kontakte (C-Stops) = Zentrische Kontakte der lingualen unteren Dreieckswülste mit den palatinalen Abhängen der oberen Stampfhöcker (sie können auf die gleiche Weise verlorengehen wie die A-Stops).

B-Kontakte (B-Stops) = Zentrische Kontakte zwischen den Dreieckswülsten der palatinalen oberen und der bukkalen unteren Höcker (sie gehen z. B. leicht verloren beim Entfernen einer exzentrischen Mediotrusions-[Balance-]Störung oder bei der Korrektur einer LIOS in der externen Zahnbogenhälfte, Abb. 115).

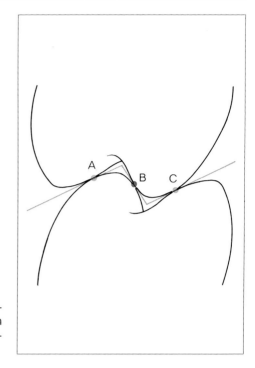

Abb. 114 A- und C-Stops entstehen durch zentrische Berührung der Scher- und Stampfhöcker. In den B-Stops berühren sich die Stampfhöcker gegenseitig.

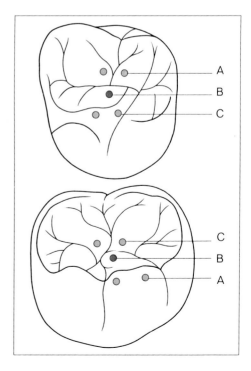

Abb. 115 A- und C-Stops gibt es mehr als B-Stops.

C. Grundgedanken zur Beseitigung einer zentrischen Störung

Um die Eindeutigkeit und die entscheidende Wichtigkeit der unter A gemachten Aussagen noch zu untermauern, sollen hier einige grundlegende Gedanken zur Okklusalkorrektur eingeschoben werden.

Die zentrischen Frühkontakte – rot einzufärben – liegen bei der MIOS im Oberkiefer an den palatinalen Höckern (mesialer Abhang) und im Unterkiefer an den bukkalen Höckern (distaler Abhang). Über das technische Vorgehen beim Radieren bzw. Schleifen muß in einer eigenen Arbeit berichtet werden, da sonst hier die Übersicht leiden würde. Es sei nur vorweggenommen, daß es sicher falsch ist, einfach und ohne Konzept die rotgezeichneten Störungen wegzunehmen.

Immer wieder muß darauf hingewiesen werden, daß es sich nicht in erster Linie darum handelt, ablenkende Kontakte zu beseitigen, sondern vielmehr darum, eine neue Kauflächenform zu schaffen. Diese soll natürlich ohne zentrische Störungen sein. Aber schon zu der Entscheidung, ob im oberen oder unteren Antagonisten oder in beiden geschliffen werden muß, gehört der Blick auf das Endziel in diesem Kauflächenteil, zum Beispiel:

Höcker-Fossa-Beziehung = Dreistop
oder
Höcker-Randwulst-Beziehung = Zweistop.

Dabei ist die Erstrebbarkeit dieses Endzieles von seiner Erreichbarkeit beeinflußt, denn nicht immer sind Drillingsstops durch Schleifen zu erreichen. Nebenbei muß diese endgültige okklusale Form von vornherein so gestaltet werden, daß keine exzentrischen Störungen entstehen bzw. daß vorhandene bereits von Beginn an verringert werden.

Man muß sich darüber klar sein, daß beim Einschleifen kostbare und unwiederbringliche Zahnsubstanz geopfert wird. Eine Bißsenkung wird zwar in Kauf genommen, aber nur wenn am Ende diese Bißsenkung durch eine gute, neue Interkuspidation aufgewogen wird. Der Weg dorthin ist sehr schmal, und jede falsche Schleifentscheidung kann einen wichtigen okklusalen Kontaktpunkt (Stop) kosten; z. B. den B-Kontakt eines Prämolaren oder eines Molaren (Abb. 116, Mitte). In einem solchen Fall ist dann bereits entschieden, daß die erreichte Okklusion nicht endgültig sein kann, da die A- und C-Kontakte durch Zahnbewegung einen Kräfteausgleich herbeiführen. Ein halbes Jahr später ist demzufolge die Störung wieder da, aber oft sind die Verhältnisse dann schlechter als am Anfang. Vereinfacht könnte man das ungezielte Vorgehen vergleichen mit der Arbeit eines Holzschnitzers, der sich beim Schnitzen eines Gesich-

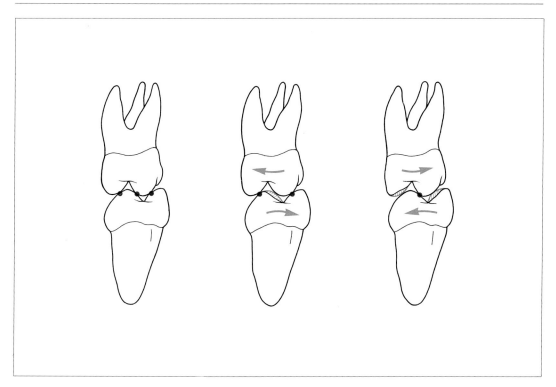

Abb. 116   Fehlt der B-Kontakt (Zeichnung Mitte), so ist das okklusale Gleichgewicht dieses Antagonistenpaares gestört, und eine Zahnbewegung ist die Folge. Diese Bewegung hört erst auf, wenn das Gleichgewicht wiederhergestellt ist. Hierdurch werden aber die inneren Abhänge der Stampfhöcker steiler und somit störanfälliger.

tes noch nicht klar darüber ist, wo die Nase hinkommt. Leicht kann es passieren, daß – wenn er sich endlich entscheidet – dort kein Holz mehr vorhanden ist.

Wir waren davon ausgegangen, daß bei einer MIOS die zentrischen Störungen zwischen den mesialen Abhängen der oberen und den distalen Abhängen der unteren Stampfhöcker auftreten (Abb. 117 und 118).

Bei der LIOS dagegen treten die zentrischen Störungen in beiden Zahnbogenhälften verschieden auf: in der externen Hälfte (siehe Abb. 113 und 119) zwischen den Stampfhöckern des Ober- und Unterkiefers, und zwar transversal, also an den inneren (Balance-)Abhängen. In der internen Hälfte treten sie auf zwischen den bukkalen oberen Dreieckswülsten – mesialer Abhang – und den bukkalen Außenkonturen der unteren Stampfhöcker – distaler Abhang – sowie zwischen den lingualen unteren Dreieckswülsten – distaler Abhang – und den palatinalen Außenkonturen der oberen Stampfhöcker – mesialer Abhang –; auf dieser Seite also diagonal zu dem annähernd rechteckigen Kautisch (BOM – LUD = **b**ukkale **o**bere, **m**esialer Abhang und **l**inguale **u**ntere, **d**istaler Abhang).

157

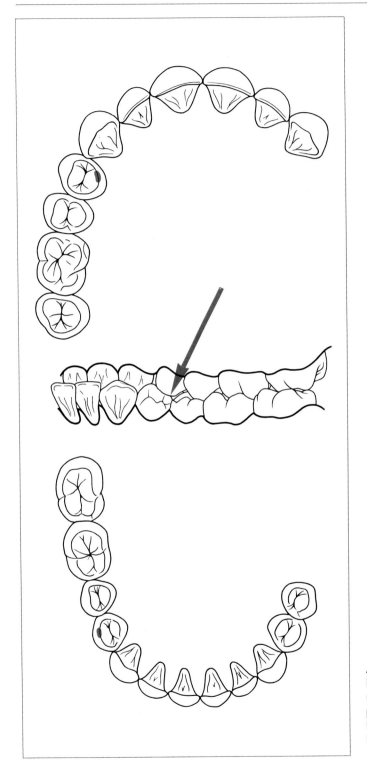

Abb. 117 Am häufigsten ist eine MIOS durch die Prämolaren verursacht. Und zwar die oberen palatinalen Höcker – mesialer Abhang – gegen die unteren bukkalen Höcker – distaler Abhang.

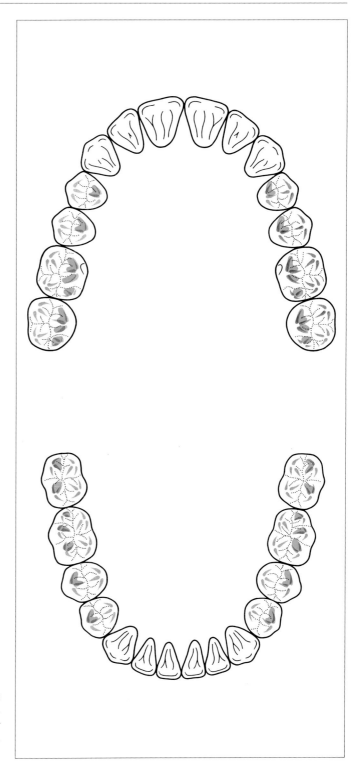

Abb. 118   Bei einer MIOS gibt es typische Stellen, an denen die Störungen zu erwarten sind. In der Praxis kommen individuell Abweichungen vor.

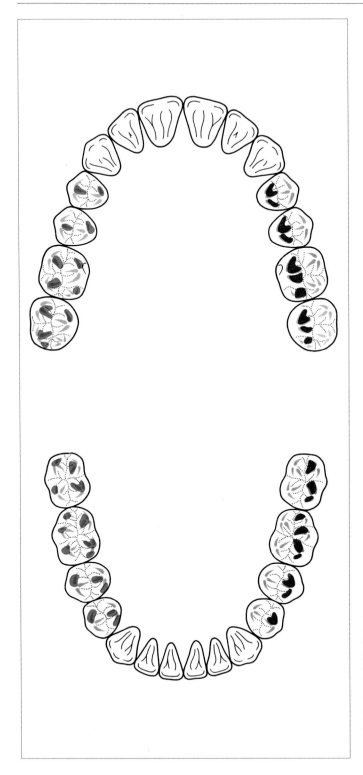

Abb. 119   In dem Zahnschema sind die für eine LIOS typischen Störungen eingezeichnet. Es handelt sich um eine LIOS links, so daß links die externe Seite liegt.
Dort liegen die störanfälligen Zonen transversal zwischen den Stampfhöckern. Auf der internen Seite stören jeweils Scher- gegen Stampfhöcker – in diagonaler Richtung (BOM – LUD in Grün).

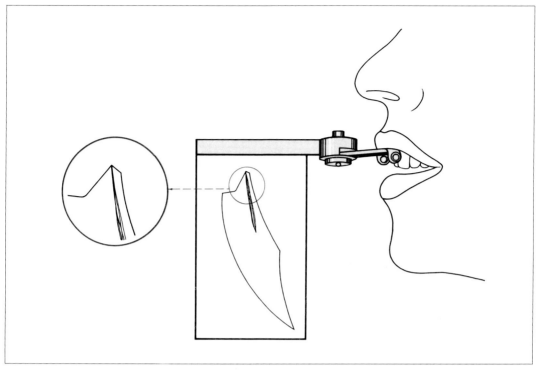

Abb. 120 Die Abbildung zeigt, wie auf einer am Oberkieferzahnbogen befestigten, sagittal stehenden Registrierfläche die Unterkieferbewegungen aufgezeichnet werden können. Der am Unterkiefer befestigte Schreibstift wurde aus Gründen der Übersicht weggelassen. Das im Kreis vergrößerte Areal ist das hier besonders wichtige.

Bei der **Okklusalkorrektur** kann man grob zwei Abschnitte unterscheiden:

Phase I: Von der RCP (Frühkontaktsituation) bis zum Erreichen des Vertikalniveaus, das bei der habituellen Okklusion (LIOS oder MIOS) vorgelegen hat. In dieser Phase werden alle Ablenkungen beseitigt, und es entsteht bei der MIOS eine Long-Zentrik, bei der LIOS jedoch eine Long- und Wide-Zentrik. In diesem Stadium kann also der Unterkiefer bei einer LIOS nicht nur sagittal vor- und zurück-, sondern auch transversal zur externen Seite und bis zur RCP nach median zurückgeschoben werden (siehe Seite 165, Abb. 123).

Phase II: Das Schleifen von der Long-Zentrik (Niveau der Habituellen) bis zum Erreichen der TSIOS. Dieser Abschnitt ist zweifellos der viel schwierigere und allgemein am wenigsten beachtete. Deshalb sollen in den folgenden Abschnitten a–d die Grundprinzipien aufgezeigt werden, die zum Verständnis der Planung und der Schnelldiagnose unerläßlich sind. Wir wollen dabei auf die Korrektur der LIOS eingehen, da sie dreidimensional schwerer zu verstehen ist als die der MIOS.

Das *Posselt*sche Diagramm kann als bekannt vorausgesetzt werden und wird – in anderem Zusammenhang – später eingehender besprochen. Trotzdem soll es hier

161

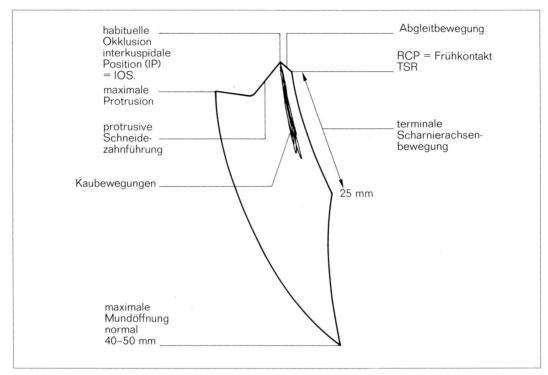

Abb. 121   Das *Posselt*sche Diagramm zeigt, daß die Scharnierachsenöffnung mit 20–25 mm etwa die Hälfte der maximalen Öffnung ausmacht. Die Scharnierschließung wird beendet durch die ersten zentrischen Störkontakte, und auf ihnen gleitet der Unterkiefer in seine kranialste, in die interkuspidale Position. Diese ist zunächst eindeutig, denn von ihr aus muß der Unterkiefer bei j e d e r Bewegung nach kaudal ausweichen (siehe auch Abbildung 122).

kurz vorgestellt werden, weil die Abbildung 123 auf der Kenntnis dieses Diagramms basiert (Abb. 120).

In der Abbildung ist zu sehen, daß der am Unterkiefer befestigte Registrierstift (in der Zeichnung weggelassen) den gesamten Bewegungsumfang des Unterkiefers auf-gezeichnet hat – soweit es sich um Öffnungs- und Protrusionsbewegungen handelt. Besonders interessant ist natürlich die Umfangslinie, die die Grenzbewegung des Unterkiefers zeigt (siehe Abb. 121 und 122).

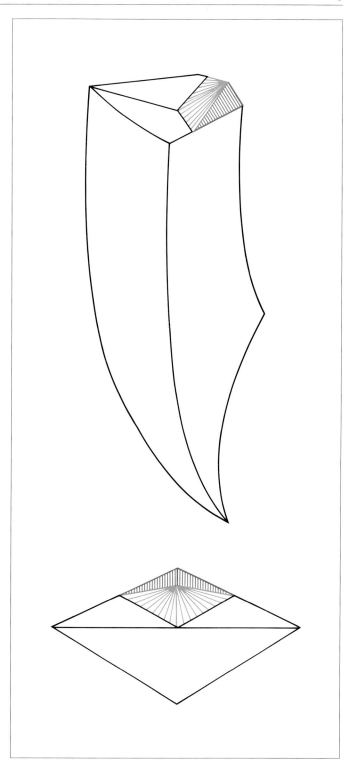

Abb. 122 Diese Umzeichnung nach *B. S. Kraus*, *R. F. Jordan*, *L. Abrams* gibt einen räumlichen Überblick über den dreidimensionalen Bewegungsumfang der unteren Schneidezahnmitte. Von der IOS geht nach ventral die Schneidezahn- und nach beiden Seiten die Eckzahnführung. Im Grundriß findet man ähnliche rhomboide Figuren wie in Abbildung 67a und b, Seite 96.

Veränderung der kartesischen Registrate in drei Ebenen während der Korrektur einer LIOS rechts (Abb. 123)

a) Medianebene

In der Tabelle ist nur der okklusionsnahe Teil des Registrates (im Kreis der Abbildung 120) übernommen. Mit roter Farbe ist die jeweilige Okklusionsstellung (OS) angegeben. So ist in der ersten Spalte deutlich zu sehen, wie in habitueller Okklusion der Unterkiefer in seiner kranialsten Stellung liegt, nämlich in der Interkuspidation. Das Inzisalstiftniveau beträgt 0 mm.

In der zweiten Spalte ist die retrudierte Kontaktposition (RCP) eingenommen und (der oder) die Frühkontakte befinden sich in Berührung. Das Inzisalstiftniveau beträgt jetzt + 2,3 mm; um soviel sperren die Frühkontakte die Scharnierschließung. Beim Zubeißen gleitet der Unterkiefer in die interkuspidale Position IP (= habituelle Okklusion) der ersten Spalte. Dabei gleitet der untere Zahnbogen nicht nur vertikal um 2,3 mm in die obere Zahnreihe hinein, sondern er rutscht auch 2,3 mm nach rechts und ventral.

Soll dieses Abgleiten durch Entfernen der Frühkontakte verringert bzw. beseitigt werden, so erhält der Unterkiefer zu seinem Bewegungsraum das in der dritten Spalte schraffierte Gebiet dazu. Gleichzeitig ist das Niveau der RCP (abgelesen am Inzisalstift) um 2,3 mm gesunken, hat also das der habituellen Okklusion erreicht.

Während der Patient vielleicht vorher eine gut interkuspidierte Point-Zentrik hatte, gibt es jetzt keine eindeutige Okklusion, sondern eine Long-Zentrik (in dem oberen Registrat nur als solche zu erkennen), dargestellt durch die rote Sagittalbahn. Wir können sagen, daß diese Okklusion offen ist, wenn wir davon ausgehen, daß durch das Entfernen der zentrischen Störungen alle habituellen Drillingskontakte (Höcker-Fossa-Beziehun-

gen) geöffnet werden mußten. Diese Long-Zentrik liegt auf dem gleichen Vertikalniveau wie die habituelle Okklusion.

Da eine Long-(oder Wide-)Zentrik einerseits für die okklusale Auflage des Unterkiefers am Oberkiefer nicht eindeutig genug ist und zu Suchbewegungen und Parafunktionen veranlaßt (*Krogh Poulsen* und *Lundeen*) und andererseits die offenen Stopverhältnisse keine zentrierte Kraftübertragung in die Längsachsen der Wurzeln verbürgen, besteht die Notwendigkeit, diese offene Okklusion wieder zu verschließen, was nur durch Bißvertiefung möglich ist. Auch sind in diesem Stadium nie die anterioren Determinanten in Ordnung. In der rechten Zeichnung ist die neue Zentrik nach Korrektur registriert. Beachten Sie bitte die dazugehörige Niveauangabe unten, die natürlich individuell verschieden ausfällt. Vergleichen Sie auch mit dem Kapitel „Die okklusale Funktionsanalyse", Seite 192).

b) In seinen Einzelheiten weniger bekannt ist das Symphysenbahnregistrat, wie es *Gysi* genannt hat, oder das Pfeilwinkelregistrat nach *McGreen, Gerber* u. a., wie es heute meist genannt wird. Diese Aufzeichnung in der mittleren horizontalen Folge zeigt die Grenzen der Bewegungsmöglichkeit des Unterkiefers, projiziert auf die Horizontalebene. Entgegen den oft in der Praxis geübten Techniken, die Registrierplatte im Unterkiefer und den Schreibstift am Oberkiefer zu befestigen, soll hier – entsprechend dem *Possel*tschen Diagramm – die Registrierfläche am unbeweglichen Schädel und der Schreibstift am beweglichen Unterkiefer angebracht sein. Um aber das seitenverkehrende Umdenken zu ersparen, das nötig ist, wenn die Schreibfläche von unten beschrieben wird, wollen wir zwar von unten auf eine transparente Registrierplatte aufzeichnen, aber – ohne

	nach Phase I Long-Zentrik, Wide-Zentrik	nach Phase II TSIOS Point-Zentrik	
	 Long-Zentrik		
	 Wide-Zentrik + Long-Zentrik		
	 Wide-Zentrik — Median-ebene		
	0 mm	− 1,7 mm	

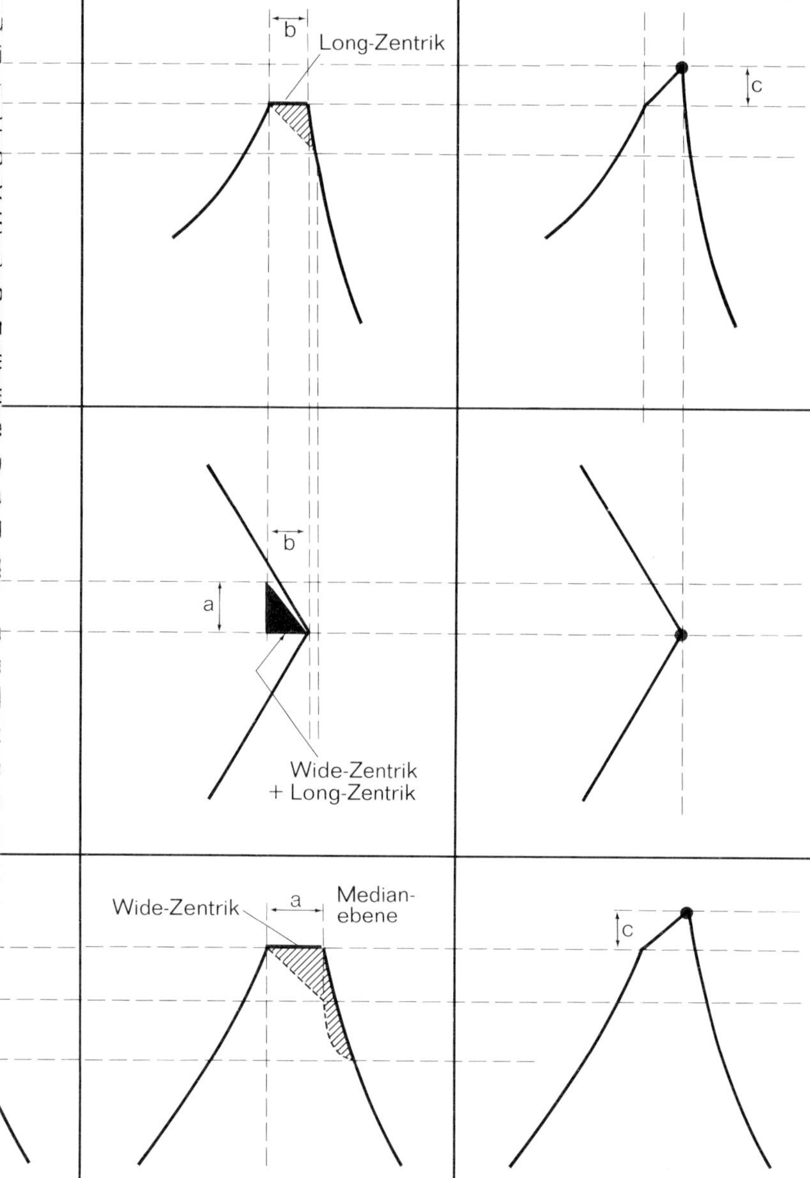

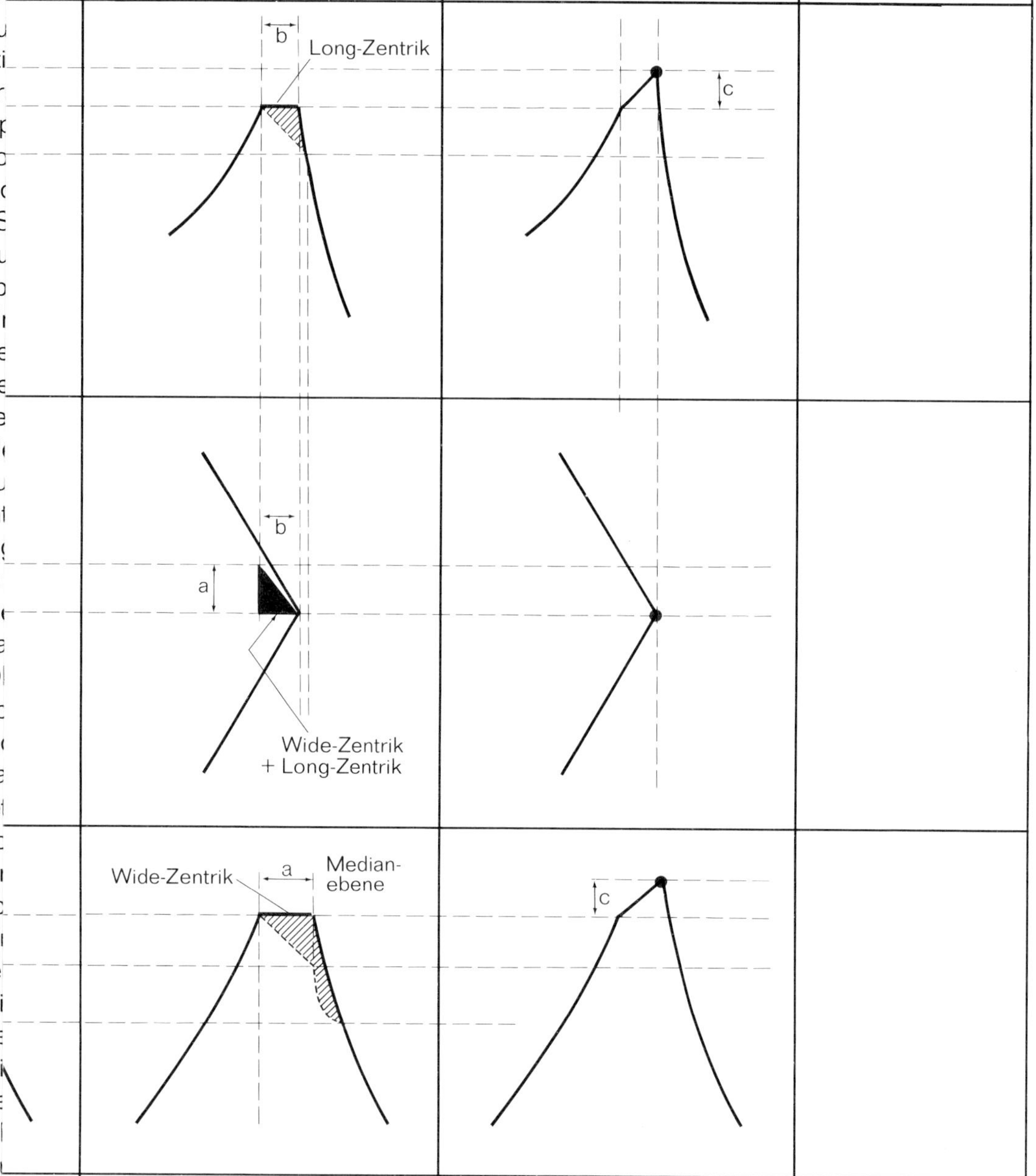

(Left margin, partially cut off vertical text column:)
Ur_ition
ni TSR
pr
du
sti
er
Sp
ko
nic
TS
Pu
sp
Ur
de
ge
lie
gl
au
Inf
lag
in
De
na
Ol
ko
nic
na
jet
sc
lui
sc
dii
fe
Di
ge
wi
ge
bil
Du
O
S
d.
di
tie

ben – aus der RCP gesehen – immer einen fließenden Übergang zu exzentrischen Arbeits- oder Balancestörungen. Sie fälschen deshalb im Frontalregistrat die Eckzahnführung ab. Deshalb habe ich dort eine gestrichelte Linie gezeichnet, welche die inaktive Eckzahnführung darstellt, die erst aktiv werden kann, wenn die sie überlagernden Seitenzahnstörungen korrigiert sind. Letzteres geht auch deutlich aus der Abbildung 124 hervor.

Wenn die linke Eckzahnführung verdeckt wird, wie das in der Zeichnung der Fall ist, dann kann das ein Balancehindernis der rechten oder eine Arbeitsstörung der linken Seitenzähne sein. Diese Seitenzahnstörungen haben aber – um es nochmals zu betonen –, je näher der Unterkiefer der RCP kommt, einen fließenden Übergang zu den zentrischen Störungen. Das ist es, worüber zu wenig gesprochen wird.

Hier in unserem Fall scheint es auf den ersten Blick, als ob der Patient in TSIOS wäre. Aber die Symmetrie- oder Medianebene (gestrichelt) zeigt, daß die Interkuspidation nach rechts verschoben ist. In Wirklichkeit könnte der Registrierstift, wenn der Kondylus der internen Seite retral bliebe, den roten Punkt nicht erreichen. Wenn der Patient zubeißt und so in seine Interkuspidation eingleitet, verlassen beide Kondylen ihre retrale Stellung, der linke mehr, der rechte weniger, und der Stift erreicht den roten Punkt.

Durch die Beseitigung der Ablenkkontakte wird die Interkuspidation nach median hin geöffnet, und die rote Linie in der dritten Spalte veranschaulicht das Maß der Wide-Zentrik: von der früheren habituellen Okklusion bis zur Mittellinie. Dies ist das Dreieck des Grundrißregistrates in seiner Frontalprojektion; während wir seine Medianprojektion unter Abschnitt a besprachen. Die Seitenzahnstörung ist inzwischen be-

seitigt, so daß die linke Eckzahnführung freiliegt und aktiv ist – wenigstens bis in dieses Niveau.

Durch das weitere Vertiefen wird die Okklusion wieder geschlossen, und die Interkuspidation liegt tiefer, aber in der Medianebene.

Aus welchen Gründen auch immer man die TSIOS anstrebt oder ablehnt, dies sind die grundlegenden mechanischen Tatsachen bei der Verlegung einer Okklusion.

d) Die Werte in der unteren Zeile, die das jeweilige Vertikalniveau bzw. die Niveaudifferenz des roten Punktes oder Feldes, bezogen auf den Stützstift, veranschaulichen, gelten für das Prämolarengebiet etwa mit der Hälfte ihres Wertes.

Darstellung der Korrektur einer LIOS rechts am Beispiel des ersten Molaren der „externen" (hier der rechten) Seite (Abb. 124)

Allgemein:

Die beiden horizontalen Folgen zeigen zwei charakteristische Störungen an einem Antagonistenpaar. Die obere Serie Zeichnungen stellt einen Fall ohne exzentrische Störung, die untere dagegen eine häufig vorkommende Kombination von zentrischer mit exzentrischer Störung dar. Wenn ich hier schreibe: „ohne exzentrische Störung", so ist mir klar, daß dies genaugenommen nicht vorkommt (siehe Seite 165). In der zeichnerischen Darstellung muß dies aber der Übersicht halber so gegenübergestellt werden, damit klar wird, wie die bewußte Änderung der Neigung von Höckerabhängen unter Stoperhaltung von Anfang an verfolgt werden muß und kann.

Dargestellt ist bei einer LIOS rechts das rechte Molarenpaar, von mesial gesehen, weil dort die Frühkontakte, wie oben erwähnt, an den inneren Abhängen der Stampfhöcker entstehen und das Geschehen deshalb für die Darstellung in einem Transversalschnitt geeignet ist. Außerdem sieht man hier das „Öffnen" der Okklusion nach median während der Phase I besonders deutlich. Das ist deshalb wichtig, weil es so oft nicht beachtet wird. Ebenso ist es mit dem „Verschließen" in der TSIOS.

Die interne Seite wirkt in Phase I bei der „Öffnung" der Okklusion mehr in die Long-Zentrik, während die hier gezeigte externe Seite speziell die Wide-Zentrik ausbildet. Außerdem hat das transversale „Verschließen" in Phase II viel zu tun mit der Erhaltung der B-Stops und indirekt mit eventuellen Mediotrusionsstörungen.

Auf der internen Seite, wo sagittal „verschlossen" werden muß, geht es in Phase II um die Erhaltung von A- und C-Stops sowie um die Vermeidung von Laterotrusionsstörungen.

a) Die habituelle Okklusion

Beide Querschnitte (oben und unten) zeigen eine gute Interkuspidation mit A-, B- und C-Kontakten. Es sind also zwei Höcker-Fossa-Drillingskontakte zwischen 16 und 46 angeschnitten. Allerdings ist in diesen beiden Detailbildern nicht zu sehen, daß der Unterkiefer des Patienten aus der symmetrischen Scharnierachsenposition nach rechts und vorne abgelenkt ist.

Wir wollen annehmen, daß die Behandlung aus irgendeinem triftigen Grund (z. B. Gelenkbeschwerden oder parodontale Einbrüche) die Harmonisierung der Unterkiefersymmetrie – einschließlich der Kondylen – mit der des Schädels erfordert. Dazu muß die habituelle Okklusion so verändert werden, daß die Interkuspidation in der Schar-

nierachsenposition stattfindet (TSIOS). Während das Vertikalniveau, das der Stützstift anzeigt, in der habituellen Okklusion hier mit 0 abgelesen wird, sperren die Frühkontakte den Inzisalstiftkontakt um 2 mm. Einer dieser Frühkontakte liegt zwischen den Stampfhöckern von 16 und 46, wie es bei der LIOS rechts häufig der Fall ist.

Der grün eingezeichnete Pfeil zeigt die Steilheit, mit der die linken Eckzähne bei einer Linksverschiebung des Unterkiefers die rechten Molaren trennen. Wenn die inneren (Leerlauf-)Abhänge der Molaren eine geringere Neigung haben als dieser grüne Pfeil, so führen die Eckzähne tatsächlich aktiv, und im Bereich dieser Molaren besteht keine Leerlaufstörung. Die Neigung des Höckerabhanges an der Stelle, an der der Stop liegt, ist durch die rote Linie angedeutet (Tangente). Sind aber die inneren Abhänge der Molaren steiler (untere Folge), so übernehmen sie die Seitbißführung – wenn keine andere Störung vorliegt – und machen die diagonalen Eckzähne 23 und 33 exzentrisch inaktiv.

Diese beiden Kombinationen wurden deshalb gegenübergestellt, weil an diesen Beispielen ganz deutlich zu sehen ist, wie wichtig es ist, daß bereits in Phase I ganz bewußt so korrigiert wird, daß die Leerlaufabhänge nicht steiler werden, im Gegenteil sogar so, daß sie abgeflacht werden („abflachendes Schleifen").

Nur am Rande sei vermerkt, daß zwar die zentrische Korrektur transversal, die exzentrische aber diagonal zum Zahngrundriß erfolgt. Dies ist zwar eine Einzelheit, deren weitere Verfolgung hier zu weit führen würde, aber der Korrektheit halber muß erwähnt werden, daß der grüne Pfeil eigentlich nach unten innen und vorne verläuft, also in diesen Querschnitt nur hineinprojiziert ist.

b) Die retrudierte Kontakt-position (RCP)

Bei terminaler Scharnierachsenschließung treffen die Stampfhöcker der gezeigten Molaren aufeinander und bilden einen Frühkontakt. Diese Störung soll beseitigt werden. Dazu müssen die inneren Abhänge dieser Höcker abgetragen werden, wodurch die ursprünglichen B-Stops mit wegfallen. Dabei erhält der Unterkiefer mit zunehmender Korrektur mehr und mehr die Möglichkeit, in terminaler Scharnierachsenschließung das Niveau der habituellen Okklusion zu erreichen. Bei diesem Abtragen muß – wie mehrfach betont – nicht nur die zentrische Störung beseitigt, sondern gleichzeitig dem Entstehen einer neuen exzentrischen Störung vorgebeugt werden. Außerdem wird so abgetragen, daß später – zur Zeit der TSIOS – Zahnmaterial zur Bildung eines B-Stops übrig ist. Zu diesem Zweck muß immer an beiden Stampfhöckern in Übereinstimmung korrigiert werden (siehe später). Es muß immer so geschliffen werden, daß beide Leerlaufabhänge konvex bleiben – nie darf eine Konkavität dort entstehen, wo später der Stop liegen soll. Nur der exzentrische Fluchtweg darf eine Konkavität beinhalten.

c) Ende der Phase I: Die Long-Zentrik (= Wide-Zentrik)

Wegen der zuletzt genannten Forderung der Konvexität ist besonders die Form-

gebung durch den Korrekturschliff zu beachten, durch den selbst bei Einkürzung der Höckerspitzen unbedingt konvexe Formen entstehen, und der Bereich zwischen B-Stop und Höckerspitze wird flach gehalten. Wenn nämlich durch ängstliches Beseitigen der zentrischen Abgleitstörung – ohne weiterreichendes Konzept – immer nur Frühkontaktpunkte beschliffen werden, entstehen sehr schnell unanatomische und funktionell störende Konkavitäten, deren exzentrische Störungen nur noch unter Stopverlust beseitigt werden können. Später steht nämlich keine ausreichende Bißhöhenreserve für eine durchgreifende Modellation mehr zur Verfügung. Diese Chance sinkt proportional zu der Reduktion der Bißhöhe.

Noch einmal soll darauf hingewiesen werden, daß jetzt zwar das Niveau der habituellen Okklusion erreicht ist, aber die Drillingskontakte alle offen sind. Auch hat zu diesem Zeitpunkt nur ein Eckzahnpaar Kontakt gefunden – in diesem Beispiel das linke. Sollen alle vier Eckzähne zentrischen Kontakt erhalten und soll die Höcker-Fossa-Okklusion wieder geschlossen werden, so muß der Biß weiter vertieft werden. Die Frage ist nur: wieviel? Die Antwort hierauf soll im Abschnitt D, Seite 171, erarbeitet werden.

d) TSIOS

In unserem Beispiel mußte das Inzisalstiftniveau der habituellen Okklusion um 2 mm

Abb. 125 Stilisierte Darstellung eines Molarenpaares. Es soll das Prinzip gezeigt werden, wie eine Mediotrusionsstörung mit geringstem Niveauverlust und unter Erhaltung des B-Stops korrigiert werden kann. BOS = Balance-Okklusions-Stellung: Die Höckerspitzen stehen sich in BOS in der geringsten Distanz gegenüber oder berühren sich.

Vorteile:
1. Die Höckerabhänge werden flacher.
2. A-, B-, C-Stops bleiben bestehen.
3. Horizontaler Höckerabstand wird größer, h'>h.
4. Höckerkürzung nur die Hälfte der Differenz (d) = BOS minus Eckzahndisklusion.

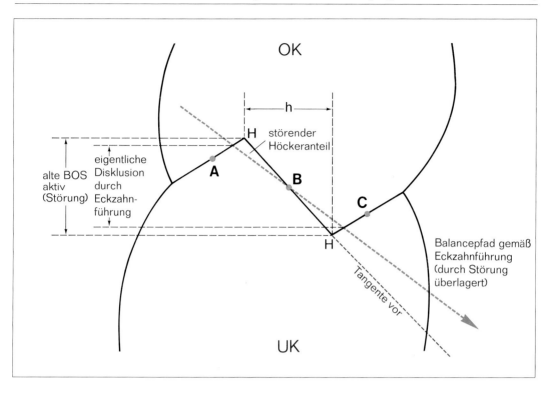

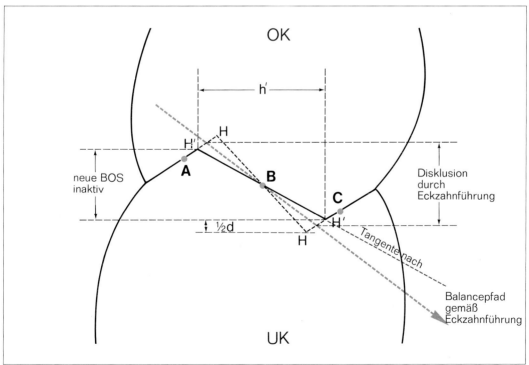

unterschritten werden, bis sich wieder A- und C-Kontakte eingestellt haben. Der Niveauverlust beträgt bei den Prämolaren etwa 1 mm, wenn am Stützstift eine Differenz von 2 mm ausgewiesen wird.

Im allgemeinen hat zu diesem Zeitpunkt (Wiederherstellung von A- und C-Kontakten) auch das rechte Eckzahnpaar und die Front wieder Kontakt, wenn nicht der sagittale Anteil des Abgleitens wesentlich größer war als der transversale.

Beachten Sie besonders, wie deutlich in der unteren Folge das abflachende Schleifen zur Beseitigung der Leerlaufstörung – unter Erhalt des B-Stops – geführt hat (vgl. auch Abb. 125).

In der Abbildung 125 soll durch eine stilisierte Darstellung gezeigt werden, daß die allgemein für unmöglich gehaltene Aufgabe, nämlich die Beseitigung einer Leerlaufstörung mit geringster Bißsenkung und ohne Verlust des B-Stops, unter bestimmten Voraussetzungen lösbar ist. Diese Einzelheit soll nur angeführt werden, um das in Abbildung 124 angeführte Problem des abflachenden Schleifens verständlich zu machen. Allerdings wurde auch hier der Projektionsfehler (Eckzahnführung in die Transversalebene projiziert) der Anschaulichkeit halber bewußt in Kauf genommen. Zwingend ist dabei, daß an beiden Stampfhöckern geschliffen wird, da sonst durch zu starke einseitige Höckerkürzung leicht ein A- oder C-Stop zu Verlust kommt. Der B-Stop ist auf diese Weise nur schwer zu erhalten: Genaugenommen würde ohne Niveausenkung der B-Stop zum geometrischen Punkt – weshalb diese Maßnahme nie zu spät eingeleitet werden darf. Aber schon bei einer minimalen Bißsenkung kann die kleine Fläche des B-Stops in der passenden Neigung geschaffen werden.

Die Ausführungen dieses Teiles C und des folgenden Teiles D dürften auch für die Ausbildung des Technikers zur subtrahierenden Schleifkorrektur (nach der Remontage) von besonderem Nutzen sein.

Durch diese Einführung in die Notwendigkeit einer vertikalen Niveaukontrolle während der Okklusionskorrektur sollte das Verständnis für das Hauptproblem geweckt werden, das zu Beginn jeder Planung besteht:

Nach welcher Bißsenkung kann der Therapeut damit rechnen, daß die Okklusion in TSIOS wieder verschlossen ist bzw. daß wieder Eck- und Frontzahnkontakt entsteht?

D. Die Vermessung der zentrischen Störung

Aus dem bisher Gesagten geht klar hervor, daß sich während des Abtragens der Frühkontakte die RCP absenkt und schließlich im Stadium der Long-Zentrik in das Niveau der habituellen Okklusion mündet. Dabei kann es sein, daß am Anfang nur e i n Frühkontakt gestört hat. Während des Einschleifens vermehren sich diese Frühkontakte, und das Abgleiten selbst wird immer schwächer.

Wenn wir behaupten, daß in der Long-Zentrik zwar das Abgleiten eliminiert, aber die Okklusion noch völlig unbefriedigend ist, so liegt das an zwei Dingen:

a) In keinem Zahn kann es zu dieser Zeit zentrierte – d. h. geschlossene – Tripod-Höcker-Fossa-Kontakte geben. Bei einer MIOS in 2-mm-Distalbiß, also mit Höcker-Fossa-Relation z. B., können zu diesem Zeitpunkt noch keine Stops an den unteren Bukkalhöckern, mesialer Abhang (zu den mesialen Randwülsten der oberen Prämolaren bzw. zu den Dreieckswülsten, der mesiobukkalen Höcker, der oberen Molaren) – entstanden sein.

Genauso fehlen bei einer LIOS auf der externen Seite die B-Stops und auf der internen Seite ein Teil der A- und C-Stops. Funktionierende Zwillingskontakte sind zufällig und selten.

Die Frontokklusion ist in RCP entweder ganz oder teilweise offen, und bei einer LIOS ist auch die Eckzahnokklusion einer Seite offen.

Das zentrische Kräftegleichgewicht zwischen den Seitenzahnantagonisten ist also äußerst mangelhaft und – was an Kraftübertragung vorhanden ist – nicht in die Längsachse des Wurzelsystems gerichtet.

b) Die Lage des Unterkiefers zum Oberkiefer, soweit sie durch die Okklusion gegeben ist, ist mehrdeutig und gibt dem neuromuskulären System die Möglichkeit, unkontrolliert durch Front- und Eckzähne Spielbewegungen durchzuführen, die früher oder später von Kraft begleitet werden und so zu parodontalen Schäden führen (*Krogh Poulsen*). Die Erfahrung hat gezeigt, daß die Eindeutigkeit der okklusalen Abstützung zwischen Ober- und Unterkiefer zur muskulären Entspannung ganz wesentlich beiträgt. Das gilt mit Einschränkungen auch dann, wenn die Interkuspidation nicht mit der RCP zusammenfällt.

Es leuchtet ein, daß durch eine weitere bißsenkende Einschleifarbeit irgendwann die gesamte Front und auch die Eckzähne in zentrischen Kontakt kommen können. Die Frage aber, die hier zu stellen ist, lautet: „Wieviel Bißsenkung ist nötig – und wird diese Maßnahme vom Patienten schadlos vertragen?"

Zu dieser Bißsenkung muß natürlich auch an den Seitenzähnen Material geopfert werden. Deshalb sollte dieser Arbeitsgang gleich im Sinne einer neuen Formgebung der Okklusalflächen ausgenutzt werden. Die okklusale Anatomie, wie sie von *Lundeen, Payne, Thomas* geschildert wird, ist dabei das grobe Leitbild. Länge von Höckern, Zugrichtung von Schmelzwülsten, Tiefe von Fissuren und vieles andere mehr ist morphologisch von Interesse, weil es in der idealen Okklusion funktionell ist.

Gerade in diesen Fällen hier ist aber die Stellung der Zähne selten eugnath, weshalb die Funktion eventuell auch unorthodoxe Formen verlangen kann; zum Beispiel diktiert der Distalbiß von 2 mm oder von 6 mm eine ganz verschiedene Kauflächenform, die von der ideal anatomischen mehr oder weniger abweichen wird.

Die Praxis zeigt – und das ist auch geometrisch durchaus verständlich –, daß bei Beseitigung einer LIOS der Eckzahnkontakt der externen Seite bei einer Bißtiefe erreicht wird, bei der auch die Zentrierung der Seitenzahnkauflächen wahrscheinlich ist, wenn diese von normaler Form und Stellung sind. Mit anderen Worten: Unter normalen Voraussetzungen kommen während der Korrektur einer LIOS rechts, der Eckzahnkontakt rechts sowie die noch fehlenden A- und C-Kontakte der linken Seite etwa in der gleichen Bißtiefe zustande. Das ist die Bißtiefe, in der günstigstenfalls eine geschlossene, zentrierte Okklusion in RCP möglich ist. Dieser Niveauwert für die TSIOS wäre also fundamental wichtig für die Behandlungsplanung, war aber – wie eingangs („Allgemeines", Seite 150) erwähnt – bisher nur nach sehr aufwendigen Vorarbeiten zu ermitteln.

Um einen prognostisch vertretbaren Wert zu erhalten, fand ich 1971 ein interessantes, ganz kurzes Verfahren, welches sich in den sechs Jahren der Anwendung an Patienten und in Fortbildungskursen sehr gut bewährt hat.

Parallel zur funktionellen Modellanalyse wird eine Niveauvermessung durchgeführt: Am Stützstift des Artikulators wird der vertikale Wert bei Einstellung der habituellen Okklusion und der RCP abgelesen und aufgeschrieben. Ebenfalls wird das Maß der horizontalen Auswanderung der Stützstiftspitze auf dem Inzisalblock beim Abgleiten von TSR zu habitueller Okklusion gemessen. Nun wird im einfachsten Fall das Maß der horizontalen Auswanderung von dem vertikalen Niveau der habituellen Okklusion abgezogen (die Bißhöhe also vermindert). Dieser errechnete Wert stellt die voraussichtliche Stützstifthöhe in TSIOS dar. Das heißt, innerhalb von zwei Minuten kann am Artikulator entschieden werden, ob eine Okklusalkorrektur durch Einschleifen mit dem oben erwähnten Ergebnis überhaupt durchführbar ist oder nicht.

Wenn die Niveauvermessung an ausgebildetes Personal delegiert werden kann, so genügt bei Aufstellung des Diagnose- und Therapieplanes ein Blick in das Formblatt FA 5, und die richtige Entscheidung kann getroffen werden.

Nun bin ich natürlich eine Erklärung schuldig, wieso ich dazu komme, vertikale und horizontale Werte miteinander zu verrechnen. Eine Erläuterung gibt uns das *Posselt*sche Diagramm (Abb. 126):

In der starken Vergrößerung der Spitze dieses Registrates ist eingezeichnet, wie durch Entfernen der Frühkontakte die Scharnierschließung verlängert wird, und zwar bis in das Niveau der habituellen Okklusion, also zur Ausbildung einer Long-Zentrik.

Bis jetzt ist nur die Scharnierschließung erweitert worden; sie war vorher durch die Frühkontakte begrenzt und verläuft jetzt ungestört bis zur Long-Zentrik. Die Schnei-

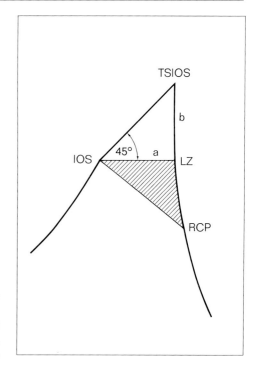

Abb. 126   LZ = Long-Zentrik; a = horizontales Ausmaß des Abgleitens.
Die Bißabsenkung in Phase II bis TSIOS muß etwa
die Größe des horizontalen Abgleitens (a) haben,
wenn die Schneidezahnführung ca. 45° steil sein soll.

dezahnführung wurde bisher nicht verändert. Bei weiterer Vertiefung des Bisses
wird nun sowohl die Scharnierschließung
weiter vergrößert als auch die Schneidezahnführung in der endgültigen Interkuspi-
dationstiefe gesucht. Wenn wir annehmen,
daß diese Fortsetzung der Inzisalführung
etwa 45° geneigt ist, so entsteht im *Posselt*-
Diagramm ein gleichseitiges annähernd
rechtwinkliges Dreieck mit der Seite *b* =
Fortsetzung der Scharnierschließung bis
TSIOS und der gleich langen Seite *a* =
Größe der horizontalen Verschiebungsbahn = Länge der Long-Zentrik.
Wenn also diese Fortsetzung der Schneidezahnführung 45° geneigt ist und *a* = *b* ist, so
wird der Biß von LZ bis TSIOS um das Maß
des horizontalen Abgleitens zu vertiefen
sein.
Zwei Beispiele mögen das veranschaulichen (Abb. 127a und b).

Patient A hat ein starkes horizontales Abgleiten, aber der vertikale Anteil ist gering;
d. h., der Unterkiefer gleitet auf den Frühkontakten sehr flach in die habituelle Okklusion. Jeder Erfahrene weiß, daß dies ein
Problempatient ist, denn dieses Verhältnis des Abgleitens von 1 mm vertikal zu
3 mm horizontal läßt vermuten, daß keine
gute Interkuspidation vorliegt, daß der Patient auf diesem Abgleitweg ausgiebig und
stark knirscht oder preßt und daß dieser Patient viel schneller unter seinem Zustand zu
leiden beginnt als der unter b dargestellte
Patient B.

Dieser hat ein vertikales Abgleiten von
3 mm und einen horizontalen Anteil von nur
1 mm. Bei ihm darf man eine relativ gute
Interkuspidation voraussetzen und im
Durchschnitt geringere klinische Beschwerden.

173

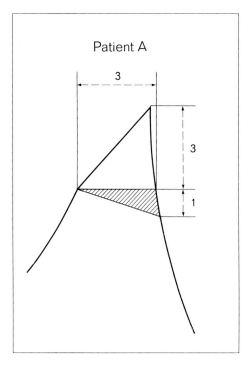

Abb. 127a Patient A hat ein starkes horizontales Abgleiten (3 mm) mit einem geringen Vertikalanteil (1 mm). Dieser Patient leidet nicht nur stärker unter seiner zentrischen Störung, sondern er setzt auch einer Einschleifbehandlung mehr Schwierigkeiten entgegen als Patient B – obwohl die Long-Zentrik ganz leicht zu erreichen ist.

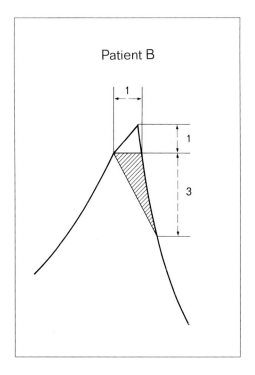

Abb. 127b Patient B hat weniger zentrische Probleme und ist im allgemeinen leichter einzuschleifen. Der entscheidende Wert ist die Größe des horizontalen Abgleitens.

Deutlich ist aus der Zeichnung zu ersehen, daß zur Vorausschätzung des Niveaus einer funktionierenden TSIOS nicht die vertikale Niveaudifferenz herangezogen werden kann, sondern das Maß des horizontalen Abgleitens. Und nun fällt auch sofort auf, daß der Patient A für die ordentliche Okklusalkorrektur viel größere Probleme bietet als der Patient B. So verhält es sich auch in Wirklichkeit.

Obwohl ich mit der oben geschilderten Rechnung jahrelang gut zurechtgekommen bin, will ich doch auch die Problematik nicht verschweigen: Die Abbildungen 126 und 127 gelten genaugenommen nur für den TMR-Teleskopstift, der – wie in Abbildung 94, Seite 128, gezeigt – im Artikulatorunterteil befestigt ist, während der dazugehörige Inzisalblock oben angebracht ist.

Der handelsübliche, oben befestigte Inzisalstift macht mit seinem unteren Ende bei Hebung der Bißlage eine Auswanderung nach vorne und bei Senkung eine solche nach hinten. Durch Versuche und Berechnungen konnte ich feststellen, daß diese Auswanderung – die nach vorne etwas größer ist als nach hinten – im Mittel etwa zwei Drittel des vertikalen Niveauunterschiedes ausmacht. Um diesen Betrag ist das am Inzisalblock ermittelte horizontale Abgleiten zu groß registriert. Um diesen Wert muß also das Registrat verkleinert werden, damit man die gleiche Größe erhält, die mit dem TMR-Stift ermittelt würde. In der Abbildung 128 ist deutlich zu sehen, daß das vom handelsüblichen Inzisalstift ermittelte horizontale Abgleiten um 1,3 mm größer ist als das vom TMR-Stift gezeichnete. Je stärker der vertikale Niveauunterschied, desto größer die horizontale Verzeichnung. Hier beträgt die vertikale Niveaudifferenz 2,0 mm. Zwei Drittel davon sind 1,3 mm, die von dem Normalstiftregistrat abzuziehen sind, um die 1,7 mm des TMR-Stiftes zu erreichen.

Würde man laut Abbildung 126 und 127 vorgehen, so würde das TSIOS-Niveau um den horizontalen Betrag von 3,0 mm tiefer geplant als die Long-Zentrik. Hierdurch ergäbe sich die um vermeintlich 45° geneigte Schneidezahnführung. Da aber der wirkliche IOS-Punkt des Stützstiftregistrates weiter hinten liegt, ergibt sich in Wirklichkeit eine Neigung von 60°. Die kleinere gestrichelte 45°-Linie von IOS aufwärts zeigt, daß man vielleicht schon mit einer Vertiefung von „1,7 mm unter IOS" auskommen könnte.

Die ganze Technik soll aber ein Annäherungsverfahren sein und auch bleiben. Deshalb wäre es schade, wenn die Methode durch kleinliche Konstruktion so kompliziert würde, daß sie nicht mehr schnell und leicht zu handhaben ist. Bei diesen Darstellungen geht es mir auch mehr um die Aufdeckung von Tendenzen, die zum Verständnis des Vorganges beitragen. Deshalb bleibe ich dabei, mit dem Fabrikstift die Rechnung 1:1 durchzuführen – zur Vertiefung um den horizontalen Betrag – und mit dem TMR-Stift etwa 1:1,5. Ich komme dann im allgemeinen auf eine gedachte Schneidezahnführung zwischen 50° und 60°. Und wenn ich dann nicht ganz so tief zu schleifen brauche, ist es besser als das Gegenteil.

Trotz des Wunsches nach Einfachheit muß ich doch noch eine Wechselbeziehung anführen, über die der Benutzer des Fabrikstiftes nachdenken sollte; das ist der transversale Einfluß der LIOS auf den Stützstift. Auch hier ist das Registrat des TMR-Stiftes – für unsere Zwecke – genau. Die konstruktionsbedingte Auswanderung der Fabrikstiftspitze hingegen hat vorwiegend sagittale Bedeutung. Je mehr nun bei der LIOS der habituelle Punkt lateral von der RCP liegt, desto geringer ist der Auswanderungsfehler, und je mehr er median liegt, desto stärker ist der Fehler beteiligt. Bildet zum Beispiel die horizontale Abgleit-

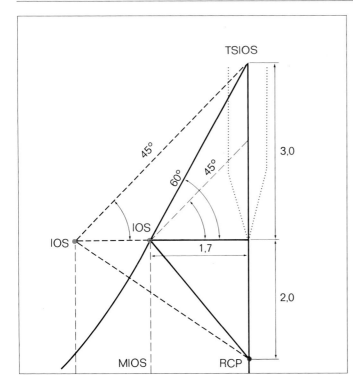

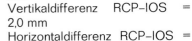

Abb. 128 Die durchgezogene Zeichnung veranschaulicht die *Posselt*sche Figur mit den vom TMR-Inzisalstift registrierten Werten:
Vertikaldifferenz RCP–IOS = 2,0 mm
Horizontaldifferenz RCP–IOS = 1,7 mm
Der übliche Inzisalstift jedoch würde die Werte zu der gestrichelten Figur liefern:
Vertikaldifferenz RCP–IOS' = 2,0 mm
Horizontaldifferenz RCP–IOS' = 3,0 mm

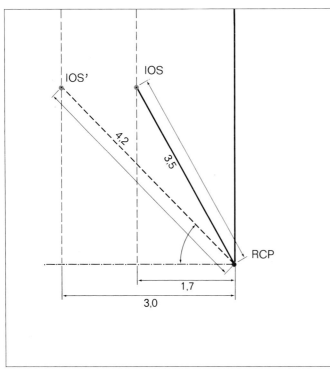

Abb. 129 Die Zeichnung stellt ein LIOS-Registrat in der Horizontalebene dar, das ungefähr zu den Werten des *Posselt*-Schemas in Abbildung 127 paßt. Der grüne Punkt IOS ist vom TMR-Stift gezeichnet. Die durchgezeichnete Linie stellt dar, wie der TMR-Stift abgleitet.

bewegung auf dem Inzisalblock mit der Medianebene einen Winkel von 45°, und ihre Größe beträgt 4,2 mm (Abb. 129), so entstehen im *Posselt*-Schema die gleichen Projektionswerte wie bei der MIOS in Abbildung 128. (Deshalb habe ich diese Maße verwendet.) Es wäre aber falsch, eine TSIOS anzustreben, die nur 1,7 mm tiefer liegt als die habituelle Okklusion. Der Unterkiefer gleitet weit zur Seite, was in der Medianebene nicht zum Ausdruck kommt.

In der Abbildung 129 ist zu sehen, daß der sagittale Anteil an den 4,2 Millimetern nur 3 mm beträgt und daß dieser durch die Korrektur des Inzisalstiftfehlers auf 1,7 mm verkürzt werden muß. Die Rückprojektion in die damit zu korrigierende laterale Zeichnung ergibt einen horizontalen Abgleitweg von 3,5 mm. Dieser Wert entspricht dem TMR-Inzisalregistrat und darf nicht unterschritten werden. Wenn also eine solche LIOS vorliegen sollte, so muß das IOS-Niveau um 3,5 mm vertieft werden, weil es sonst aller Voraussicht nach nicht zum Eckzahnkontakt auf der externen Seite kommt. Dies läßt sich vielleicht auch mit Hilfe des Transversalregistrates verstehen, das in Abbildung 123 unten gezeigt ist.

Wenn man vom Fabrikstiftregistrat aus eine TSIOS mit 4,2 mm Tiefe errechnet hat, ist das kein Fehler. Die Führung (Lateroprotrusion) ist dann statt der geplanten 45° etwas steiler als 50°.

Auch hier wollte ich nur die Einflüsse und Tendenzen aufzeigen, damit der Leser weiß, wo Reserven vorhanden sind bzw. wo Gefahr besteht. Solche Berechnungen wären für die Praxis zu langwierig.

Zusammenfassend kann etwa gesagt werden:

Das horizontale TMR-Stiftregistrat kann in voller Größe in die vertikale Planung umgesetzt werden, auch bei der LIOS. Eher darf

man etwa 30% zufügen. Das Registrat mit dem handelsüblichen Stift kann man zwar verwenden, muß sich aber klar darüber sein, daß es nicht immer genau ist. Je mehr sich das Abgleiten der MIOS nähert und je größer die gleichzeitige Vertikaldifferenz zwischen IOS und TSR ist, desto mehr darf man den Wert reduzieren, bevor man ihn in das Vertikalniveau einrechnet – im Extrem bis zur Hälfte. Je weiter eine LIOS nach lateral abgleitet, desto voller muß der Wert verwendet werden, ganz besonders, wenn das Abgleiten flach verläuft.

Bevor die Eintragung der Niveaumessung im FA 5 (Formblatt „Funktionsanalyse", Nr. 5) besprochen wird, sollen die Möglichkeiten der Vermessung am Whip-Mix-Artikulator noch diskutiert werden.

1. *Mit dem handelsüblichen Inzisalstift*

Abgelesen wird das jeweilige Vertikalniveau an der Oberkante der den Inzisalstift führenden Buchse des Artikulatoroberteils. Um ein genaueres Schätzen der Millimeterteilbeträge zu ermöglichen, empfiehlt es sich, in die erwähnte Buchse mit einer Trennscheibe eine horizontale, radiär nach vorne verlaufende Nut einzuschleifen, die es ermöglicht, noch den letzten – sonst verdeckten – Millimeterstrich zu sehen. So kann bei einiger Übung bis $1/_{10}$ mm genau geschätzt werden (Abb. 130).

Bei der Montage des Unterkiefermodells mit Hilfe des zentrischen Registrates rechnet man mit einer ungefähren Sperrung am Stützstift von 5 mm gegenüber der habituellen Okklusion. Dieser Wert variiert, da er von der Höhe der RCP über IOS* und von

---

* Ein großes vertikales Abgleiten zwingt zu einer Registratshöhe, die zur Vermeidung einer Berührung in RCP um 1 bis 2 mm größer ist.

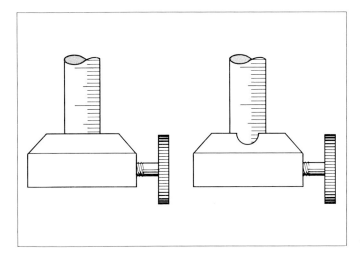

Abb. 130 Das Einschleifen einer Kerbe (rechte Zeichnung) in die Buchse, die den Inzisalstift hält, erleichtert das Ablesen von Millimeterteilbeträgen.

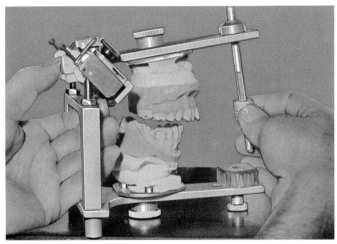

Abb. 131 Beim Schließen des Gerätes in TSR ist wichtig, daß
1. das Oberteil leichten Druck nach vorne erhält,
2. das Berühren der ersten Frühkontakte ganz leicht erfolgt.

der Registratsstärke – die auch etwas vom Zufall und vom Geschick des Behandlers abhängt – diktiert ist.

Die Einstellung der Stützstifthöhe, wenn Artikulatoroberteil und -unterteil einander parallel sind, beträgt „0", das ist dann der Fall, wenn die rings um den Inzisalstift gehende Marke mit der Oberkante der Buchse abschließt. Zur Modellmontage wird vorher der Wert +5 eingestellt, d. h., der Stift wird um fünf Millimeterstriche nach unten verlängert. Nach beendeter Montage und Entfernen des interokklusalen Registrates liegt

beim Zusammensetzen der Modelle in Interkuspidalposition die Inzisalstiftanzeige meist in der Nähe von „0". Der entsprechende Wert wird als „IOS-Niveau" abgelesen, und zwar oberhalb der „0"-Marke mit positivem, unterhalb der „0"-Marke mit negativem Vorzeichen.

Wird nun der Artikulator geöffnet und dann mit vorgezogenem Oberteil vorsichtig geschlossen (siehe Abb. 131), bis sich die Frühkontakte gerade berühren, so wird am Stützstift – dessen Feststellschraube vorher gelöst wurde – das Niveau der TSR bzw.

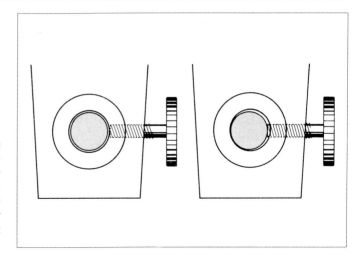

Abb. 132a Die Inzisalstiftbuchse von oben: Links mit geöffneter Fixierungsschraube, rechts ist diese Schraube angezogen, wodurch der Stift in die gegenüberliegende Rundung gepreßt und so nicht nur fixiert, sondern auch gefluchtet wird.

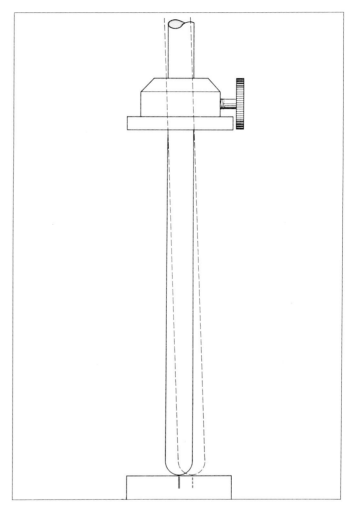

Abb. 132b Bei offener Rändelschraube ist der Inzisalstift nicht genau in seiner Achse fixiert.

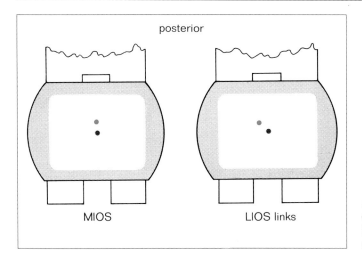

posterior

MIOS   LIOS links

Abb. 133   Die grüne Zeichnung einer MIOS liegt hinter, die einer LIOS links liegt rechts hinter dem roten Punkt der RCP.

RCP abgelesen, das mit dem Niveau der IOS gleich sein kann, oft aber größer ist.

Anschließend werden die horizontalen Inzisalstiftpunkte gezeichnet:

Auf die Oberseite eines Plastikinzisalblokkes ohne Delle wird ein weißes Selbstklebeetikett der ungefähren Größe 15 × 20 mm so aufgeklebt, daß sein transversal liegender Rand zu der Transversalkante des Plastikblockes parallel steht. Dann vergewissert man sich, daß die Stützstiftspitze sowohl in TSR als auch in IOS noch auf dem Etikett liegt. Um dies zu erreichen, kann der Block sagittal verstellt werden. Nachdem der Stützstift etwas kürzer eingestellt ist, werden die Modelle in IOS ganz zusammengesetzt, eine grüne Okklusionsfolie wird über das Etikett gelegt, der Stützstift vorsichtig bis zur Berührung des Inzisalblockes heruntergelassen, die Feststellschraube des Stiftes zugedreht und durch einen leichten Schlag mit der Fingerspitze vorne auf das Artikulatoroberteil ein grüner Punkt auf das Etikett durchgedrückt. Es genügt nicht, den Stift einfach nach unten auf die Markierungsfolie fallen zu lassen, weil die Führungsbuchse einen größeren Durchmesser hat als der Stift und die Längsachse

des Stiftes erst durch Festziehen der Rändelschraube gesichert wird (Abb. 132a und b).

Nun wird der Stützstift wieder zurückgezogen und rote Markierungsfolie auf den Inzisaltisch gelegt. Die Modelle werden – wie beschrieben – in TSR zusammengesetzt, der Stift wird vorsichtig bis zur Berührung herabgelassen und die Fixierungsschraube angezogen. Durch das Auftippen mit der Fingerspitze wird ein roter Punkt auf das Etikett durchgeschlagen. Nun kann der Abstand der beiden Punkte ausgemessen werden und als Maß für das horizontale Abgleiten Verwendung finden. Dabei liegt natürlich der grüne Punkt posterior von dem roten, weil das Registrat spiegelbildlich verkehrt ist. Der Grund dafür ist die umgekehrte Registriertechnik mit dem am Oberteil fixierten Schreibstift und der am Unterteil befestigten Registrierfläche. So wird der grüne, habituelle Punkt – bei vorgeschobenem Unterteil – hinter dem roten gezeichnet; wenn es sich um eine MIOS handelt. Eine LIOS rechts z. B. zeichnet den grünen Punkt links hinter dem roten, weil das Unterteil mit Inzisalblock nach rechts vorne gleitet (Abb. 133).

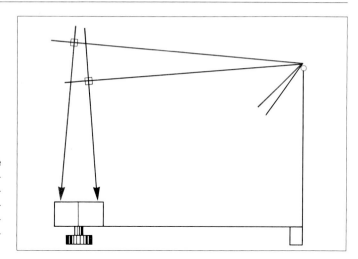

Abb. 134 Sowohl die horizontale Auswanderung der Inzisalstiftspitze als auch der Wert der Stützstiftverlängerung bei verschiedenen Unterkieferlagen und Registratsstärken sind vom Öffnungswinkel des Artikulators verfälscht.

Das Etikett wird zum Schluß vom Inzisalblock abgezogen und in das diagnostische Blatt FA 5 eingeklebt unter der Bezeichnung „Untere Inzisalstiftaufzeichnung". Dadurch entsteht in dem Analyseblatt ein visueller, qualitativer und quantitativer Eindruck von der zentrischen Störung.

Nachteile:

a) Aufgrund der Länge des Inzisalstiftes ist eine Auswanderung der Spitze bei der Zeichnung der horizontalen Punkte bis zu 0,5 mm möglich. Der Grund ist der serienmäßig kleinere Durchmesser des Stiftes als der der lichten Weite in der Buchse. Durch die Feststellschraube wird der Stift nur der Höhe nach, nicht aber in seiner Richtung maximal genau fixiert, was ja bei üblicher Verwendung des Gerätes keine Rolle spielt.

b) Der „Punkt", den der Stützstift auf dem Etikett zeichnet, hat aufgrund der Rundung am Stiftende meist einen Durchmesser von 1 mm.

c) Beim Abgleiten des Unterkiefers nach vorne kommt es zu einer Verringerung des Vertikalniveaus. Der Unterkiefer

wird also nicht nur vorgeschoben, sondern macht gleichzeitig eine geringe Schließbewegung.

Nun kann man ganz leicht nachprüfen, daß bei Öffnung des Artikulators vom Stützstiftwert „0" bis „+10" die Spitze einen horizontalen Weg auf dem Inzisalblock nach vorne beschreibt (etwa 6,5 mm), ohne daß die Kondylenkugeln des Unterkiefers ihre zentrische Stellung verlassen haben. Diese horizontale Stützstiftauswanderung aufgrund einer reinen Winkelbewegung ist also immer dann in dem horizontalen Abgleitweg von TSR nach IOS enthalten, wenn gleichzeitig eine vertikale Niveauveränderung stattfand (siehe Abb. 134) – und das ist fast immer der Fall.

Zwar hat sich in der Praxis herausgestellt, daß der Gesamtwert, wie er gemessen wird, für die Schnelldiagnose verwendbar ist, unter Zugrundelegung einer Schneidezahnführung von 45°, doch ist dies theoretisch nicht ganz befriedigend. Genauere Nachprüfung und rechnerische wie empirische Aufstellung einer Tabelle von Auswanderungswerten, die auf der Winkelöffnung des Artikulators beruhen, haben ergeben, daß

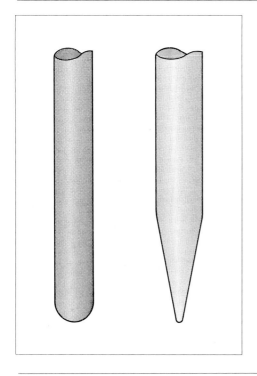

Abb. 135   Der diagnostische Inzisalstift ist aus V2A-Stahl und hat am unteren Ende statt der flachen Rundung eine leicht abgerundete Spitze, die kleine Farbpunkte bei der Zeichnung der Registrate garantiert.

pro Millimeter Öffnung am Stützstift etwa 0,67 mm Auswanderung nach vorne und pro Millimeter Schließung 0,6 mm Auswanderung nach hinten entstehen. Also gehen bei Änderung des Vertikalniveaus um 3 mm (ein großer Betrag für die Funktionsanalyse) bereits etwa 2 mm des horizontalen Wertes auf das Konto der Winkelauswanderung des Inzisalstiftes.

Die praktische Erfahrung hat gezeigt, daß im Durchschnitt mit berichtigten Werten eine Schneidezahnführung von etwa 60° erzielt wird, während aus unberichtigten Werten eine von etwa 45° entsteht (siehe Abb. 126 und 127). Mit dieser rein sagittalen Berechnung sind aber offensichtlich noch nicht alle Faktoren berücksichtigt, abgesehen davon, daß auch die Verlängerung und Verkürzung des Stützstiftes einen eigenen kleinen Fehler impliziert. Deutlich macht sich der von der vertikalen Niveaudifferenz abhängige Inzisalstiftfehler in solchen Fällen bemerk-

bar, in denen wenig horizontales mit viel vertikalem Abgleiten vorliegt (siehe Seite 174: Patient B), während die umgekehrte Mischung geringere Fehler verursacht (Patient A).

2. *Mit dem diagnostischen Inzisalstift**

Die Technik ist die gleiche, jedoch hat der Edelstahlstift zwei Vorteile:

a) Das untere Ende ist nicht flach und stumpf, sondern so zugespitzt, daß ein kleiner farbiger Punkt auf dem Etikett entsteht (siehe Abb. 135).

b) Der Durchmesser des Stiftes ist größer und paßt dadurch exakter in die Rundung der Buchse. Sollte bei einzelnen Artikulatoren der Stift etwas zu dick sein, kann

* Frankonia Dental, Erlangen.

jeder Mechaniker mit einer Reibahle helfen.

Das Problem mit der horizontalen Auswanderung und ihrer eventuellen Umrechnung bleibt aber dasselbe wie beim handelsüblichen Inzisalstift.

3. Mit dem umgekehrten TMR-Inzisalstift (siehe auch Seite 128)

Wiederum ist im Prinzip die Technik ähnlich wie unter 1, Seite 177, erklärt: Die vertikalen Messungen sind ebenso leicht durchzuführen wie dort. Zur Zeichnung der horizontalen Registrate wird das Selbstklebeetikett wieder parallel zur Vorderkante auf den jetzt am Oberteil befestigten Inzisalblock geklebt. Zum Durchschlagen der Farbpunkte auf das Etikett braucht nicht mit dem Finger auf den Artikulator getippt zu werden, da durch Lösen der Rändelschraube der Teleskopstift nach oben schnellt und durch die eingelegte Okklusionsfolie den Punkt von selbst zeichnet. Die Teleskopführung ist satt genug, um ein präzises Registrat zu gewährleisten. Das Artikulatoroberteil wird dabei etwas festgehalten, damit es nicht von dem hochschnellenden Stift angehoben wird und statt eines Punktes ein Strich entsteht. Zur Zeitersparnis wird man natürlich das entsprechende Vertikalniveau dann ablesen, wenn gerade der Punkt gezeichnet wurde. Beim Ablesen dieser Niveauwerte muß jedoch berücksichtigt werden, daß eine Verkürzung des Teleskopstiftes durch das Verschwinden der „0"-Marke in der Hülse gekennzeichnet ist, daß also die Millimetermarken über dem „0"-Ring Minuswerte und die unter dem „0"-Ring Pluswerte angeben. In jedem Falle ist die Aufschreibung dann richtig, wenn „plus" eine Zunahme und „minus" eine Abnahme der Bißhöhe angibt.

Bei der Verwertung des Registrates muß man bedenken, daß die Zeichnung von unten nach oben erfolgte, also bei Betrachtung in derselben Richtung – von unten – der grüne Punkt die Patientenseite angibt, zu der der Unterkiefer abgleitet, also keine Umkehrung (wie unter 1) erfolgte. Das Etikett wird nun in die diagnostische Liste FA 5 im Oberkiefer eingeklebt, wo „Obere Inzisalstiftaufzeichnung" steht.

Nachteile bestehen hier keine.

Vorteile:

a) Punktförmige Zeichnung der Registrate.
b) Keine Verfälschung der horizontalen und vertikalen Maße durch die Stützstiftauswanderung.
c) Bei richtiger Betrachtung ergeben sich im Registrat Arcon-Verhältnisse, d. h., der rote Punkt für RCP befindet sich hinter dem grünen, und bei LIOS rechts liegt der grüne rechts vor dem roten – also genauso wie der Unterkiefer selbst.

Allgemein ist noch nachzutragen, daß die vertikale Niveauvermessung am Stützstift natürlich nicht für das Prämolarengebiet zutrifft, weil die Werte im Verhältnis zu ihrem Abstand von der Scharnierachse vergrößert sind. Als Faustregel kann für das Prämolarengebiet etwa die Hälfte des Stützstiftwertes gelten.

Was die Übertragbarkeit dieser Werte auf die Okklusion einzelner Zahngruppen betrifft, so sind die umgerechneten horizontalen Sagittalmaße unverändert übertragbar. Bezüglich des transversalen Registratsanteiles ist das nicht immer sicher. Er kann vergrößert, gleich oder verkleinert sein, das hängt von der Richtung und Größe

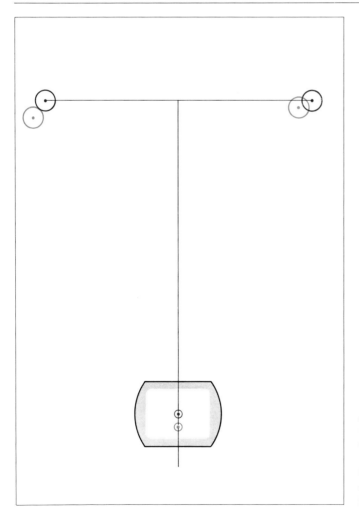

Abb. 136 Blick von oben auf die Lage der Artikulatorkondylenkugeln und die Inzisalblockaufzeichnung (am Oberteil, durch den Block gesehen). Dargestellt ist eine MIOS, die aber auf die Kondylenlageveränderung nicht zutrifft.

ab, mit der beide Kondylen gleichzeitig wandern (Abb. 136).

Durch die TMR-Scharnierachsenvermessung kann dies jedoch geklärt werden. Wie bereits angedeutet, gibt es Fälle mit kleinem oder fehlendem lateralem Stützstiftausschlag, jedoch erheblichem transversalem Kondylenweg. So kann die Wanderung z. B. der Prämolaren größer oder kleiner als die des Inzisalstiftes sein. Sie liegt aber immer etwa in der Mitte beider obiger Werte.

Die geschilderte Methode läßt eine Schnellinformation über das Ausmaß und die Ein-

schleifarbeit der zentrischen Störung zu. Die Größe der exzentrischen Störungen kann jedoch hierdurch nicht erfaßt werden, obwohl diese den Erfolg einer Okklusalkorrektur auch in Frage stellen können.

Zur quantitativen Erfassung exzentrischer Interferenzen empfehle ich daher folgendes Schnellverfahren:

Von dem Oberkiefermodell wird ein Duplikat gezogen, welches mittels Remontagelehre exakt am gleichen Platz im Artikulator fixiert wird. Nun werden die Seitenzahnkauflächen großzügig entfernt, so daß die Frontokklusion – ungestört durch die Seitenzähne – abgetastet werden kann. Hierzu sollte der TMR-Teleskop-Inzisalstift verwendet werden.

Mit den vollbezahnten Modellen kann man jetzt eine oder mehrere maximal gestörte Okklusionsstellungen aufsuchen, die wir in Anlehnung an *A. Lauritzen* MOS (Mediotrusions-Okklusions-Stellung) oder POS (Protrusions-Okklusions-Stellung) oder LOS (Laterotrusions-Okklusions-Stellung) nennen. Diese Stellungen werden am Inzisalblock mit einem Punkt in der entsprechenden Farbe gekennzeichnet und das dazugehörige Vertikalniveau abgelesen.

Nach Auswechseln des Oberkiefermodells werden – jetzt ohne Störung – die entsprechenden Punkte wieder aufgesucht und wird das veränderte Niveau in Millimetern notiert. Für eine bestimmte Störung ergibt sich so eine Niveaudifferenz am Inzisalstift, die leicht auf den Ort der Störung umgerechnet werden kann. Ist zum Beispiel die Entfernung der Störung vom Achsenlot halb so groß wie die Inzisalstiftentfernung, so ist auch die vertikale Differenz der Störung nur die Hälfte des Stützstiftwertes. Zur Vermessung kann die Zeichnung auf der Rückseite des Formblattes FA 5 im 3. Kapitel, Seite 234, Abb. 176, benutzt werden.

Die so ermittelte Vertikaldifferenz muß mindestens mit ihrem halben Wert von je einem an der Störung beteiligten Antagonisten abgenommen werden. Je nach dem schon vorhandenen Abnutzungsgrad kann dann ein Millimeter noch akzeptabel oder schon zuviel sein.

Eine Koordination mit der Vermessung der zentrischen Störung ist nicht anzuraten, da beides getrennt voneinander gesehen werden muß.

3. Kapitel

Die okklusale Funktionsanalyse

Die hier zu schildernde Methode geht in ihren Anfängen auf das Jahr 1971 zurück und hat sich seither bei zahlreichen Patienten in meiner Praxis und in vielen Kursen bewährt. Als Unterlage wird mein Formular FA 5 verwendet, das zur Aufzeichnung hauptsächlich folgender Befunde dienen soll:

1. Patientenmaße und Artikulatoreinstellungen
2. Niveauvermessung (zur Schnelldiagnose)
3. Tabellen der zentrischen und exzentrischen Okklusionsstörungen
4. Farbige Übersichtszeichnung der Störungen
5. „Okklusion auf den ersten Blick"
6. Einzeichnung der TMR-Messungen, der Scharnierachsenaufzeichnungen und Eintragung ihrer Auswertung
7. Einzeichnung, Messung und Eintragung der Okklusionsebene
8. Sonstiges

Während sich andere Befundblätter mit Muskulatur-, Zahn- oder Parodontalstatus, mit Gelenkgeräuschen oder anamnestischen Angaben befassen, stellt dieses Formular in übersichtlicher Form auf kleiner Fläche alles Wissenswerte über die funktionellen Störungen der Okklusion zusammen. Mit dieser Hilfe kann schnell und sicher eine diagnostische und therapeutische Entscheidung getroffen werden.

Dr. Walter Schöttl, Zahnarzt, Schuhstraße 35, 8520 Erlangen, Ruf (0 91 31) 2 30 99

Okklusale Funktionsanalyse   Formblatt F A 5

Patient: _____ Alter: _____

Datum: _____ Artikulator-Nr.: _____

Gesichtsbreite (Hautabstand) _____ mm

Intercondylardistanz re _____ li _____ Su _____

Condylenabstand am WM.Artikulator . L M S   S M L

(Su-Distanz am WM: „S" 96; „M" 110; „L" 124 mm)

	Mediotrusion				Protrusion			
	re		li		re		li	
	3	6	6	3	3	6	6	3
Cond. B. Neig.								
Bennett-W.								

STÖRUNGEN			
Ablenkung aus RCP		Protrusion	
OK	UK	OK	UK
+	−	+	−
+	−	+	−
+	−	+	−
+	−	+	−
+	−	+	−

Laterotrusionsseite		Mediotrusionsseite	
OK	UK	OK	UK
+	−	+	−
+	−	+	−
+	−	+	−
+	−	+	−
+	−	+	−

oberes
Inzisalblockregistrat
einkleben

Inzisalblock horizontal
OBEN

MIOS	re LIOS li

von IOS zu TSR
am Block _____ mm

Inzisalstift vertikal

+ = über 0	in
− = unter 0	mm
TSR	
IOS	
Differenz	

TSIOS

erstrebt	
erreicht	

Inzisalblock horizontal
UNTEN

MIOS	re LIOS li

von IOS zu TSR
am Block _____ mm

unteres
Inzisalblockregistrat
einkleben

ungef. Stärke der Radierung

○ = 0,15   ⊘ = 0,30   ● = 0,50

Auswertungen von der Rückseite

1. Gelenkbahnneigung:

	re	li
Initialcharakteristik konvex/konkav?		
Initialwinkel (Grad)		
Fortsetzung (Grad)		

2. Bennettcharakter nach TMR-Messung
   (umgerechnet für WHIP-MIX u.ä.)

	re	li
Größe der imm. Sideshift mm		
Winkel der progress. Sideshift		
(Gesamtwinkel siehe oben)		

3. Okklusalebene:

Neigung _____ Grad

1⎯1 vom Achsenlot (Distanz) _____ mm

1⎯1 von Achsenorbitalebene _____ mm

sag. Länge des Zahnbogens _____ mm

Molarenneigung _____ Grad

Benötigte Zeit für Analyse _____ Min.

für Modellradieren _____ Min.

für diagnost. Aufwachsen _____ Min.

Gesamt _____ Min.

Okklusion auf den ersten Blick:

Intercuspidat. („Handokkl."): _____

Eckzahnokklusion:	re	li
in IOS:		
sag. Okkl. Typ (mm):		
Steilheit d. Führg.:		
konkav/konvex?:		
Länge der Führung:		
Kommentar:		

Frontokklusion:

in IOS:	
Steilheit d. Führg.:	
Länge der Führung:	
Kommentar:	

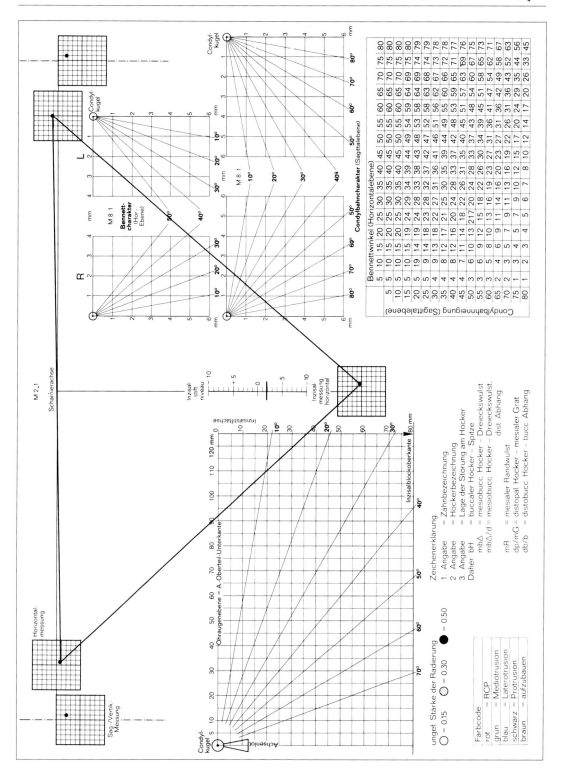

Formblatt FA 5

Patient: *Fr. Huber Anne* Alter: __56__
Datum: __27. 9. 76__ Artikulator-Nr.: __5698__
Gesichtsbreite (Hautabstand) __135__ mm
Intercondylardistanz re __60__ li __57__ Su __117__
Condylenabstand am WM.Artikulator ⒧M S S Ⓜ L
(Su-Distanz am WM: „S" 96; „M" 110; „L" 124 mm)

Abb. 137 Teilansicht der allgemeinen Eintragungen im Formblatt FA 5.

1. Patientenmaße und Artikulatoreinstellungen

a) Unter Gesichtsbreite wird die Distanz zwischen beiden (tätowierten) Scharnierachsenpunkten in Millimetern eingetragen. Sie ist vom Gesichtsbogen abzunehmen.

b) Mit Interkondylardistanz ist der Abstand der beiden Rotationsachsen gemeint, wie sie z. B. am *Stuart*-Artikulator ermittelt werden. Dabei ist „Su" der Gesamtabstand, während unter „re" und „li" jeweils die Entfernung der rechten oder linken Achse von der Medianebene eingetragen wird (Abb. 137).
Es können übrigens auch für den Whip-Mix-Artikulator asymmetrische Kondylenlagen ermittelt werden. Die Verstellung kann freilich nicht kontinuierlich durchgeführt werden, sondern nur durch Umschrauben der Kondylenstützen. Ermittelt werden die Maße mit Hilfe der Zeichnung auf der Rückseite (siehe Abschnitt 6a, Seite 211). Die Einstellung der Kondylenkugeln erfolgt dann in der Position, die der Messung am besten entspricht. Die Kugelmittelpunkte liegen von der Mitte aus nach rechts oder

links: small = 48 mm; medium = 55 mm; large = 62 mm. Es wird also bei „Interkondylardistanz" die Messung der Formblattrückseite in Millimetern angegeben, und bei „Kondylenabstand am WM-Artikulator" wird die jeweils gewählte Position mit einem Kreis versehen.

c) In der Tabelle der Artikulatoreinstellungen beinhaltet die obere Zeile die Werte für Kondylenbahnneigung und die zweite Zeile die *Bennett*-Winkel. Diese Begriffe sind nach der Nomenklaturliste des Deutschen Arbeitskreises für Funktionsdiagnostik gewählt.
In dieser Tabelle werden in die linke Hälfte die Werte eingetragen, die für die Balance- oder Mediotrusionsseite zutreffen, und rechts die für die Protrusion. Die entsprechenden Kondylenbahnneigungen unterscheiden sich also um den *Fischer*-Winkel (Abb. 138).
Allerdings ist auch in der Protrusion je ein Fach „*Bennett*-Winkel" frei, obwohl es in der Protrusion natürlich nicht den für den Seitbiß definierten *Bennett*-Winkel gibt. Eingetragen werden hier die Einstellungen der *Bennett*-Führung am Artikulator, wenn der

	Mediotrusion				Protrusion			
	re		li		re		li	
	3	6	6	3	3	6	6	3
Cond. B. Neig.		43	59			39	55	
Bennett-W.	19	13	20	25		-10	10	

Abb. 138 Teilansicht aus Formblatt FA 5. Eintragung der Kondylenbahnwerte, wie sie aus den Checkbissen hervorgehen.

Protrusionscheckbiß ausgemessen wird. Es hat sich nämlich herausgestellt, daß trotz einer symmetrischen, geraden Vorschubbewegung der unteren Schneidezahnmitte beim Protrusionsregistrat die Kondylen oft nach einer Seite tendieren. Eine starke seitliche Abweichung z. B. nach rechts zeigt an, daß der linke M. pterygoideus lat. gewohnheitsmäßig sehr aktiv ist, und meist wird diese Annahme durch eine starke Sideshift oder „immediate sideshift" bei der entsprechenden Seitbewegung bestätigt. Das ist zwar ein Teil der Muskelanalyse, jedoch läßt sich dieser Wert bei der Artikulatoreinstellung messen und wird deshalb auch hier aufgeschrieben.

In einem Fall konnte ich eine seitliche Abweichung der Kondylen bei Protrusion um 20° nach rechts feststellen (also linke *Bennett*-Einstellung 20°), während links ein *Bennett*-Winkel bei Seitbiß von 35° (gegenüber rechts von 15°) bestand. Das Bild wurde durch eine deutliche Schmerzempfindlichkeit dieses linken M. pterygoideus lat. abgerundet.

d) In derselben T a b e l l e fallen die Zahlen 3 und 6 auf, welche anzeigen, wo die *Ben-*

nett-Werte eingetragen werden, die mit einem 3- oder 6-mm-Seitbiß registriert wurden. Bei diesen Bissen wurde die untere Schneidezahnmitte um 3 oder 6 mm zur Arbeitsseite oder Laterotrusionsseite verschoben. Die manuelle Technik, durch Unterkieferführung eine Intermediärbewegung zu vermeiden sowie die g a n z e *Bennett*-Bewegung des Patienten in das Registrat einzubringen, darf hier als bekannt vorausgesetzt werden (vgl. auch Abb. 108).

6-mm-Bisse sind normal und üblich. Wenn aber die Frage nach einer bestehenden „immediate sideshift" gestellt ist, so kann die eventuell unterschiedliche Messung bei einem zusätzlichen 3-mm-Biß Aufschluß geben. Ergibt der 3-mm-Biß einen größeren *Bennett*-Winkel als der 6-mm-Biß, so geht daraus hervor, daß wahrscheinlich eine „immediate sideshift" vorliegt, die um so deutlicher ist, je größer der Unterschied zwischen beiden Registraten ist (Abb. 139a und b). Siehe auch Abschnitt 6c (Seite 215) oder 6e (Seite 223).

Die obige Tabelle der Artikulatoreinstellungen wird natürlich immer benutzt. Steht eine TMR-Messung der Kondylenbahnwerte zur Verfügung, so wird sie rechts unten im glei-

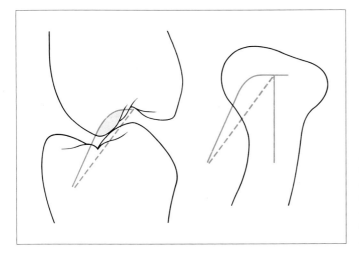

Abb. 139a Die „immediate side-shift"-Situation des Kondylus wird auf die Okklusalflächen übertragen. Deshalb ist es wichtig, mit einfachen Mitteln zu erfahren, wie stark diese Bewegung gekurvt ist.

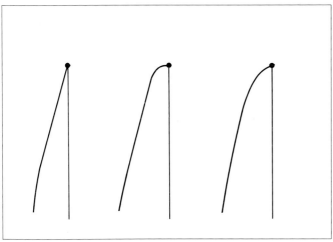

Abb. 139b Um welche dieser Sideshift-Formen handelt es sich bei meinem Patienten?

chen Formular eingetragen und kann unter Umständen die obigen Werte ergänzend verändern.

2. Niveauvermessung (zur Schnell-diagnose)

Die Grundlagen zu diesem Arbeitsgang wurden bereits im 2. Kapitel abgehandelt; hier soll nur noch das Ausfüllen des Formblattes besprochen werden.

Das Feld für die Eintragung der Messungen (Abb. 140) befindet sich im freien Raum der beiden Zahnbögen, und zwar in drei Regionen unterteilt:

oben: Inzisalstiftregistrat horizontal; Aufzeichnung OBEN (TMR),

Mitte: Niveauwerte am Inzisalstift – vertikal,

unten: Inzisalstiftregistrat horizontal; Aufzeichnung UNTEN.

Für die horizontale Aufzeichnung wird nur eine der beiden Methoden angewendet, da die Durchführung des oberen Registrates das untere überflüssig macht.

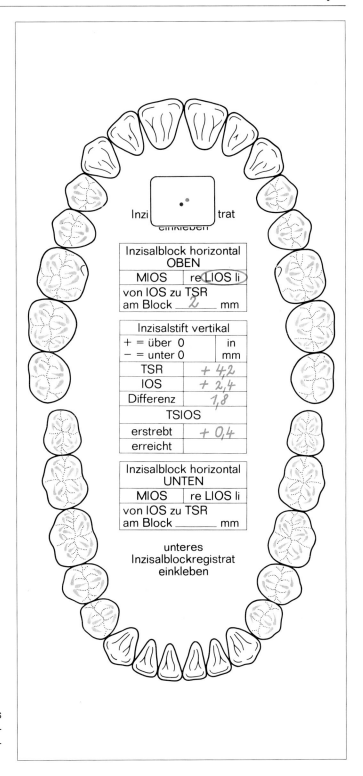

Abb. 140   Der Ausschnitt aus dem Formblatt FA 5 zeigt die Tabelle mit der Eintragung der Niveauvermessung.

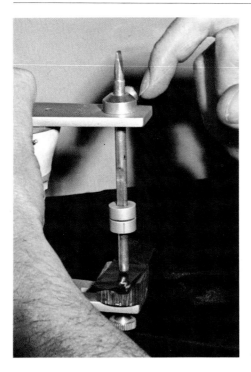

Abb. 141 Das Inzisalstiftregistrat wird durch Auftippen des Fingers auf das vordere Ende des Artikulatoroberteiles bei fixiertem Stift gezeichnet.

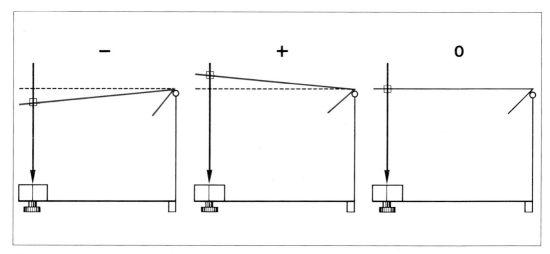

Abb. 142 Das Vorzeichen des vertikalen Niveaus am Inzisalstift ist „+", wenn der Artikulator weiter geöffnet, und „–", wenn er mehr geschlossen ist als „0". „0" liegt dann an, wenn Artikulatorober- und -unterteil parallel zueinander stehen.

Praktisch geht man so vor:

a) Untere Aufzeichnung: Nachdem ein Selbstklebeetikett kantenparallel auf den Inzisalblock aufgeklebt ist, wird der Artikulator unter manueller Einhaltung der Scharnierachsenlage ganz leicht bis zur Berührung der Frühkontakte geschlossen (siehe Abb. 131)! Wenn der Stützstift stört, wird er zurückgenommen. Nun wird rote Okklusionsfolie oder -seide eingelegt, der Stützstift vorsichtig bis zur Berührung mit der Seide herabgelassen, die Fixierungsschraube angezogen und mit dem Finger leicht von oben auf das Artikulatoroberteil geklopft. So entsteht ein roter Punkt auf dem Etikett (Abb. 141).
Obere Aufzeichnung: Das Etikett wird hier auf dem oberen Inzisalblock so aufgeklebt, daß seine Längskante im Artikulator exakt transversal steht. Nun wird der Artikulator vorsichtig geschlossen, wie oben beschrieben, bis RCP. In dieser Stellung wird die Inzisalstiftschraube geöffnet, so daß der Stift selbst nach oben schnellt und einen roten Punkt auf das Etikett durchzeichnet.

b) In beiden oben genannten Fällen wird anschließend das vertikale Stützstiftniveau in Millimetern abgelesen, und zwar beträgt der Wert bei parallel stehendem oberem und unterem Artikulatorrahmen ungefähr „0". Bei größer werdendem Öffnungswinkel des Artikulators, also „länger werdendem" Inzisalstift, bekommt der Wert ein positives (+), bei kleiner werdendem Winkel ein negatives (−) Vorzeichen (Abb. 142).
Dieser Wert ist erfahrungsgemäß zu ungenau, wenn er nur in ganzen Millimetern abgelesen wird, weshalb wenigstens noch Drittelmillimeter berücksichtigt werden sollten. Bei einiger Übung kann man sogar Zehntelmillimeter schätzen (siehe Seite 177 und 178).
Diese Ablesung wird in dem mittleren Kästchen „Inzisalstift vertikal" in die Zeile „TSR" eingetragen (siehe Abb. 140).

c) Nach Messung des TSR-Niveaus muß der Inzisalstift um etwa 5 mm kürzer eingestellt und eine grüne Okklusionsfolie oder -seide über den Inzisalblock gelegt werden. Der Artikulator wird nun zur maximalen Interkuspidation geschlossen, d. h. in habitueller Okklusion (IOS). Nun folgt die gleiche Aufzeichnungstechnik wie unter a beschrieben, und es entsteht ein grüner Punkt, der je nach Größe des horizontalen Abgleitens eine kleinere oder größere Entfernung von dem roten Punkt hat (Abb. 143). Über den Wahrheitsgehalt und den Unterschied zwischen oberer und unterer Aufzeichnung siehe 2. Kapitel, Seite 177ff.

d) Die vertikale Stützstifteinstellung wird abgelesen und der Betrag in dem mittleren Areal in die Zeile „IOS" eingesetzt. Dazu kann gleich die Differenz in der Zeile darunter ausgeworfen werden Das ist sehr einfach, wenn die beiden Meßwerte gleiches Vorzeichen besitzen. Bei verschiedenem Vorzeichen jedoch muß als Differenz die Summe der beiden Zahlenwerte eingetragen werden. Beispiel: TSR = + 2; IOS = −1; Diff. = 3 (Abb. 144).

e) Jetzt wird das Etikett abgenommen und seiten- sowie winkelgerecht in das Formular eingeklebt. Das Etikett mit der unteren Aufzeichnung kommt unter das untere Kästchen, mit der ventralen Kante nach unten, so daß es wieder die richtige

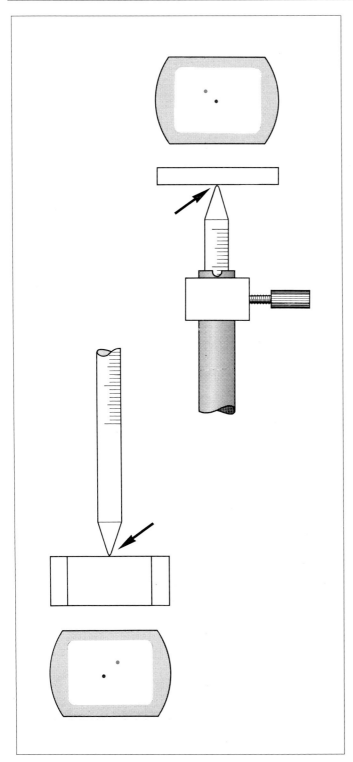

Abb. 143 Die untere Zeichnung gibt das untere Inzisalstiftregistrat einer LIOS rechts wieder, während die obere Darstellung denselben Befund mit dem TMR-Teleskopstift zeigt. Die Größe des Abgleitens ist oben etwas kleiner, da der sagittale Auswanderungsfehler des Stützstiftes wegfällt.

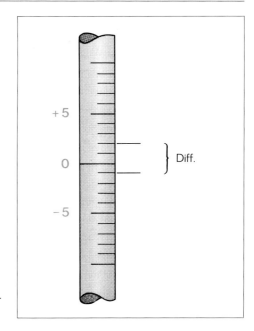

+ 5

0

} Diff.

- 5

Abb. 144   Beispiel für eine Niveaudifferenz, die über die „0"-Marke hinweggeht.

Orientierung zum Unterkiefer hat. Rechts und links, anterior und posterior liegen wie im Artikulator. Lediglich der grüne und rote Punkt liegen spiegelbildlich zueinander, da es sich um ein Registrat handelt, bei dem ein Oberkieferstift auf einer Unterkieferfläche zeichnet. Unter Berücksichtigung dieser Umkehrung wird im Formblatt die Diagnose MIOS oder LIOS „re" bzw. „li" eingezirkelt und die Distanz zwischen den Mittelpunkten der beiden farbigen Registrate in den freien Platz „von IOS zu TSR am Block . . . mm" eingetragen.
Das Etikett mit der oberen Aufzeichnung wird genauso behandelt und seitengerecht über dem oberen Kästchen eingeklebt – Vorderkante nach oben und waagerecht. Hier befindet sich der grüne Punkt vor dem roten und auf der Seite, zu der der Unterkiefer abgleitet. Die Diagnose und Distanz werden im oberen Kästchen vermerkt.

f) Nun braucht nur noch der vertikale Niveauwert der TSIOS errechnet und in die Zeile „erstrebt" eingeschrieben werden. Um es zu wiederholen: Vom Niveau „IOS" wird der Wert des horizontalen Abgleitens subtrahiert und der Rest in Zeile „erstrebt" eingetragen.
Beispiel:

$$TSR = +4,0;$$
$$IOS = +2,0;$$
von IOS zu TSR horizontal: $2,5;$
$$TSIOS \text{ erstrebt} = -0,5.$$

(Zur genaueren Bewertung verschiedener Einflüsse auf das Registrat am unteren Inzisalblock siehe Seite 177.)
Wenn die Modelle diagnostisch durchradiert werden, so können diese Werte am Inzisalstift nachkontrolliert und kann als eventuelle Abweichung von der Vorausberechnung in die Zeile „erreicht" das Niveau eingetragen werden, mit dem die TSIOS praktisch erreicht wurde.

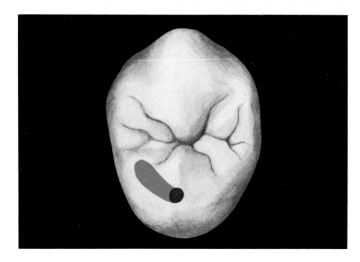

Abb. 145 Okklusalansicht eines oberen Prämolaren, an dem die Abgleitfacette bei einer MIOS am mesialen Abhang des palatinalen Höckers auftritt. Wenn die Einfärbung in TSR vorsichtig vorgenommen wird, so zeichnet gerade der Anfang der Schliffstelle.

3. Tabellen der zentrischen und exzentrischen Okklusionsstörungen

a) Ablenkung aus RCP

Die Ablenkung aus der retrudierten Kontaktposition erfolgt durch die Frühkontakte. Diese werden nach sorgfältiger Modellmontage dadurch gefunden, daß beide Artikulatorteile in Scharnierachse geschlossen werden, während eine rote doppelseitig zeichnende Okklusionsfolie zwischen den Zahnreihen liegt. Dabei werden die Modelle nur bis zur Berührung geschlossen – nicht zusammengedrückt –, so daß nur die ersten, feinen Kontakte gezeichnet werden.
Oft sind dies die Anfänge von größeren Attritionsfacetten (Abb. 145).
In der hierzu gehörigen Tabelle wird jeweils ein Frühkontakt „OK" (linkes Kästchen) einem Frühkontakt „UK" (rechtes Kästchen) gegenübergestellt. In den Tabellen für die Zahnbezeichnung wird die Zahnzahl links oder rechts vom + oder − eingetragen, wobei man sich der alten Schreibweise bedient. In das freie Feld daneben kann nun entsprechend der Zeichenerklärung (Rückseite des

Formblattes siehe 8d, Seite 238) die Lage des Frühkontaktes eingetragen werden.

b) Störungen der Protrusion

Unter Zwischenlegen einer schwarzen Seide werden die Modelle in der 6-mm-Protrusionsstellung zusammengeführt und unter leichtem Druck in die Zentrik geführt, bis etwa ½ mm vor Erreichen der habituellen Okklusion. (Bei farbigen Modellen kann eventuell auch die weiße Okklusionsfolie verwendet werden.) Die Eintragungen erfolgen, wie oben beschrieben wurde.

c) Störungen der Arbeitsbewegung (= Laterotrusion)

Die Modelle werden im 6-mm-Seitbiß (z. B. rechts) – unter vorherigem Einlegen eines blauen Seidenstreifens von rechts 4 bis 8 – zusammengesetzt und unter okklusalem Gleiten bis etwa ½ mm vor die habituelle Okklusion geführt. Die dabei gezeichneten blauen Kontakte werden eingetragen wie unter a erwähnt. Es sollte darauf geachtet werden, daß auch die patienteneigene *Bennett*-Bewegung ausgenutzt wird.

d) Störungen der Leerlaufbewegung (= Mediotrusion)

Nachdem die Modelle im Artikulator in der 6-mm-Seitbißstellung (z. B. rechts) unter Zwischenfügen einer grünen Artikulationsseide links von 2 4 bis 2 8 so zusammengesetzt wurden, daß die *Bennett*-Bewegung voll ausgefahren ist, läßt man unter leichtem Druck die Zahnreihen zur Zentrik hingleiten und stoppt die Bewegung etwa ½ mm vorher.

Die dabei gezeichneten grünen Kontaktstellen werden in die Tabelle eingetragen – wie auf Seite 198 beschrieben.

4. Farbige Übersichtszeichnung der Störungen

Die beste Übersicht über die okklusalen Störungen erhält man, wenn man die unter 3a bis d ermittelten Interferenzen auf Duplikatmodellen mit farbigen Filzstiften einzeichnet und dann das Ganze mit einem glasklaren, nicht auftragenden Kunststofflack überzieht.

So schön das Ergebnis wird, fast alle Farben bleichen im Laufe der Zeit am Gipsmodell stark aus, und für die Routine in der täglichen Praxis ist es zu aufwendig und umständlich. Deshalb habe ich frühzeitig mit Zahnbogenzeichnungen begonnen.

Diese ersten Zeichenblätter – noch Schleiflisten genannt – waren mit anschaulichen Zahnzeichnungen versehen, die aus Durchzeichnungen von Modellfotos gewonnen waren. Bald stellte sich heraus, daß diese perspektivischen, in den Kauflächen verzerrten Darstellungen topographisch nicht befriedigend ausgewertet werden konnten. In den Zeichnungen kamen zu viele Linien vor, die der plastischen Anschaulichkeit dienten, wie Schattenwirkungen usw.

Außerdem sind hier die marginalen Begrenzungen der Seitenzähne völlig unwichtig. So entstand der Wunsch, die einzelnen Kauflächen grundrißmäßig unverzerrt, gewissermaßen kartographisch als Gelände darzustellen, und zwar beschränkt auf den Kautisch. Die Zeichnungsart ist aus den Hochgebirgsführern übernommen, denn die Kauflächen der Zähne haben oft verblüffende Ähnlichkeit mit den Formationen von Faltengebirgen. Daher sind Grate mit dicken, kommaartigen Linien und Talsohlen mit gepunkteten Linien angedeutet. Ein Punkt als Gipfelbezeichnung wurde der Übersicht halber weggelassen (Abb. 146).

Die einzelnen in der Störungstabelle aufgeführten Punkte können nun lagemäßig sehr genau in die Zeichnung mit entsprechend farbigem Filzstift eingetragen werden. So entsteht ein farbiger, bei einiger Übung auf einen Blick lesbarer Steckbrief der okklusalen Störung in dem betreffenden Gebiß.

Selbstverständlich geht aus diesen Ermittlungen noch nicht viel über eine manifeste Erkrankung des gnathischen Systems hervor, sondern nur über die Störungen im harmonischen Ablauf der Kieferbewegungen – bezogen auf die mehr oder weniger gestörte zentrische Lage der Kondylen und ihrer Scharnierachse (siehe Kapitel 1). In welchem Bereich sich diese Störungen niederschlagen (Pulpa, Zahnhals, Parodont, Muskulatur, Gelenke usw.), ist zunächst noch offen und muß durch ergänzende Untersuchungen festgestellt werden.

Die Methode der Aufzeichnung auf Papier – statt auf Modellen – ist neben der Einfachheit und Schnelligkeit auch deshalb so überzeugend, weil diese Analyse immer zur Hand ist, z. B. in der Karteitasche, und immer im Zusammenhang mit den anderen auf dem Blatt eingetragenen Befunden gesehen werden kann und sollte. Im Laufe der

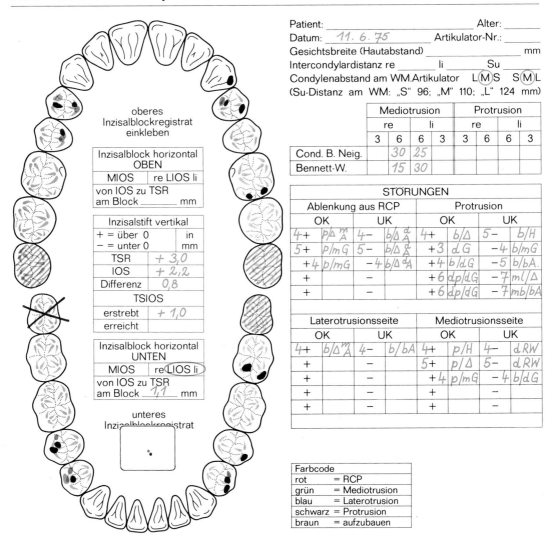

Patient: _____ Alter: _____
Datum: 11. 6. 75 Artikulator-Nr.: _____
Gesichtsbreite (Hautabstand) _____ mm
Intercondylardistanz re _____ li _____ Su _____
Condylenabstand am WM.Artikulator L (M) S S (M) L
(Su-Distanz am WM: „S" 96; „M" 110; „L" 124 mm)

oberes
Inzisalblockregistrat
einkleben

Inzisalblock horizontal OBEN	
MIOS	re LIOS li
von IOS zu TSR am Block _____ mm	

Inzisalstift vertikal		
+ = über 0		in
− = unter 0		mm
TSR	+ 3,0	
IOS	+ 2,2	
Differenz	0,8	
TSIOS		
erstrebt	+ 1,0	
erreicht		

Inzisalblock horizontal UNTEN	
MIOS	re LIOS li
von IOS zu TSR am Block 1,1 mm	

unteres
Inzisalblockregistrat

	Mediotrusion		Protrusion	
	re	li	re	li
	3	6	6	3	3	6	6	3
Cond. B. Neig.		30	25				
Bennett-W.		15	30				

STÖRUNGEN			
Ablenkung aus RCP		Protrusion	
OK	UK	OK	UK
4+	P/Δ ᵐ/Δ	4−	b/Δ ᵈ/Δ	4+	b/Δ	5−	b/H
5+	P/mG	5−	b/Δ ᵍ	+3	d G	−4	b/mG
+4	p/mG	−4	b/Δ ᵈ/Δ	+4	b/dG	−5	b/bA.
+		−		+6	dp/dG	−7	ml/Δ
+		−		+6	dp/dG	−7	mb/bA

Laterotrusionsseite		Mediotrusionsseite	
OK	UK	OK	UK
4+	b/Δ ᵐ/Δ	4−	b/bA	4+	p/H	4−	d RW
+		−		5+	p/Δ	5−	d RW
+		−		+4	p/mG	−4	b/dG
+		−		+		−	
+		−		+		−	

Farbcode	
rot	= RCP
grün	= Mediotrusion
blau	= Laterotrusion
schwarz	= Protrusion
braun	= aufzubauen

Abb. 146   Ausschnitt aus FA 5. Blauschraffierte Zähne fehlen im Mund, rotdurchkreuzte sind zur Extraktion vorgesehen. Zur Zeichenerklärung für die Tabelle siehe Seite 238, Absatz d.

Zeit kann man sogar auf das Ausfüllen der Tabelle verzichten und nur die farbige Einzeichnung machen, da dies in vielen Fällen als Übersicht genügt.

Vielleicht sollte an dieser Stelle nochmals der Unterschied zwischen einer Schleifliste und einem Befundblatt erläutert werden. Dieses Formblatt wird natürlich auch als Schleifliste verwendet, aber immer wird der Status zu Beginn der Radier- oder Schleif-arbeit gesondert in einem Befundblatt festgehalten. Anders ist es auch gar nicht möglich, denn der Befund dient ja der Diagnose sowie der Therapieplanung und sollte ihnen deshalb immer vorausgehen, denn alle Behandlungen, bei denen die Therapie vor – oder ohne – Befundaufnahme und Planung erfolgt, sind zumindest gefährlich und würden den Patienten mit Angst erfüllen, wenn er davon wüßte.

Okklusion auf den ersten Blick:

Intercuspidat. („Handokkl."): _sehr unstabil_

Eckzahnokklusion:	re	li
in IOS:	0,5 offen	in Kontakt
sag. Okkl. Typ (mm):	4 mm distal	2 mm distal
Steilheit d. Führg.:	mäßig	normal
konkav/konvex?:	konkav	konkav
Länge der Führung:	kurz	kurz
Kommentar:		

Frontokklusion:

in IOS:	0,5 – 1 mm offen
Steilheit d. Führg.:	normal
Länge der Führung:	kurz
Kommentar:	nicht wirksam

Abb. 147 Ausschnitt aus dem Befundblatt. Die Tabelle „Okklusion auf den ersten Blick" dient der Schnellinformation über Interkuspidation und Führungselemente – also den Grundwerten der Okklusion.

5. „Okklusion auf den ersten Blick"

a) Interkuspidation („Handokklusion")

Ein sehr wesentliches Kriterium für die Beurteilung der vorliegenden Okklusalprobleme ist die Sattheit, mit der die beiden Zahnbögen ohne Artikulator miteinander interkuspidieren, wenn man sie nur mit den Händen in ihrer habituellen Okklusion zusammenbringt. Im Artikulator kann diese Beurteilung viel schwieriger sein, da die Auflage der Kondylenkugeln in den Gelenkgehäusen eine harte Dreipunktabstützung bildet, die das mögliche Wackeln der Modelle bei Zwischenschaltung komprimierbarer Disci oder bei distrahierten Gelenken verhindert. Leider ist durch die hohe Technisierung in der Gnathologie diese kleine, unscheinbare Prüfung der „Handokklusion"

ganz in Vergessenheit geraten. Und dabei kann sie diagnostisch so viel aussagen (Abb. 147)!

Wenn starke Schaukelbewegungen in IOS möglich sind oder gar die Front bzw. das Seitenzahngebiet irgendwo offen ist, kann man sicher sein, daß sich die Zunge beim Schluckakt falsch verhält, indem sie entweder zwischen Antagonisten liegt oder an die Zähne preßt. Natürlich gibt es auch Fehlverhalten anderer Weichteile wie z. B. der Lippen. Im wesentlichen kommt es aber auf das gleichgewichtige Verhältnis antagonistischer Muskelgruppen an. Bei entsprechendem Befund muß eine genauere myofunktionelle Untersuchung eingeschaltet werden.

Diese Beurteilung der Handokklusion ist völlig frei von Überlegungen bezüglich der Kondylenstellung oder anderer übergeordneter Zusammenhänge. Sie untersucht nur das Angebot an Interkuspidation und Eindeutigkeit für die kranialste Okklusionsstellung des Unterkiefers, wie sie täglich allein zum Schlucken etwa 1500- bis 2000mal eingenommen wird. Dieser unbewußte Schluckvorgang in seinen unzähligen Häufigkeiten während der Gebißentwicklung ist gewiß die Hauptgarantie dafür, daß diese uns bekannte Interkuspidation mit ihrer habituellen Zentrierung in oder nahe an der terminalen Scharnierachsenposition entsteht und während des Lebens erhalten bleibt. Beim Schluckakt müssen die Retraktoren (M. digastricus, M. mylohyoideus, M. geniohyoideus usw.) innerviert werden, weil sie gleichzeitig die Muskeln zur Kranial- und Ventralverlagerung des Zungenbeins sind und weil diese Bewegung zur Öffnung des Ösophaguseinganges nötig ist. Deshalb haben bei jeder Schluckinterkuspidation die Retraktoren des Unterkiefers einen erheblichen Anteil an der Einstellung des muskulären Gleichgewichtes, in welchem die Okklusion gebildet und aufrechterhalten wird.

Dies legt erneut den Verdacht nahe, daß auch die Okklusion eines der vielen Fließgewichte darstellt, wie sie in der Natur und im menschlichen Körper an der Tagesordnung sind. Es wird also jeder bemerkenswerte Ausfall, jede Änderung im Bereich des muskulären Gleichgewichtes zwischen oraler und vestibulärer Muskulatur ihren Niederschlag in der Okklusion finden. Es gibt dafür drastische Beispiele, wie z. B. Verbrennungen im Lippenbereich, die binnen Wochen einen frontal offenen Biß zur Folge hatten. Aber auch die Gleichgewichtsvorgänge in der Zungengrund-, Hyoid-, Kau-, Hals- ja sogar Wirbelsäulenmuskulatur haben ihre Auswirkungen in der Okklusion, worauf *Balters* immer wieder aufmerksam gemacht hat.

Diese Beurteilung der „Handokklusion" prüft, inwieweit die „heimlichen" Beziehungen der Antagonisten – im einzelnen ausgedrückt durch intakte Höcker-Fossaoder Höcker-Randwulst-Relationen – zueinander noch in Ordnung sind. Ich glaube, daß dies eine Grundvoraussetzung für die muskuläre Entspannung im gnathischen Bereich ist, wenn auch die Beziehung zwischen Form (Okklusion) und Funktion (Muskulatur) immer eine wechselseitige ist (Gleichgewicht).

Die grobe Beurteilung der Handokklusion erfolgt nur mit ein oder zwei charakteristischen Worten in der entsprechenden Zeile. Wenn diese Untersuchung routinemäßig durchgeführt wird, kann man feststellen, daß es Malokklusionen gibt, z. B. Kreuzbisse im Seitenzahn- oder Frontzahngebiet, bei denen die „Handokklusion" satt und eindeutig ist, während manchmal gut geformte und ästhetisch befriedigende Oberkieferzahnbögen mit ihrer Unterkieferbezahnung keine gute Interkuspidation bilden. Dies zeigt uns die Möglichkeit des Körpers, selbst bei einer bestehenden Fehlhaltung des Unterkiefers (z. B. Zwangsbiß), mit oft unzulänglichen Mitteln doch noch ein Behelfsgleichgewicht aufzubauen.

Eine solche Okklusion kann manchmal schadlos über Jahrzehnte bestehen, auch wenn sie morphologisch von der idealen Okklusion weit entfernt ist, während scheinbar schön geformte Zahnbögen kurz vor dem Übergang ins Pathologische stehen können, weil der Körper nicht in der Lage ist, ein einigermaßen stabiles Gleichgewicht zu finden; alles befindet sich im Fluß, und es ist nur eine Frage der Zeit oder besonderer Belastungen, wann die Reserven des Systems aufgezehrt sind. Zwischen diesen Extremen liegt für gewöhnlich der Standort unserer Befunde, und es liegt sicher auf der Hand, daß es für Diagnose und Therapieentscheidung extrem wichtig ist, den augenblicklichen Standort sowie die Marschrichtung dieses Gebisses richtig zu beurteilen.

b) Eckzahnokklusion

Diese Prüfung wird im Artikulator vorgenommen. In der RCP kann die Eckzahnokklusion erst beurteilt werden, wenn die Modelle im Artikulator okklusal durchkorrigiert (radiert) wurden. Deshalb ist diese Beurteilung wegzulassen oder nur zu skizzieren. Von Bedeutung – insbesondere anamnestischer Art – hingegen ist die Beurteilung in der habituellen Okklusion (Status praes.).

In der habituellen Okklusion wird lediglich rechts und links festgestellt, ob die Eckzähne zentrischen Kontakt haben oder wieviel dazu noch fehlt. Das wird ins Formblatt eingetragen.

Außerdem muß die exzentrische Eckzahnführung beurteilt werden, ihrer Steilheit und Länge nach. Dabei spielt die Art der Verzahnung (z. B. Klasse II oder III) eine Rolle, aber auch die Form des oberen Eckzahns und der vertikale Eckzahnüberbiß.

Besonders bei der speziellen Beurteilung der Eckzahnführung stellt sich immer wieder heraus, wie ausschlaggebend die Klasse-I-Verzahnung für eine gute Funktion ist.

Bei der Eckzahnführung sind drei Dinge besonders zu beachten:

Beginn der Eckzahnführung direkt am zentrischen Kontakt (Stop) mit genügender Steilheit

Diese Anfangsdisklusion, die für das Molarengebiet besonders bei einer „immediate sideshift" wichtig ist, wird in der Klasse I gewöhnlich durch die mittlere Rippe auf der Palatinalfläche des Eckzahnes erzielt (mittlerer Konus), über die die untere Eckzahnspitze in distobukkaler Richtung hinwegläuft (Abb. 148a und b).

Gerade wenn eine Klasse-I-Okklusion besteht, liegt die Spitze des unteren Eckzahnes in der Zentrik auf der mesialen Hälfte der Palatinalfläche des oberen Eckzahnes. Von hier könnte ein Weg direkt nach bukkal – also radiär zum Zahnbogen – gedacht werden, der bei vielen Eckzähnen konkav verläuft, weshalb in der Literatur auch oft von palatinaler Konkavität gesprochen wird. Dies mag für die Schneidezähne häufig stimmen, nicht aber für den Eckzahn. Durch seine im Zahnbogen eingeschwenkte Stellung – fast 45° zur Raphemedianebene – tastet die untere Eckzahnspitze eine Bahn ab, die schräg nach distal, über die Spitze des oberen Zahnes verläuft (Abbildung), und diese Bahn ist fast immer konvex und steiler. Die oben erwähnte konkave Spur nach bukkal entspräche einer Lateroprotrusion, die aber normalerweise vom seitlichen Schneidezahn geführt wird und deshalb am Eckzahn inaktiv ist.

In der Klasse-II-Okklusion liegen schlechtere Verhältnisse vor, weil da der Stop bereits distal vom Konus liegt und eine flachere, konkave, kürzere Führungsbahn zur Anwendung kommt (Abb. 149a und b). Auch bei Teilklasse II, wenn der Stop noch am Konus liegt, gilt schon das gleiche, nur noch nicht so intensiv (Abb. 150a bis c).

Beim Übergang zur Klasse-III-Okklusion verlieren die Eckzähne sehr schnell ihren exzentrischen Kontakt. Dafür kommt dann eine Führung zwischen unterem Eckzahn und oberem seitlichem Schneidezahn zustande. Oft funktioniert auch das gut, aber meist ist die Disklusionshöhe nicht ausreichend.

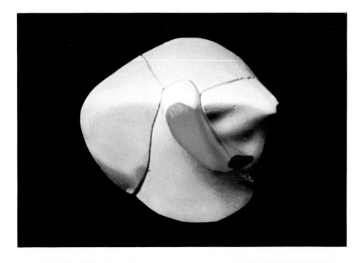

Abb. 148a Okklusalansicht eines Eckzahnes „im Rohbau". Der „Konus" ist zu erkennen und auch die Konvexität des Abtastweges, den die untere Eckzahnspitze nimmt. Die sagittale Bißlage ist neutral.

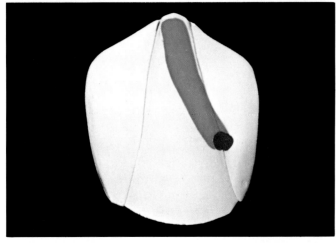

Abb. 148b Derselbe Eckzahn wie auf Abbildung 148a, von palatinal gesehen.

Abb. 149a und b Bei der gleichen Darstellungsweise wie Abbildung 148 a und b ist hier ein Distalbiß von etwa 5 mm mit seiner ungünstigen Eckzahnführung gezeigt. Die Führungsbahn ist weniger steil, konkav und kürzer.

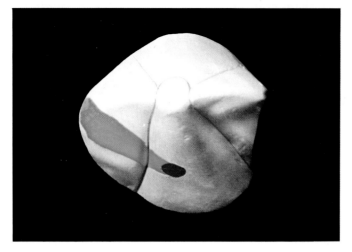

Abbildung 149a

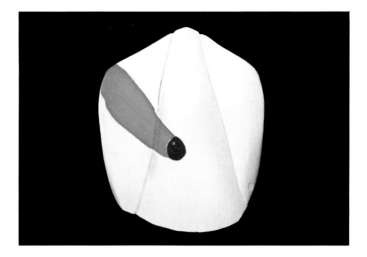

Abbildung 149b

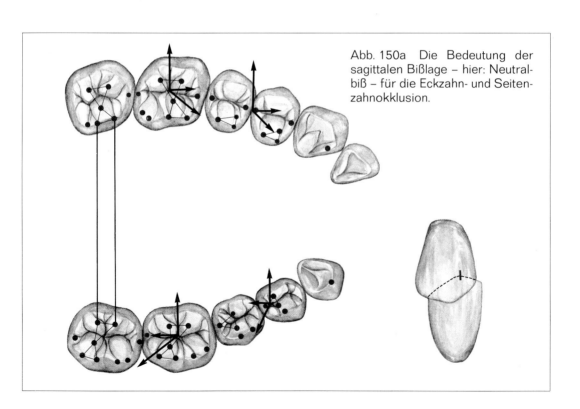

Abb. 150a Die Bedeutung der sagittalen Bißlage – hier: Neutralbiß – für die Eckzahn- und Seitenzahnokklusion.

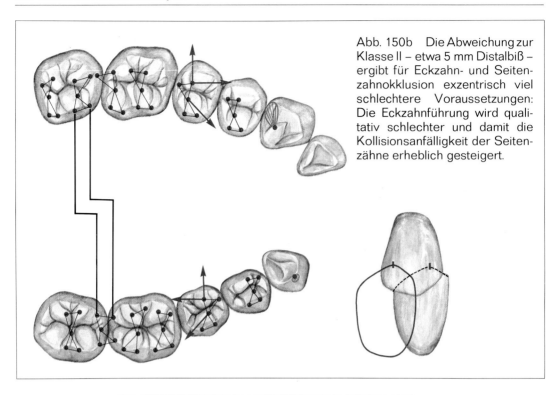

Abb. 150b Die Abweichung zur Klasse II – etwa 5 mm Distalbiß – ergibt für Eckzahn- und Seitenzahnokklusion exzentrisch viel schlechtere Voraussetzungen: Die Eckzahnführung wird qualitativ schlechter und damit die Kollisionsanfälligkeit der Seitenzähne erheblich gesteigert.

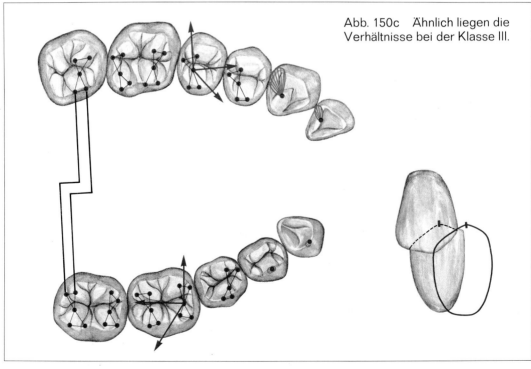

Abb. 150c Ähnlich liegen die Verhältnisse bei der Klasse III.

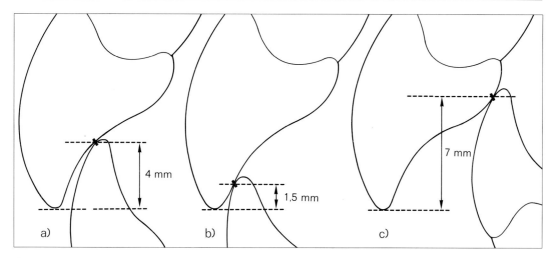

4 mm

1,5 mm

7 mm

a)   b)   c)

Abb. 151   a) Normale Bißtiefe der Eckzähne. b) Flacher Eckzahnüberbiß. c) Tiefer Eckzahnüberbiß.

Steilheit der Eckzahnführung

In den Lehrbüchern und Skripten kann man lesen, daß zu einer größeren *Bennett*-Bewegung eine Konkavität der palatinalen Eckzahnfläche gestaltet werden muß. Schon in der Vergangenheit kamen wir von diesem Konzept zuerst versuchsweise ab, weil es z. B. bei einer „immediate sideshift" keine andere Möglichkeit gibt, als durch steile Eckzahnführungen die Anatomie der Seitenzahnkauflächen zu retten oder wenigstens in erträglichen Grenzen zu halten. Außerdem zeigt das Vorbild der Natur in der Klasse I eine konvexe Eckzahnführung. Eine Lockerung dieser Zähne oder anderer Frontzähne wird eigentlich nur beobachtet, wenn Störungen im Seitenzahngebiet vorliegen, die durch das Abgleiten aus TSR oder durch den Reiz zur exzentrischen Parafunktion sekundär die Frontzähne schädigen.

Nach den ersten Versuchen, von der konventionellen Meinung (palatinale Konkavität) abzurücken, stellte ich fest, daß sich die

Patienten relativ schnell an eine steilere Eckzahnführung gewöhnen, besonders wenn sie auf dem Umweg über eine Aufbißschiene auf dieses neue Bewegungsmuster vorbereitet werden. Allerdings ist vor Übertreibungen zu warnen. Genaue, allgemeingültige und lehrbare Rezepte liegen jedoch noch nicht vor; sie müssen erst erarbeitet werden.

Die Länge der Eckzahnführung

Beides, Steilheit und Länge des Führungsweges, kann nicht voneinander getrennt werden, soll eine wirksame Disklusion erfolgen. Die längstmögliche Gleitbahn geht vom zentrischen Stop in der mesialen Hälfte der Palatinalfläche des oberen Eckzahnes geradewegs über seine Spitze. Abweichungen von dieser optimalen Eckzahnokklusion erhöhen deshalb graduell die Kollisionsgefahr im Seitenzahngebiet. Auch später, in der Therapieplanung, taucht ja immer wieder die Frage auf, ob diese vorhandene Eckzahnführung in der habituellen

Okklusion als fixe Position übernommen werden kann und ob mit ihr alle Seitenzahnprobleme gelöst werden können oder nicht. Oft ist die Fragestellung aber nicht so einfach, sondern es muß entschieden werden, ob nicht durch eine manchmal kleine Änderung der Eckzahnführung viel einfachere, klarere Verhältnisse im Molarengebiet erzielbar sind.

Die Länge der Eckzahnführung ist also einmal von der sagittalen Okklusionsstellung des Unterkiefers, andererseits auch von der vertikalen Bißtiefe abhängig. Letztere richtet sich danach, in welcher Höhe am oberen Eckzahn sich der Stop befindet (Abb. 151). Die Charakterisierung der Eckzahnokklusion kann mit ganz wenigen Worten eingetragen werden. Hier habe ich nur ein paar Gesichtspunkte aufgeführt, damit ein bestimmter Hintergrund für diese Beurteilung gegeben ist, denn das Thema ist doch von sehr ausschlaggebender Bedeutung. Eine exakte Beurteilung als Entscheidungsunterlage muß später bei der Therapieplanung getroffen werden. Hier genügt ein grober Steckbrief.

c) Frontokklusion

Auch hier ist eine kurze Beurteilung der Disklusionsmöglichkeiten in der Protrusion abzugeben. Entscheidend sind wieder die Steilheit der Palatinalflächen der oberen Schneidezähne und ihre Bißtiefe. Natürlich ist wie unter b die wichtigste Beobachtung, ob in der habituellen Okklusion Frontkontakt vorhanden ist.

6. Einzeichnung der TMR-Messungen, der Scharnierachsenaufzeichnungen und Eintragung ihrer Auswertung

Zur Einzeichnung der TMR-Punkte, die auf den Registrierblöcken entstanden sind, dient ein Vordruck auf der Rückseite des Formblattes (Abb. 152).

Dabei handelt es sich um die fünf Quadrate mit dem Zweimillimeterraster, die die posterioren vier Registrierflächen auf den TMR-Meßblöcken und die anteriore Registrierfläche am Inzisalblock im Maßstab 2:1, also in zweifacher Vergrößerung, darstellen. Die Scharnierachse und auch ihre Mitte ist eingezeichnet. Der Abstand zwischen den Mittelpunkten der beiden inneren Quadrate beträgt 220 mm, also das Doppelte der Distanz „M" am Artikulator.

Allerdings ist die sagittale Entfernung Achse–Inzisalblock aus Platzgründen nur im Maßstab 1:1 mit 125 mm vorgegeben. Über dem Inzisalquadrat ist das vertikale Inzisalstiftniveau wieder im Maßstab 2:1 angebracht. Dabei muß berücksichtigt werden, daß am TMR-Inzisalstift – wegen der Teleskopfunktion – die „+"-Werte unten und die „–"-Werte oben liegen, hier aber zu dem vorgedruckten Vorzeichen eingezeichnet werden. Bei der Einzeichnung von Punkten in das Inzisalquadrat muß unbedingt berücksichtigt werden, daß dieses hier von oben – nicht von unten – gesehen ist. Die Bewertung von rechts und links bleibt daher wie auf der Registrierfläche, aber wenn man den Block in der Hand hält, ist frontal und okzipidal umgekehrt zur Zeichnung. Am

---

Abb. 152 Rückseite des Formblattes FA 5 (Überblick). Wenn man das Blatt im Querformat betrachtet, ist oben die Scharnierachse in doppelter Vergrößerung eingezeichnet. Rechts und links sind je zwei quadratische Registrierflächen gezeichnet – entsprechend den Meßblöcken. In der Mitte weiter unten liegt die fünfte Registrierfläche des Inzisalblockes und darüber ein Maßstab zum Einzeichnen des vertikalen Niveaus. Auf die weiteren Zeichnungen wird später im Text eingegangen.

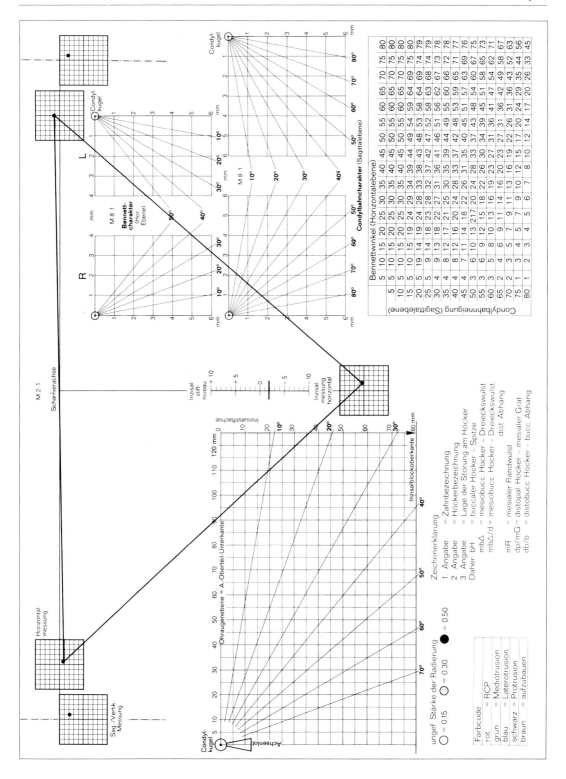

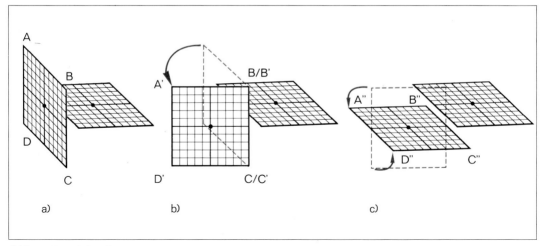

Abb. 153 a) Die Registrierflächen in einem posterioren TMR-Meßblock, in ihrer räumlichen Lage zueinander. b) Um beide Flächen im Grundriß unverzerrt wiedergeben zu können, wird zuerst die vertikale Fläche um eine senkrechte Kante herum in die Transversalebene geschwenkt, und zwar so, daß ihre Verlängerung mit der Vorderkante der Horizontalfläche zusammenfällt. c) Zum Schluß wird die nun transversal und vertikal stehende Fläche um ihre horizontale Mittelachse geschwenkt, bis sie in derselben Ebene liegt wie die Horizontalebene.

Abb. 154 Die Konstruktion der Rotationspunkte auf der Rückseite des Formblattes FA 5 ergibt eine Asymmetrie. Diese Werte können auf der Vorderseite eingetragen und dazu kann eine passende Kondylenkugelstellung im Artikulator gewählt werden.

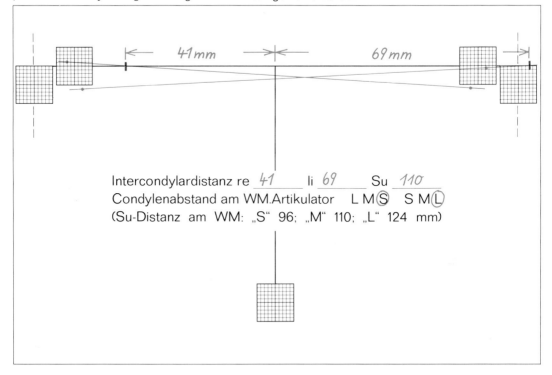

besten stellt man sich vor, daß der Block durchsichtig ist, von unten registriert und von oben abgelesen wird. Dieses Verfahren hat den Vorteil, daß wir später Dreiecke in der Achsenorbitalebene zeichnen können, indem wir jeweils die drei zusammengehörigen Punkte der Horizontalmessungen in den zugehörigen Farben miteinander verbinden (siehe Abb. 164, Seite 221). Das fördert sehr die räumliche Vorstellung, gerade bei den oft schwierigen Überlegungen zu den Unterkieferverlagerungen.

Nun ist wichtig, sich genau vorstellen zu können, auf welche Weise in dieser Zeichnung die vertikalen Registrierflächen der posterioren Blöcke an die horizontalen angegliedert wurden:

Zunächst stehen am Artikulator die horizontale und vertikale Fläche senkrecht zueinander und schneiden sich so, daß die Schnittlinie horizontal verläuft und durch den Achsenpunkt geht (Abb. 153a).

Nun wird die vertikale Fläche aus der Sagittalebene um 90° geschwenkt, bis sie transversal, und zwar so steht, daß ihre Verlängerung durch die Vorderkante der horizontalen Registrierfläche geht (Abb. 153b).

In der letzten Phase wird die erwähnte Fläche um ihre jetzt horizontal-transversale Mittelachse geschwenkt, so daß sie in die gleiche Ebene kommt wie die Horizontalfläche (Abb. 153c).

Jetzt fluchtet die (frühere) Oberkante der lateral liegenden Fläche mit der Mittelachse der Horizontalfläche. Durch diese Mittelachse geht auch die Scharnierachse. Der Abstand der strichpunktierten Linien, die senkrecht durch die lateralen Registrierflächen gehen, haben auf dem Blatt eine Distanz von 264 mm, am Artikulator ist dies der Abstand der beiden lateralen TMR-Blockflächen voneinander (132 mm). Diese Linien stellen also die Schnittlinien der vertikalen Registrierflächen mit der Achsen-

orbitalebene dar, weshalb sie u. a. zur direkten Ermittlung von Parallaxefehlern verwendet werden kann.

Nach vielen Versuchen der zeichnerischen Zusammenfassung der Meßergebnisse in den letzten Jahren hat sich diese Art der Aufzeichnung am besten bewährt.

a) Die Ermittlung der Rotationspunkte

Bei ganz normalem Vorgehen nach der Checkbißmethode hat man ein oder mehrere zentrische sowie drei exzentrische Registrate zur Verfügung. Davon werden hier nur die beiden Seitbißregistrate benötigt. Sie sollten aber mindestens 6 mm Exkursion beinhalten.

Wenn man nach dem Montieren der Modelle das TMR-Zubehör am Artikulator anbringt, so kann man bei den jeweils eingelegten Checkbissen mit den Vertikalstiften zwei Punkte in der zugehörigen Farbe (siehe Farbkode) zeichnen. Diese Punkte werden in gleicher Farbe (Grün und Blau) maßstabsgetreu in das Meßblatt eingetragen. Die Verbindungsgerade der zusammengehörigen Punkte gibt jeweils einen Schnittpunkt mit der terminalen Scharnierachse (Abb. 154). Das ist der jeweilige Rotationspunkt der Scharnierachse, dessen Abstand von der Achsenmitte in Millimetern gemessen und mit dem halben Wert (Achtung Maßstab!) auf der Vorderseite (siehe Abb. 137) eingetragen wird.

In der Abbildung 154 ist ein Fall gezeigt, bei dem deutlich asymmetrische Interkondylarverhältnisse vorliegen, denen durch die entsprechende Auswahl der Kondylenkugelposition „S" bzw. „L" Rechnung getragen wird. Da die Interkondylardistanz von 110 der Stellung „medium" entspricht, ist die asymmetrische Position besonders interessant. Dabei ist die Auswertung der sowieso vorhandenen Seitbisse ganz einfach und schnell durchzuführen.

In der klassischen Gnathologie gibt es den Begriff der vertikalen Rotationsachsen. Diese stehen aber nicht fest, sondern verändern sich während der exzentrischen Bewegungen. Deshalb habe ich hier den Begriff der Rotationspunkte gewählt, denn mehr kann aus der Zeichnung nicht entnommen werden als die Punkte, in denen sich die Scharnierachse dreht.

b) Die Ermittlung des Kondylenbahncharakters und -winkels

Protrusionscheckbisse sind im allgemeinen leicht zu nehmen, so daß es keine große Mehrarbeit ausmacht, ein oder zwei Registrate mehr herzustellen. Allerdings habe ich ähnliche tröstliche Worte schon an mehreren Stellen geschrieben, und manchem Leser wird das irgendwann zuviel. Dazu möchte ich aber erst im Abschnitt e und im Schlußwort etwas Zusammenfassendes sagen.

Hier hätten wir gern ein Protrusionsregistrat mit 1 mm Vorschub, eines mit 3 mm und, wenn es geht, auch das übliche mit 6 mm (mit zwei Bissen geht es natürlich auch). Alle drei werden TMR-vermessen und die auf der vertikalen Registrierfläche ermittelten Punkte im Maßstab 8:1 in den Vordruck „Kondylenbahncharakter" eingezeichnet. Durch Verbinden der Punkte mit geraden schwarzen Linien ergibt sich ein guter Überblick über den Wechsel der Steilheit vom ersten bis zum sechsten Millimeter (Abb. 155).

Jetzt fehlt noch die Auswertung der Seitbisse, von denen – wie unter c noch zu schildern sein wird – im einfachsten Fall je zwei Seitbißregistrate vorliegen: 1 mm und 6 mm. Die zugehörigen Punkte auf der Vertikalfläche werden in die Vorlage im Maßstab

8:1 in Grün (Balance) eingezeichnet und durch Linien verbunden. Der Unterschied zwischen der schwarzen und grünen Linie wird allgemein als *Fischer*-Winkel bezeichnet. Jedoch ist dabei eine kritische Bemerkung angebracht:

In der Zeichnung Abbildung 156 werden zwei verschiedene Kondylenwege in eine Sagittalebene projiziert. Dabei ist aber nur der Protrusionsweg annähernd parallel zur Aufzeichnungsebene. Der Kondylenbahnweg für die Mediotrusion ist nur für den Whip-Mix-Artikulator und gleichartige Arcon-Geräte zutreffend. An einem Dentatus-Artikulator wäre dieser Winkel für die Mediotrusion zu steil.

Zu diesem Problem der Projektion von Winkeln ist in den folgenden Seiten Stellung zu nehmen, worauf ich hier verweise. Zum *Fischer*-Winkel wollte ich nur das räumliche Problem andeuten, weil es sehr selten Erwähnung findet. Eine exakte Erörterung ist nicht nötig, da dieser Winkel kaum ernstere praktische Bedeutung hat.

Jetzt könnte man die protrusive Neigung für die Protrusionsbewegungen einstellen und die lateralen Werte für die Mediotrusionsbewegungen. Beim Aufwachsen und fast allen anderen Arbeiten umgehen wir jedoch diese zeitraubende Arbeit und stellen generell den flacheren von beiden Werten ein. Deshalb ist auf der Vorderseite unter „Kondylenbahncharakter" auch nur ein Kästchen für jede Seite vorhanden. Wer sowohl Protrusions- als auch Balancewerte dort getrennt eintragen möchte, findet aber auch hierfür genug Platz.

Obwohl die 6-mm-Seitbisse in der Abbildung rechts 51° und links 53° ausweisen, ist zu sehen, daß der erste Millimeter flacher verläuft. Dies wird wahrscheinlich auf das Konto der „immediate sideshift" gehen (siehe unter c), jedoch mit den Detent-Einsätzen werden diese Tendenzen ganz

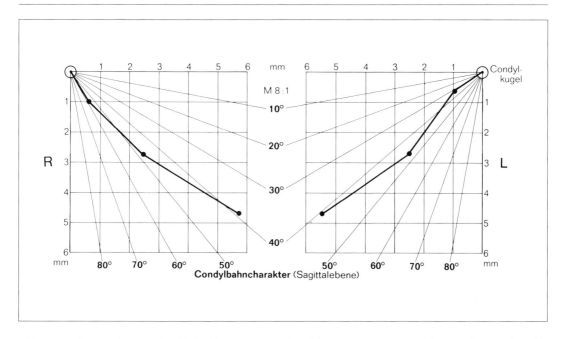

Abb. 155 Einzeichnung der TMR-Vermessung der Protrusionsregistrate (1 mm, 3 mm, 6 mm). Die schwarze Linie gibt mehr Aufschluß als das einzelne Registrat.

Abb. 156 Einzeichnung der Mediotrusionsregistrate zusätzlich in Grün. Der Unterschied zwischen der schwarzen und grünen Linie wird allgemein als *Fischer*-Winkel bezeichnet. Aus der Grafik kann sich der Behandler für einen realistischen Kondylenbahnwinkel entscheiden, der auch genügend Sicherheit für intermediäre Bewegungen gibt (strichpunktierte schwarze Linie).

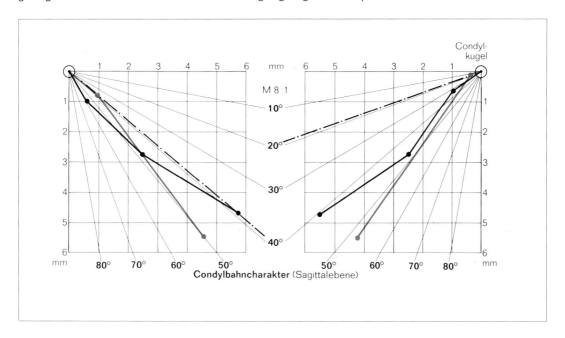

1. Gelenkbahnneigung:	re	li
Initialcharakteristik konvex/konkav?	gerade	konkav
Initialwinkel (Grad)	40°	20°
Fortsetzung (Grad)	40°	45°

Abb. 157 Eintragung der auf der Rückseite ermittelten Werte in die Rubrik „Gelenkbahnneigung" auf der Vorderseite.

Abb. 158 Die Einzeichnung der ▶ horizontalen Meßpunkte des Protrusionsregistrates ergibt eine bemerkenswerte Rechtstendenz der Kondylen bei gerader Protrusion, was auf eine Hyperaktivität des linken M. pterygoideus ext. hinweist. Eine Winkelmessung im ersten Millimeter würde links 20° und rechts –20° ergeben.

gut berücksichtigt. Im weiteren Verlauf zeigen die grünen Linien stärkere Neigungen, was wir jedoch nicht berücksichtigen, sondern als Reservefreiheit ausnutzen. Wir tragen also auf der Vorderseite des Formblattes in die Zeile „konvex/konkav" ein: re. gerade; li. gerade. (Bei Beachtung der Protrusion allein wäre „re. konvex" und „li. konkav" einzutragen. Wir ziehen aber im Zweifelsfalle immer die flachere Charakteristik vor.)

Durch solche Überlegungen kommt der Therapeut zu einem Entschluß bezüglich der Gelenkbahneinstellungen am Artikulator, was in die Folgezeilen eingetragen wird: „Initialwinkel" re. 40°; li. 30°; „Fortsetzung" re. 40°; li. 40° (Abb. 157).

Nun stimmen die durch das TMR-Gerät auf den sagittalen Flächen der Blöcke ermittelten Winkel nicht mit dem Winkel überein, den die Kondylen im Raum gegen die Horizontalebene beschreiben. Da jedoch am Whip-Mix-Artikulator die Drehung des Kondylendaches um eine transversal stehende Achse erfolgt, wird der Winkel dort auch in der Sagittalebene gemessen bzw. eingestellt, so daß kein Fehler entsteht. Deshalb stimmt auch die TMR-Er-

mittlung der Kondylenbahnneigung mit der Artikulatorauswertung des Seitbisses beim 6-mm-Registrat überein. Die Kondylenkugel läuft jedoch auf der Unterseite des Daches beim Seitbiß nicht in der eingestellten, sondern in der räumlich richtigen Neigung.

Bei der Protrusionsbewegung spielt diese Überlegung sowieso keine Rolle, weil ihre Aufzeichnung unverfälscht aufgezeichnet wird, wenn man davon ausgeht, daß die Kondylen dabei gerade sagittal nach vorne gleiten. Das tun sie nicht immer, die Abweichungen sind zwar meist gering, jedoch sehr interessant, wenn sie einmal größer sind. Deshalb führen wir diese Ermittlung auch in der Horizontalebene durch und tragen sie in Schwarz in die Zeichnung „Bennett-Charakter" ein (Abb. 158). Es handelt sich aber immer noch um die Auswertung der Protrusionsregistrate, nicht um die Ermittlung des Bennett-Winkels.

Im Verlauf der Linien in Abbildung 160, Seite 216, sehen wir, daß in diesem Beispiel der linke Kondylus mit einer beträchtlichen „immediate sideshift" ausgestattet ist. Er weist laut Abbildung 158 auch bei der Protrusion eine Mediantendenz auf, die sich natürlich auf den posterioren Teil des ge-

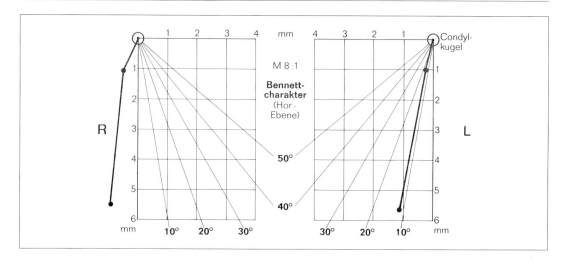

samten Unterkiefers überträgt (siehe schwarze Linie des rechten Kondylus). Allein die vom Behandler kontrollierte untere Schneidezahnmitte geht gerade und sagittal nach vorne. Diese Erscheinung kann sofort verglichen werden mit der Muskelanalyse (siehe Formblatt FA 3, Seite 90), in welcher sicher der M. pterygoideus ext. sin. durch erhöhte Empfindlichkeit auffällt.

c) Die Ermittlung des *Bennett*-Charakters und -Winkels

Als Unterlage hierfür sollten nicht nur zwei 6-mm-Registrate, sondern noch zwei „immediate sideshift"-Tests vorliegen. Die letzteren haben nur etwa 1 mm Frontzahnexkursion, sollen aber die maximale transversale Verschieblichkeit der Kondylen in der ersten Seitbißphase darstellen. Deshalb wird bei Herstellung dieses Bisses am Kieferwinkel der Mediotrusionsseite durch Druck nach median diese Bewegungskomponente unterstützt (Abb. 159).

Natürlich muß eine Vorwärtsbewegung des Arbeitskondylus vermieden werden. Dies erfolgt durch Führung am Kinn. Die mit dem TMR-Gerät aufgezeichneten Punkte können gleich in das Meßblatt „*Bennett*-Charakter" im Maßstab 8:1, also in achtfacher Vergrößerung, eingezeichnet werden (Abb. 160). Nun werden die grünen Punkte durch grüne Linien miteinander verbunden und wird durch Augenmaß oder Parallelverschiebung ein realistischer *Bennett*-Winkel ermittelt. Eine eventuelle „immediate sideshift" kann an dem horizontalen Maßstab oben abgelesen und sofort auf die Vorderseite des Blattes unter „Auswertung" eingetragen werden (jetzt wieder in Originalgröße, also ⅛).

Natürlich wird man gleich unter den Mediotrusionsstörungen der linken Seite (Vorderseite des Formblattes) nach einer Bestätigung an den korrespondierenden Stellen suchen – und sie mit Sicherheit auch finden, vielleicht bis hin zu einer ursächlichen schlechten Eckzahnführung rechts.

Der übliche *Bennett*-Winkel wird eingeschlossen von der Verbindungslinie der Zentrik mit dem 6-mm-Punkt und von der durch die Zentrik gehenden sagittalen Linie. Ein Vergleich mit den auf der Vorderseite des Blattes oben eingetragenen 6-mm-*Bennett*-Winkeln zeigt sofort, daß

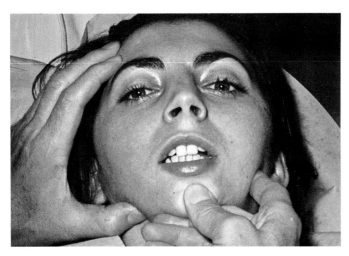

Abb. 159 Spezielle Unterkieferführung beim „immediate sideshift"-Test. Am Kieferwinkel der
Laterotrusionsseite wird ein Me-
diandruck ausgeübt, um die maximale Bennett-Bewegung schon im
ersten Millimeter Exkursion zu haben. Gleichzeitig wird am Kinn
eine Vorwärtsbewegung des Late-
rotrusionskondylus verhindert.

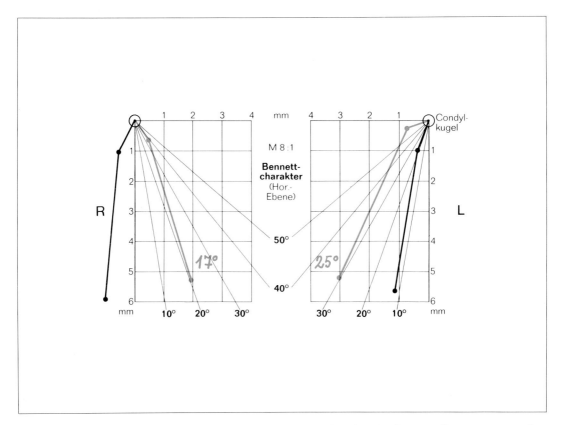

Abb. 160 Die in der TMR-Vermessung ermittelten Punkte für die Bennett-Bewegung werden
in den Vordruck in Grün (Balance) eingezeichnet. Aus den grünen Verbindungslinien ergibt sich
ein guter Einblick in die Charakteristik der Bennett-Bewegung. Mit einfachen Mitteln kann ein
Winkel bestimmt, ausgewählt und auf der Vorderseite eingetragen werden. Eine Hauptaufgabe
der Ermittlung ist die Erfassung einer „immediate sideshift".

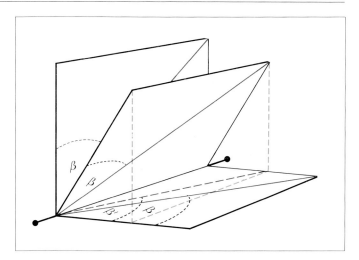

Abb. 161a Die Zeichnung soll das Prinzip veranschaulichen, nach dem die Projektion eines Winkels in eine andere Ebene auch die in dieser Ebene gemessene Winkelgröße verändert. Obwohl die diagonale Linie in der horizontalen, der vertikalen und der um 60° geneigten Fläche und ihr Winkel β immer gleich sind, zeigt doch die Projektion in den Grundriß eine Verkürzung der Diagonale und folglich eine Vergrößerung ihres Winkels β'.

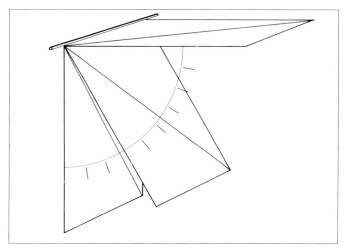

Abb. 161b Hier ist die Figur a umgedreht, um den Vergleich mit dem Kondylengehäuse des Artikulators zu erleichtern. Die „0"-Fläche stellt die TMR-Meßebene dar. Die Einstellung der *Bennett*-Führung und der Mediotrusionsweg des Kondylus erfolgt jedoch entlang der Linie in der 60°-Fläche.

diese – besonders bei steileren Kondylenbahnneigungen – nicht übereinstimmen. Das kommt daher, daß die *Bennett*-Einstellung und auch -Messung am Artikulator in der Ebene des Kondylendaches erfolgt, während die TMR-Messung in der Horizontalebene – also im Grundriß, d. h. in einer Projektion – erfolgt. Da aber durch die Projektion einer schräg im Raum liegenden Ebene mit den in ihr enthaltenen Geraden und Winkeln auf die Horizontalebene diese Größen verändert werden, müssen auch die beiden *Bennett*-Winkel im Raum einerseits und im Grundriß andererseits verschieden groß sein. Das gleiche Problem gibt es z. B. am *Hanau*- oder Dentatus-Artikulator mit der Kondylenbahnneigung, wenn der *Bennett*-Winkel verändert wird. Auch hier handelt es sich um die Projektion von Winkeln (Kondylenbahnwinkel).

Die Abbildungen 161a und b sollen darstellen, daß der in der Schrägebene vorliegende *Bennett*-Winkel β kleiner ist als seine Projektion β' in der Horizontalebene. Deshalb sollte der durch TMR gemessene

Bennett-Winkel nicht ohne Umrechnung am Whip-Mix-Artikulator verwendet werden, da er besonders bei steilerer Gelenkbahnneigung durch die Projektion in die Horizontalebene zu groß dargestellt ist.

Wie man schnell erkennt, kann die Umrechnung nicht linear durchgeführt werden, weil mittelgroße Bennett-Winkel stärker von der Veränderung der Kondylenbahnneigung abhängig sind als kleine und ganz große. Außerdem verändert sich der Bennett-Winkel von 0° bis 45° Gelenkbahnneigung sehr wenig, jedoch oberhalb 60° immer stärker. Glücklicherweise kommen Neigungen von über 70° ganz selten vor.

Deshalb ist es am einfachsten, die Tabelle auf der Rückseite des Blattes FA 5 zu benutzen, mit deren Hilfe man zu dem horizontalen Bennett-Winkel unter einer bestimmten Kondylenbahnneigung den entsprechenden räumlichen Bennett-Winkel ablesen kann (Abb. 162).

Man könnte natürlich fragen: „Weshalb verwenden wir nicht gleich den horizontalen Wert und betrachten die Übergröße als Sicherheit der exzentrischen Freiheit?" Sicher kann man das tun. Aber wenn ein Winkel von 50° horizontal gemessen wird, ist seine Verwendung bei einer Gelenkbahnneigung von 65° nicht mehr realistisch. Wenn man guten Gewissens den Bennett-Wert von 50° auf 35° verringern kann, wird das eine nicht zu unterschätzende Erleichterung in der Kauflächengestaltung sein. Im Prinzip bin ich auch für Sicherheitsabstände. Aber die Kurve, die uns die Bennett-Charakteristik zeigt (oder auch der TMR-Scharnierachsenschreiber), gibt uns so viel Aufschluß, daß nur noch wenige Sicherheitsräume nötig sind.

Das ist ja gerade die Rechtfertigung für das Verfahren c, daß wir uns mit kleinstem Aufwand sehr viel Einblick und damit Sicherheit verschaffen.

Der „progressive sideshift"-Winkel (zur Verwendung im Detent-Gerät) in Abbildung 160 beträgt rechts 17° und links 25°. Die Umrechnung ergibt rechts bei 40° Gelenkbahnneigung 15° und links für 30° (Anfangs-)Neigung 23°. Diese Werte werden auf der Vorderseite des Formblattes in die Rubrik „Bennett-Charakter" eingetragen (Abb. 163).

Diese Änderungen sind nicht beeindruckend und könnten auch weggelassen werden. Wie bereits erwähnt, ist bei steileren Kondylenbahnen und größeren Bennett-Winkeln die Umrechnung wichtiger; hier will ich an dem bereits vor mehreren Seiten begonnenen Fall lediglich die Technik der Anwendung zeigen.

Für manchen Leser, der sich mit den Artikulatorfragen noch nicht so eingehend beschäftigt hat, mag es etwas beunruhigend sein, daß – durch die offizielle Definition festgelegt – weder die Kondylenbahnneigung noch der Bennett-Winkel der wahren, im Raum stattfindenden Bewegung entsprechen, sondern nur ihren Projektionen in die jeweilige Horizontal- oder Sagittalebene. Dadurch werden die Winkel möglicherweise stark verprojiziert – und was bleibt für die praktische Arbeit? Im Whip-Mix-Artikulator stimmt der Bennett-Winkel mit der räumlichen Bewegung überein, aber die Gelenkbahnneigung ist in ihrer Projektion verwendet. Im Dentatus-Artikulator hingegen erfolgt die Einstellung der Kondylenbahnneigung räumlich richtig, dafür ist der Bennett-Winkel nur in der Projektion abzulesen oder einzustellen.

Jedoch erfolgt an dem hier zugrunde gelegten Whip-Mix-Artikulator als erste von beiden Einstellungen die der Kondylenbahnneigung. Dies geschieht in der Projektion auf die Sagittalebene und wird auch dort ab-

	Bennettwinkel (Horizontalebene)															
	5	10	15	20	25	30	35	40	45	50	55	60	65	70	75	80
5	5	10	15	20	25	30	35	40	45	50	55	60	65	70	75	80
10	5	10	15	20	25	30	35	40	45	50	55	60	65	70	75	80
15	5	10	15	19	24	29	34	39	44	49	54	59	64	69	75	80
20	5	19	14	19	24	28	33	38	43	48	53	58	64	69	74	79
25	5	9	14	18	23	28	32	37	42	47	52	58	63	68	74	79
30	4	9	13	18	22	27	31	36	41	46	51	56	62	67	73	78
35	4	8	12	17	21	25	30	35	39	44	49	55	60	66	72	78
40	4	8	12	16	20	24	28	33	37	42	48	53	59	65	71	77
45	4	7	11	14	18	22	26	31	35	40	45	51	57	63	69	76
50	3	6	10	13	217	20	24	28	33	37	43	48	54	60	67	75
55	3	6	9	12	15	18	22	26	30	34	39	45	51	58	65	73
60	3	5	8	10	13	16	19	23	27	31	36	41	47	54	62	71
65	2	4	6	9	11	14	16	20	23	27	31	36	42	49	58	67
70	2	3	5	7	9	11	13	16	19	22	26	31	36	43	52	63
75	1	3	4	5	7	9	10	12	15	17	20	24	29	35	44	56
80	1	2	3	4	5	6	7	8	10	12	14	17	20	26	33	45

(Zeilenbeschriftung links: Condylbahnneigung (Sagittalebene))

Abb. 162　Die Tabelle dient der Umrechnung von *Bennett*-Winkeln. In der Zeile der vorliegenden Kondylenbahnneigung geht man in die Spalte des aus Abbildung 160 hervorgehenden „*Bennett*-Winkels horizontal" und findet den räumlichen *Bennett*-Winkel, der im Whip-Mix-Artikulator eingestellt wird.

2. Bennettcharakter nach TMR-Messung
(umgerechnet für WHIP-MIX u.ä.)

	re	li
Größe der imm. Sideshift mm	0,7	1,0
Winkel der progress. Sideshift	15°	23°
(Gesamtwinkel siehe oben)	17°	27°

Abb. 163　Eintragung der rückseitigen Auswertung nach Umrechnung (Abb. 162) auf der Vorderseite des Formblattes FA 5.

219

gelesen. Das in dieser Neigung fixierte Kondylendach gibt aber der Kugel die Möglichkeit, in ihrer räumlich richtigen Bahn zu gleiten. Diese muß nur noch durch die *Bennett*-Einstellung festgelegt werden. Letzteres erfolgt nicht nach der Projektion, sondern in der von der Kondylenkugel benutzten schrägen Ebene, die durch die Kondylenbahnneigung festgelegt wurde. Ablesung erfolgt in derselben Fläche.

Durch diese von *C. Stuart* festgelegte Technik gelingt die Einstellung des Kondylenweges technisch fehlerfrei. Der umgekehrte Weg, nämlich zuerst die *Bennett*-Einstellung zu fixieren und dann erst die Kondylenbahnneigung, würde im letzten Arbeitsgang immer wieder den *Bennett*-Wert ändern. Deshalb müßte eigentlich – technisch richtiger – am Dentatus- oder *Hanau*-Artikulator, wo die Verhältnisse umgekehrt sind, die Einstellung des *Bennett*-Winkels zuerst und dann die der Gelenkbahnneigung durchgeführt werden, da dann letztere in der bennettfixierten Ebene erfolgen und somit andere Werte nicht mehr verändern würde.

Ich bin mir klar darüber, daß dies aus technischen Gründen nicht geht, wollte nur durch ein paar kurze Gedanken zum Verständnis der etwas schwierigen Projektionsvorgänge und ihrer Folgen beitragen.

d) Die Lagevermessung des Unterkiefers bei der Prätherapie (siehe auch 1. Kapitel, Abschnitt C, Seite 131 bis 141)

Zunächst können verschiedene zentrische Lagen des Unterkiefers, wie sie durch Anwendung verschiedener Checkbißtechniken entstehen, untereinander verglichen werden. Dabei kann man sich für eine prothetische Arbeit ganz bewußt die beste Kondylenlage auf beiden Seiten heraussuchen.

Abbildung 164 zeigt einen Fall aus der Praxis, der allerdings dann wegen des offensichtlich schlechten Gelenkzustandes nicht rehabilitiert, sondern zuerst der Prätherapie zugeführt wurde. Die blauen Punkte stellen die Zentrik dar, die mit dem Griff nach *Lauritzen* gefunden wurde. Das rote Dreieck zeigt den Unterkiefer in der mit *Dawson*-Griff ermittelten TSR, und schwarz folgt die muskuläre Zentrik. Die rote und die schwarze Situation sind schon nicht ideal, weil sie sich nicht decken, aber der Unterschied liegt noch im Bereich eines Millimeters. Das wäre diskutabel, wenn nicht die blaue Situation gleich 3 mm Unterschied zeigen würde. Das darf bei einem gesunden Gelenk nicht passieren.

Wenn wir annehmen, das blaue Dreieck wäre nicht vorhanden, dann könnte man darüber streiten, welche Situation – Rot oder Schwarz – vorzuziehen sei. Im allgemeinen bevorzuge ich die mehr kraniale Lage der Kondylen, besonders dann, wenn sie etwas mehr nach anterior tendiert. In diesem Beispiel jedoch ist man versucht, von links die rote und von rechts die schwarze Position zu nehmen. Das geht natürlich nicht, und so wäre es nötig, neue Registrate zu machen, um die beste Ausgangslage für eine größere prothetische Arbeit auszuwählen. Befriedigend wäre diese Kombination also auch ohne die blaue Situation nicht ganz.

Was aber an der blaugekennzeichneten Unterkieferlage alarmierend aussieht, das ist die starke Kranialverlagerung des linken Kondylus und die Rechtsverlagerung der beiden Gelenkköpfe. Das deutet wohl auf eine falsche Diskuslage zum Zeitpunkt des Registrates hin. Zumindest ist es angezeigt, dieser Erscheinung nachzugehen.

Eine andere Möglichkeit, zu der dieser Vordruck verwendet wird, ist die bereits besprochene Kontrolle der Unterkieferlage

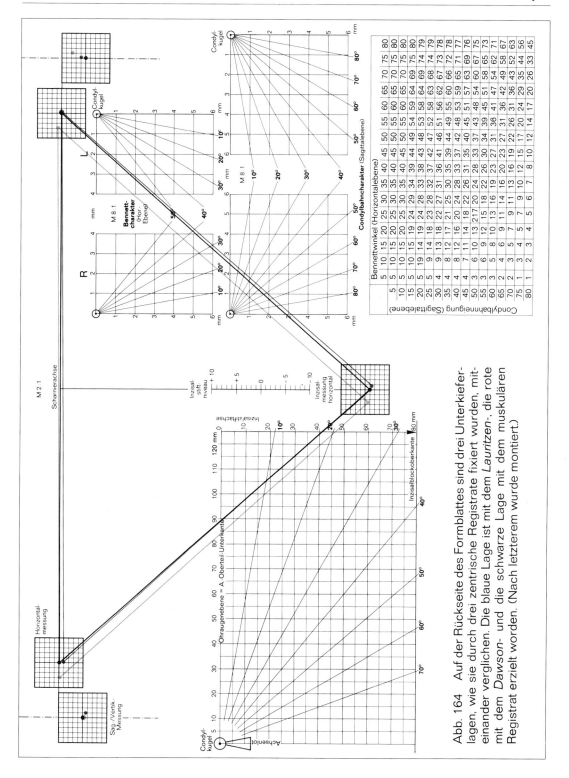

Abb. 164 Auf der Rückseite des Formblattes sind drei Unterkiefer-lagen, wie sie durch drei zentrische Registrate fixiert wurden, miteinander verglichen. Die blaue Lage ist mit dem *Lauritzen*-, die rote mit dem *Dawson*- und die schwarze Lage mit dem muskulären Registrat erzielt worden. (Nach letzterem wurde montiert.)

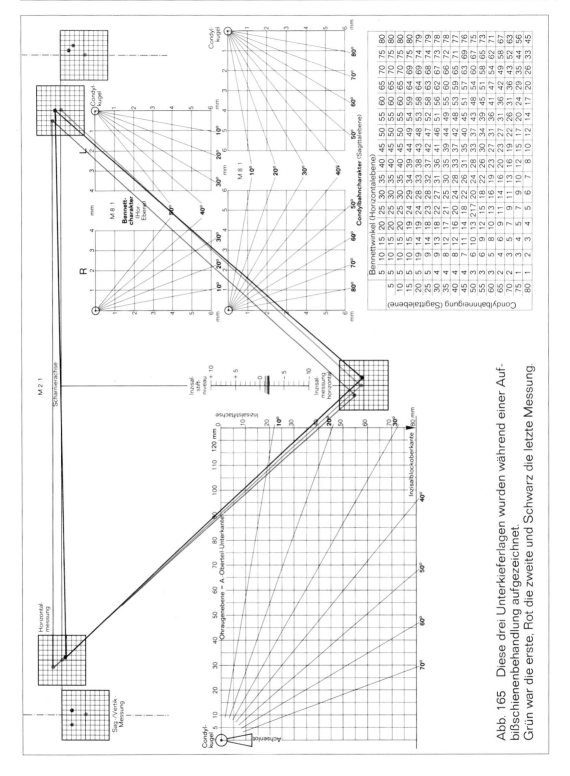

Abb. 165 Diese drei Unterkieferlagen wurden während einer Aufbißschienenbehandlung aufgezeichnet.
Grün war die erste, Rot die zweite und Schwarz die letzte Messung.

während der Aufbißschienentherapie (siehe Seite 25 und 129).

Abbildung 165 zeigt wieder ein Beispiel aus der Praxis. Grün ist die Ausgangslage, Rot die verbesserte und Schwarz die letzte – nicht die endgültige – Position in diesem Behandlungsstadium.

Die Stellungsverbesserung der Kondylen im Laufe der hier abgebildeten Phase ist offensichtlich und auch sehr groß. Das besonders empfindliche und problematische Gelenk war das linke. Durch die Entlastung im posterioren Bereich der Aufbißschiene gingen die Molaren und Kondylen beider Seiten nach kranial, wurden aber durch den schrägen Frontaufbiß gleichzeitig nach dorsal und rechts abgedrängt. In manchen Fällen kann das richtig sein. Für den Therapeuten ist es oft nicht leicht, die richtige Richtung auf Anhieb zu finden, in die er die Kondylen steuern muß. Die Röntgenaufnahme ist dabei ein wertvoller Hinweis. Im vorliegenden Fall kamen dann die Gelenkköpfe durch vorsichtiges Ausschleifen der Frontführung nach ventral – und links sogar noch weiter nach kranial. Gleichzeitig verlagerte sich der ganze Unterkiefer von selbst wieder nach links.

Wie bereits an anderer Stelle erwähnt, hatte ich schon mehrere Fälle, bei denen während mehrerer Sitzungen das Inzisalstiftregistrat gleichblieb, aber die Kondylen bis zu 2,5 mm zur Seite wanderten. Bei einem Patienten kam es durch diese Seitverlagerung spontan zu einem viele Jahre nicht mehr gekannten Wohlbefinden mit völliger Schmerzfreiheit.

e) Aufzeichnung mit dem TMR-Scharnierachsenschreiber

Die mit diesem Gerät angefertigten pantographischen Zeichnungen, werden auf der Rückseite des Formblattes FA 5 an der dort bezeichneten Stelle eingeklebt.

Vorher möchte ich eine kurze Schilderung der Aufzeichnung einschieben, da die Technik in diesem Zusammenhang sicher sehr interessant ist. Eine breite Schilderung des Vorgehens und der Geräteausstattung würde jedoch zu weit führen. Deshalb sei mir erlaubt, in aller Kürze nur die wichtigen Punkte aufzuführen.

Das Verfahren dient nicht der Programmierung eines Artikulators, wie die großen pantographischen Verfahren (*Stuart, Guichet, Lee*), sondern der genaueren Befunderhebung am Gelenk. Trotz dieser Einschränkung ist die Methode – ungeachtet ihres einfachen apparativen Aufwandes – sehr exakt und parallaxearm, weil alle Aufzeichnungen so genau wie möglich in der Scharnierachse durchgeführt werden. Dadurch können die stark gekrümmten, fast schlingenförmigen Registratslinien, wie sie sonst oft zu sehen sind, weitgehend vermieden werden, und die Aufzeichnung ist nicht durch die Okklusion beeinflußt, sondern gibt reine Gelenkwerte wieder. So kann gewissermaßen als Nebenprodukt doch noch eine Aussage für den Artikulator entnommen werden, z. B. im Hinblick auf die Sideshift oder Kondylenbahnneigung.

Nun einige Erläuterungen zum Verfahren selbst:

Auf dem Löffeladapter des Gesichtsbogens wird ein Kunststoffkeil mit Kontaktkleber befestigt. Seine Position soll so den oberen zentralen Schneidezähnen gegenüberliegen, daß der Block von der TSR aus etwa 7 bis 8 mm lang protrusiv an den oberen Schneidekanten entlanggleiten kann (Abb. 166).

Durch die leichte sagittale Steigung der Oberfläche ist für eine laufende Disklusion gesorgt.

Wird der Greifadapter (siehe Abb. 44)

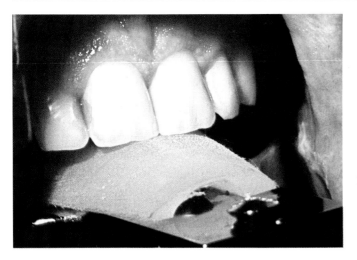

Abb. 166 Auf dem Löffeladapter wird ein Kunststoffkeil aufgeklebt, so daß die oberen Schneidezahnkanten auf ihm gleiten und so eine Berührung der Seitenzähne mit dem Löffel verhindern.

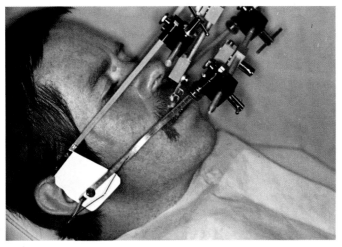

Abb. 167 Der TMR-Scharnierachsenschreiber am Patienten in situ.. Die Schreibstifte sind nach der Methode der fluchtenden Achsenzeiger montiert und bewegen sich bei Verlängerung und Verkürzung in der Scharnierachse.

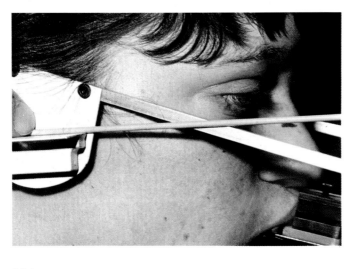

Abb 168 Mit Hilfe eines Peilstabes wird die abnehmbare Registrierfläche in die Achsenorbitalebene eingeordnet und ihre Lage angezeichnet.

224

benutzt (Tiefbiß usw.), so wird die natürliche Frontführung verwendet. Ist diese sehr gestört, muß eine Inzisal-Jig an den oberen Schneidezähnen angebracht werden.

Der Bogen selbst (Abb. 167) wird mit ein paar Zusatzteilen aus dem TMR-Gesichtsbogen (siehe Seite 70) aufgebaut und so vorbereitet, wie es auf Seite 83 in der Technik der fluchtenden Achsenzeiger beschrieben ist. Allerdings werden hier statt der Gesichtsbogenarme die Schreiberarme aufgesetzt. Zur Erleichterung des Anlegens am Patienten mißt die Helferin vorher die Kopfbreite des Patienten mit einem Quickmountbogen und stellt für die Distanz der Schreibstiftspitzen 12–15 mm mehr ein. Die Schreibstifte sind dabei so fixiert, daß ihre „0"-Marke außen bündig anliegt. Gleichzeitig werden die Arme mit Hilfe ihrer Kalibrierung auf genau gleiche Länge eingestellt und parallelisiert. Das Oberkiefergestell kann ebenfalls schon auf die Breite (Innenmaß) gebracht werden, die der Quickmountbogen angibt. Auf den Schreibflächen werden Etiketten aus Spezialpapier aufgeklebt.

Nach diesen delegierbaren Vorbereitungen geht das Anlegen von Bogen und Kopfgestell sehr schnell. Zuerst wird der Bogen – wie im 1. Kapitel geschildert – ohne Veränderung der Seitarme so an dem sagittalen Rundstab des Adapters festgeklemmt, daß die Schreibstiftspitzen – bei sitzendem Patienten mit Mandibula in TSR – auf die tätowierten Punkte zeigen. Dann zieht man die Stifte zurück, nimmt die Schreibarme durch Lösen der oberen Rändelschraube ab und befestigt das Oberkiefergestell so, daß die Schreibflächen noch den äußeren Gehörgang teilweise verdecken.

Dann werden die beiden Seitarme wieder befestigt, und das sagittale Registrat kann beginnen.

Während der gesamten Aufzeichnung sollte die Unterkieferführung in die RCP immer mit der gleichen Grifftechnik erfolgen. Vor jeder Aufzeichnung wird eine Leerbewegung mit zurückgezogenen Stiften durchgeführt, um den Patienten zu orientieren.

Die Protrusionsregistrate werden als erste durchgeführt. Besonders wird auf den Anfangspunkt des Registrates geachtet, den Achsenpunkt, der bei jedem Registrat punktgenau stimmen muß, wenn es sich um ein gesundes Gelenk handelt. Weiterhin finden unsere spezielle Aufmerksamkeit: Unregelmäßigkeiten der Gelenke, Knacken, Hüpfen, unsymmetrische Protrusion oder Mundöffnung. Auch letztere sollte bei erkrankten Gelenken immer registriert werden, da sie eventuelle Diskusverdrängungen oft sehr gut offenbart.

Im Anschluß wird eine linke und eine rechte Seitbewegung von etwa 10 mm aufgezeichnet. Auch hier ist auf Unregelmäßigkeiten und kantige Bewegungen zu achten. Wenn es interessant erscheint, kann auch der Rückweg der Kondylen von der Exkursion in die Zentrik registriert werden. Bei den klassischen pantographischen Verfahren hat sich nämlich allgemein eingebürgert, daß nur der Weg a u s der Zentrik registriert wird. Mitunter ist jedoch zu sehen, daß dieser Weg glatt und ohne Ruck verläuft, obwohl der Kondylus beim Rückweg offenbar Mühe hat, wieder unter seinen verlorenen Diskus hineinzuschlüpfen oder von ihm herunterzuhüpfen. In solchen und ähnlichen Fällen sollte man die Rückkehrlinie genau analysieren, denn nur durch dieses Studium kann man eine Vorstellung entwickeln, wie die Aufbißschiene aussehen muß, die diese Schwierigkeit abbauen kann.

Bei der Aufzeichnung der Seitbisse verkürzen bzw. verlängern sich die Schreibstifte. Dies würde eine Verzerrung der Linien zur

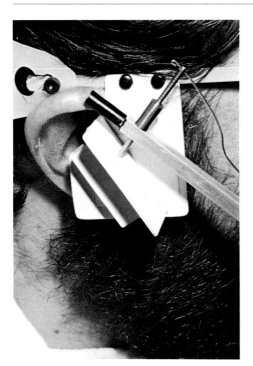

Abb. 169 a und b   Der jetzt um 90° gedrehte Schreibstift liegt mit seiner Spitze wieder in der Scharnierachse. Die abnehmbare Registrierfläche geht durch
die Achse und liegt gleichzeitig als Tangente an dem
sagittalen Kondylenweg an.

Abbildung 169a

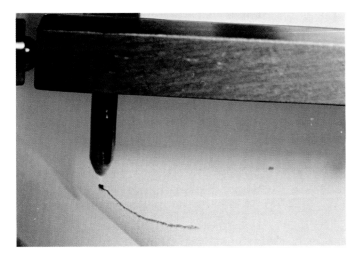

Abbildung 169b

Folge haben, wenn nicht mit fluchtenden Achsenschreibern gearbeitet würde und wenn sie sich außerhalb der Achse befänden.

Es empfiehlt sich, schon jetzt bei diesen Registraten an der Millimetereinteilung der federnden Schreibstifte die Größe der *Bennett*-Bewegung nach 1 mm und nach 6 mm Exkursion zu beobachten.

Sind die sagittalen Aufschreibungen beendet, dann werden wieder – unter Belassung der Klemmblöcke – nur die Seitarme entfernt. Die beiden separaten Registrierflächen werden nun so aufgesetzt, daß ihre Oberkante durch die Scharnierachse geht und parallel zur Achsenorbitalebene liegt. Mit einem Peilstab (Stricknadel) kann das überprüft werden: Bei seitlicher Betrachtung muß die Unterkante des Stabes mit dem Infraorbitalpunkt in Deckung liegen (Abb. 168).

Liegt die aufgesetzte Registrierfläche richtig, wird die Lage ihrer Oberkante vorne und hinten durch einen Bleistiftstrich auf der Vertikalfläche markiert. So ist die Orientierung zur Frankfurter Horizontale gegeben. Die Seitarme werden um 90° gedreht wieder in ihr Lager (Blockoberteil) eingesetzt, so daß ihre Schreibstifte jetzt von vorne oben nach hinten unten zeigen. In dieser Stellung werden sie mit ihren Blockoberteilen wieder am Bogen befestigt. Die beiden separaten Registrierflächen werden nun wieder vorsichtig so aufgesetzt, daß ihre Oberkante gleichzeitig durch die Scharnierachse, aber auch als Tangente zu der sagittalen Gelenkbahn läuft. Hierdurch wird erreicht, daß die nun kommende Transversalaufzeichnung keine Projektion, sondern die räumlich richtigen Wege darstellt. Auch zeichnet die Schreibstiftspitze nach der Umstellung wieder i n der Achse (Abb. 169a und b).

Die Lage der aufgesetzten Registrierflächen wird wieder mit kurzen Bleistiftstrichen hinten und vorne gekennzeichnet.

Nun wird wieder die Protrusions- und Seitbißaufzeichnung wie oben beschrieben durchgeführt.

Bei der Protrusion sollte allgemein die maximale Vorschubmöglichkeit des Patienten ausgenutzt werden, um auch so einer eventuellen anterioren Diskusdislokation auf die Spur zu kommen. Diese Bewegungen werden nun auf den transversalen Registrierflächen aufgezeichnet – sogar die Mundöffnung. Manchmal bekommt man wertvolle Hinweise auf das Wesen der asymmetrischen Öffnungsbewegung. Auch sollte man die Exkursionen nicht immer führen. Es kommt nämlich vor, daß das Knacken bei geführter Bewegung nicht auftritt, sondern nur bei der freien Bewegung wiederkehrt.

W. B. Farrar berichtet anhand von sehr exakten Registraten über den diagnostischen Wert der Aufzeichnungen des Kondylenweges und die Lage seines Knicks – wenn der Gelenkkopf über den dorsalen Rand des Diskus hinwegschnappt. Je früher dieser Knick in der Protrusions- oder Laterotrusionsbewegung liegt, desto jünger die Diskusverlagerung und desto günstiger die Prognose. Ist dagegen die Bewegung verkürzt bzw. vorzeitig blockiert (was auch in einer Lateralabweichung der Schneidezahnmitte bei der Öffnung zu sehen ist), so handelt es sich bereits um eine dauernde Dislokation des Diskus (nicht so häufig). Dieser Befund kann noch verglichen werden mit der Röntgenaufnahme, die bei anteriorer Diskusverlagerung einen stark verengten Gelenkspalt in habitueller Okklusion zeigt. Wenn in einem solchen Fall die von mir im 1. Kapitel, Abschnitt 6 und 7 geschilderte Schiene nicht zur Rückverlagerung des Diskus führt, sollte eine Änderung nach *W. B. Farrar* durchgeführt wer-

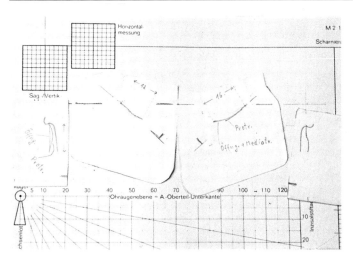

Abb. 170 Die fertigen TMR-Achsenaufzeichnungen werden auf der Rückseite des Formblattes FA 5 übersichtlich eingeklebt.

den – siehe Seite 52 sowie auch Abbildung 25.

Sind die Bewegungen für den Patienten schmerzhaft oder ist er sehr verspannt, so kann eine intravenöse Prämedikation „Lomalinda Typ" in fünf Minuten abhelfen (Achtung: Blutdruck messen und anschließendes Fahrverbot!).

Ist die Aufzeichnung beendet, so werden die Etiketten nach vorsichtiger Durchzeichnung der Markierungsstriche von den vier Registrierflächen abgenommen und in der entsprechenden Orientierung auf der Rückseite des Formblatts FA 5 eingeklebt (Abb. 170).

Wie oben angedeutet, steht bei diesem Verfahren nicht die Gewinnung von Artikulatorwerten im Vordergrund, sondern mehr der genaue Aufschluß über die physiologische oder pathologische Gelenkfunktion im einzelnen. In meiner Praxis hat sich gezeigt, daß mit der ganz exakten Überführung von gemessenen Gelenkwerten in den Artikulator nicht das optimale Ergebnis erzielt wird, sondern daß – wie im Abschnitt b und c schon erwähnt – der genauere Einblick in die Bewegungstendenzen des Gelenkes (Bennett- und Kondylen-

bahncharakter) uns in die Lage versetzt, mit gezielten Vorhaltewerten realistische Sicherheit für die exzentrische und intermediäre Freiheit im Seitenzahngebiet zu erzielen. Da es sich bei allen pantographischen Verfahren sowieso nur um die Erfassung der Grenzbewegungen handelt und in dem weiten Gebiet der auch wichtigen Intermediärbewegungen improvisiert werden muß, tritt die Frage auf, ob sich dafür ein so hoher Aufwand lohnt, wenn man – wie hier vorgeschlagen – durch gezielte Vorhaltewerte das intermediäre Gebiet genauso gut abschirmen kann, wie es bei den klassischen pantographischen Verfahren geschieht.

Darüber hinaus hat es sich als besonders wichtig erwiesen, im Falle von ungünstigen posterioren Determinanten mit steileren anterioren Führungen gegenzusteuern und notfalls den Patienten durch entsprechende Aufbißschienenbehelfe dafür umzuschulen. Das erscheint mir erfolgssicherer und gleichzeitig erheblich weniger aufwendig als die klassischen pantographischen Verfahren, die ohnehin wenig Chancen haben, sich in der Allgemeinpraxis durchzusetzen.

7. Einzeichnung, Messung und Eintragung der Okklusionsebene

a) Allgemein

Die Unfreiheit im gnathologischen Bereich ist vor allem gekennzeichnet durch die große Unsicherheit, mit der einzelne Methoden beurteilt oder einander gegenübergestellt werden. In Diskussionen hört man nicht selten Meinungen wie diese: „Die Gnathologie ist eine Modesache, das geht wie alles andere auch vorüber" – oder: „Wenn sich herausstellt, daß die Scharnierachse nicht stabil ist, dann ist es aus mit der Gnathologie!"

Als ob diese Wissenschaft von der Scharnierachse abhängig wäre! Es gibt die Gnathologie schon sehr lange und wird sie auch noch so lange geben, wie es eine Zahnheilkunde gibt. Natürlich wird auch die Gnathologie Wandlungen unterliegen. Aber so, wie manche es gern sehen würden, daß, wenn sich bestimmte Behauptungen als fehlerhaft erwiesen, es dann wieder so weiterginge wie früher, so wird es ganz sicher nicht sein. Wie überall im Leben, so findet auch hier ein Emanzipationsprozeß statt, und ein Schritt zurück auf eine vergangene Entwicklungsstufe ist gesetzmäßig unmöglich.

So geht es eigentlich mehr darum, gemeinsam die Schwächen von gnathologischen Anschauungen und Arbeitsgängen aufzuspüren (z. B. das Diskusproblem) und auch komplizierte Methoden unter Vermeidung neuer Fehler so zu vereinfachen, daß sie damit mehr Menschen zugute kommen können.

Das soll auch ein wesentlicher Inhalt dieser Arbeit sein.

An einem Beispiel möchte ich zeigen, wie vorsichtig man dabei vorgehen muß!

Vielfach wird die Arbeit mit den exzentrischen Checkbissen und der individuellen Artikulatoreinstellung als Belastung empfunden, und zur Abhilfe wurde folgender vereinfachter Arbeitsgang vorgeschlagen:

arbiträres Registrat mit dem Quickmount-Gesichtsbogen;

zentrisches Wachsregistrat;

Einstellen des Artikulators nach Mittelwerten.

Das ist ein ganz gefährlicher Vorschlag, auf den schon *Alfred Gysi* vor 50 Jahren nicht hereingefallen wäre. Er hatte ja beide Systeme: einerseits die – für damalige Verhältnisse – perfektionierte Technik mit Gesichtsbogen und individuellem Artikulator und andererseits einen einfachen Mittelwertartikulator – aber ohne Gesichtsbogen. Weshalb ohne?

In einem Mittelwertartikulator müssen auch die Modelle mittelwertig, d. h. nach einer am Artikulator festgelegten Okklusionsebene montiert werden, während die Benutzung eines Gesichtsbogens, und sei es nur ein Quickmountbogen, zu der Ermittlung individueller Gelenkwerte z w i n g t.

Der Grund dafür ist leicht einzusehen: Die Gelenkbahnneigung hat ihren entscheidenden Einfluß auf die Okklusion nicht durch ihren Winkel gegenüber der Frankfurter Horizontalebene, sondern in ihrem normalerweise unbekannten Winkel gegenüber der Okklusionsebene. Diese kann aber gegenüber der Frankfurter Horizontalebene eine Neigung von 0° bis 30° oder sogar 40° haben (Abb. 171a bis c). Der Gesichtsbogen mißt und überträgt diese Neigung.

Wenn wir uns also klarmachen, daß nur die Differenz zwischen Neigung der Okklusionsebene und Gelenkbahnneigung interessant ist für die exzentrische Funktion der Okklusion, so liegt damit das Problem offen: Zu der individuellen Neigung der Okklusalebene gehören individuelle Gelenkwerte.

Bei einem Deckbiß z. B. muß man die steile Schneidezahnführung und die Gelenkbahn-

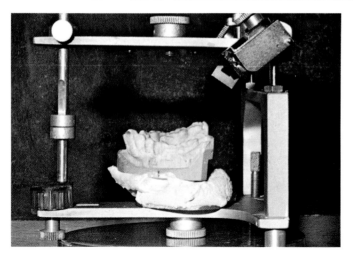

Abb. 171 a bis c   Die Bilder zeigen, wie verschieden die anterio-posteriore und die kraniokaudale Lage der Okklusionsebene im Artikulator und natürlich auch im Schädel ist. Auch die verschiedene Neigung der Okklusionsebene ist beachtenswert.

Abbildung 171a

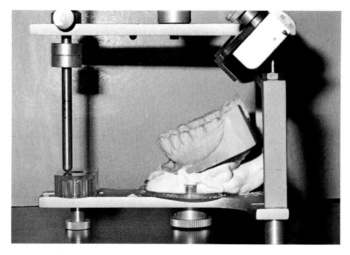

Abbildung 171b

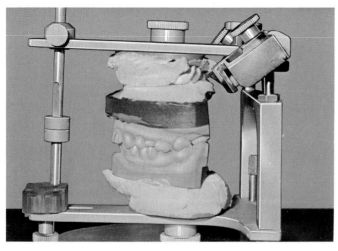

Abbildung 171c

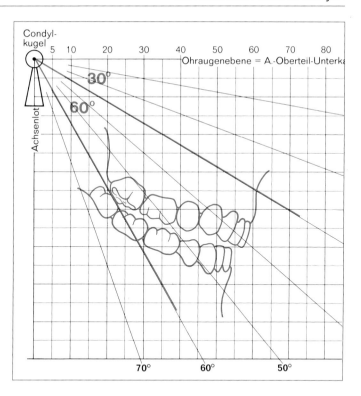

Abb. 172 Die Durchzeichnung eines Patientenfalles gab eine Okklusionsebenenneigung von 28° wieder, während die Kondylenbahnneigung 60° betrug. Die Differenz ist nur 32°. Wenn jedoch die Neigung der Molarenkauflächen von 60° noch berücksichtigt wird (posteriorer Teil der *Spee*schen Kurve), so ergibt sich eine Differenz zur Gelenkbahn von 0°! Ohne steile Frontverzahnung muß der Patient ernste Probleme haben – was auch der Fall war.

neigung erst in ihrem Verhältnis zur Okklusionsebene sehen. Wenn diese 40° geneigt ist, dann ist eine Gelenkbahnneigung von 60° relativ flach, weil die Differenz nur 20° ausmacht (Abb. 172).

Ebenso ist bei diesen Verhältnissen eine protrusive Freiheit im Seitenzahngebiet gar nicht möglich, wenn nicht die Schneidezahnführung so steil ist, daß auch ihre Differenz zur Neigung der Okklusionsebene noch wirkungsvoll bleibt. Mit dem Beispiel „Deckbiß" soll aber keine Typengebundenheit angedeutet werden, denn stärkere Neigungen kommen auch bei Klasse-III-Fällen vor. Eher könnte von der kieferorthopädischen Fernröntgenauswertung und Wachstumsprognose eine Typologie abgeleitet werden (Abb. 173a und b).

Dort sind die Typen mit „posteriorer Rotation" bekannt, die mit einer steilen Okklusionsebene enden, während das horizon-

tale Wachstum eine flache Okklusionsebene hinterläßt.

Die Mittelwerteinstellung von 30° Gelenkbahnneigung ohne Kenntnis der Okklusionsebenenneigung ist also sicher falsch. Gefährlich wäre dagegen eine Mittelwerteinstellung von 40° oder 45° für einen Fall mit flacher Okklusionsebene und womöglich flacherer Gelenkbahn.

Der Weg von *Gysi* war also schon richtig, die Modelle im Simplex-Artikulator nach festgelegter Ebene zu montieren und dazu dann auch Kauflächen mit vorher bekannten Höckerabhängen zu verwenden (20°-Molaren). Logischerweise erhält man bei mittelwertiger Okklusalebenenneigung und mittelwertigen Gelenkbahnwerten auch mittelwertige Kauflächenformen, die nur noch verschiedenen Inzisalführungen angepaßt sind.

Während solche Lösungen für die Total-

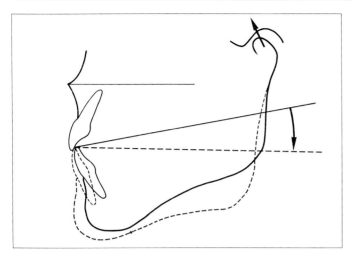

Abb. 173 In der zephalometrischen Wachstumsprognose aus der Fernröntgenaufnahme unterscheidet die Kieferorthopädie vor allem zwei Typen:
a) die anteriore Rotation, bei der mehr horizontale Entwicklung der Unterkieferbasis mit flacher Okklusionsebene vorliegt;
b) die posteriore Rotation, bei der sich der Kieferwinkel streckt und ein hohes Profil entsteht, in welchem auch die Okklusionsebene steiler steht.

Abbildung 173a

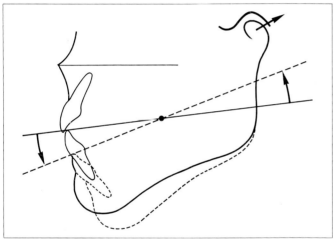

Abbildung 173b

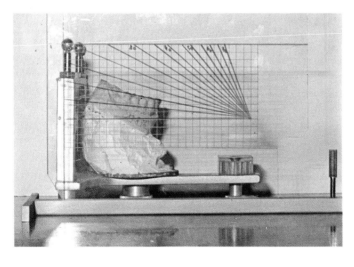

Abb. 174 Durch exakt transversales Anvisieren der Rasterplatten kann man die Schneidekanten 11, 21 und die distobukkalen Höcker von 47, 37 sagittal und vertikal festlegen und so in die Zeichnung auf der Rückseite des Formblattes FA 5 eintragen.

prothetik ohne Gefahr verwendbar sind, müßten beim Bezahnten doch Einschränkungen – z. B. bezüglich der *Spee*schen Kurve usw. – gemacht werden. Dies würde aber den hier gesetzten Rahmen sprengen.

Vermerkt werden soll aber noch, daß das Problem nicht nur sagittal existiert, sondern auch transversal. Dort betrifft es weniger die *Spee*sche als die *Wilson*-Kurve. Die Zusammenhänge sind jedoch schwerer überschaubar und sollen später einmal erörtert werden.

Bei Verwendung eines Gesichtsbogens ist es deshalb von Bedeutung, daß er die Frankfurter Horizontale in irgendeiner Form enthält, da so die Neigung der Okklusionsebene bestimmbar und dadurch die Differenz zur Gelenkbahn erkennbar wird. Kompliziert? – Ja und nein. Dieses System ist in aller Welt üblich. Ein anderes gibt es nicht, es müßte erst geschaffen werden.

Für uns resultiert daraus das berechtigte Interesse, die Neigung der Okklusionsebene auf einfache und schnelle Weise zu erkennen.

Ich verwende dazu zwei transparente Kunststoffplatten mit eingezeichnetem Raster, die rechts und links neben dem Artikulator sagittal aufgestellt werden und durch Anvisieren von transversal die Möglichkeit bieten, die Schneidekanten von 41 und 31 sowie die distobukkalen Höcker von 47 und 37 parallaxefrei zu erfassen und die Lage in die Zeichnung auf der Rückseite des Formblatts FA 5 einzutragen.

Vorher müssen diese Platten allerdings mit ihrer Frankfurter Horizontallinie auf die Unterkante des Artikulatoroberteils eingestellt werden. Das heißt, bei habitueller Interkuspidation muß die Frankfurter Horizontallinie der Plexiglasplatten parallel zur Unterkante des oberen Artikulatorrahmens stehen. Erst dann wird das Oberteil mit oberem

Modell abgehoben und der Unterkiefer vermessen. Dabei geht das „Achsenlot" durch die Mitte der Kondylenkugeln (Abb. 174).

b) Sagittale Lage von 41 und 31

Mit der oben beschriebenen Technik wird die anterio-posteriore Lage der Unterkieferschneidezahnmitte durch Peilung und Messung des Abstandes von dem Achsenlot in das Schaubild auf der Rückseite des Formulars übertragen und durch eine vertikale Linie markiert. Der Wert wird in Millimetern in die Vorderseite eingetragen.

c) Vertikale Lage von 41 und 31

Die vertikale Position von 41 und 31 wird dementsprechend durch eine horizontale Linie im Schaubild markiert und auf der Vorderseite eingetragen.

Der sich ergebende Schnittpunkt zeigt, wieweit dorsal bzw. kranial das Unterkiefermodell im Artikulator steht (Abb. 175).

Diese Ermittlungen können statistisch recht interessant werden.

d) Die Neigung der Okklusionsebene

Nach dem Einzeichnen der erwähnten Punkte (einschließlich 47 und 37) werden diese durch eine Gerade verbunden. Jetzt kann durch Augenmaß oder Parallelverschiebung die Neigung der Okklusionsebene zur Achsenorbitalebene abgelesen und auf der Vorderseite des Formblattes eingetragen werden.

Zwar könnte man das auch am Artikulator sehen, aber ohne durch ein Formular gezwungen zu werden, achtet niemand auf eine solche Einzelheit.

Diese sagittale und vertikale Unterkieferposition, zusammen mit der Neigung der Okklusalebene, ist nämlich eine ganz wich-

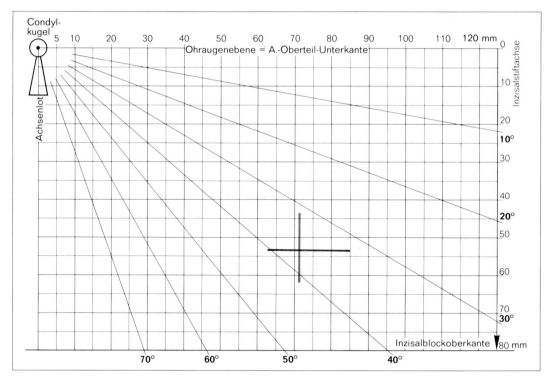

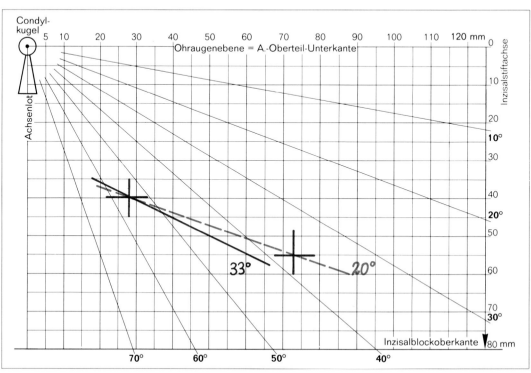

◀ Abb. 175 Die Lage der Schneidekanten 1 1, 2 1 befindet sich am
Kreuzungspunkt der Einzeichnung.

3. Okklusalebene:
   Neigung   20   Grad
   1│1 vom Achsenlot (Distanz)   72   mm
   1│1 von Achsenorbitalebene   54   mm
   sag. Länge des Zahnbogens   46   mm
   Molarenneigung   33   Grad

Abb. 177 Eintragung des Fallbei- ▶
spiels in der Vorderseite des
Formblattes FA 5.

tige Unterlage für die Prognose zur Okklusalkorrektur selbst. Da letztere aber außerhalb dieses Themas liegt und einmal getrennt abgehandelt werden soll, will ich hier
nur diese Maße erwähnen, da sie sonst im
Formblatt unverständlich wären (Abb.
176).

e) Molarenneigung

Mittels Peilung durch die Transparentplatten
werden die Koordinaten für die höchsten
Okklusalpunkte der letzten unteren Molaren (das sind eventuell die Weisheitszähne)
und für den tiefsten Punkt der *Spee*schen
Kurve – meist die mesialen Höcker der ersten Molaren – abgelesen und im Schaubild
markiert. Noch besser und genauer ist es,
ein Lineal an die Transparentplatte anzuhal-
ten, welches genau in die Molarenneigung
eingestellt wird. Nun wird nur der Schnittpunkt des Lineals mit der untersten horizontalen Rasterlinie in das Schaubild übertragen. Ebenso wird anschließend der Schnitt
des Lineals mit dem Achsenlot übertragen

und so die Linie im Schaubild gefunden
(Abb. 177).

Diesen Zusatz habe ich deshalb angebracht,
weil letzten Endes diese „Molarenneigung"
– die wir dann auf der Vorderseite eintragen
– noch schwerwiegendere Aussagen zu
machen hat als die Neigung der Okklusalebene selbst. Wenn Protrusionsstörungen
entstehen, dann dort. Und wenn die Gelenkbahnneigung nur 10° steiler ist als diese
Molarenneigung, so haben wir doch Chancen, eine intakte Okklusion herstellen zu
können. Es gibt Fälle, bei denen die Molarenneigung steiler ist als die Gelenkbahnneigung und die Schneidezahnführung nicht
steil genug, dies zu kompensieren. Dann
hilft nur die Überkronung oder Extraktion
(Abb. 178).

Wie angenehm, wenn solche Fälle v o r Präparation und Eingliederung großer prothetischer Arbeiten erkannt werden und nach
Auswegen gesucht werden kann! Einfach
werden diese Fälle dadurch natürlich nicht,
aber man kann sich vor Fehlinvestitionen
bewahren.

◀ Abb. 176 Die Verbindungslinie von 4 7, 3 7 und 1 1, 2 1 kennzeichnet die Okklusalebene.
Oft ist die „Molarenneigung" noch steiler (rote Linie).

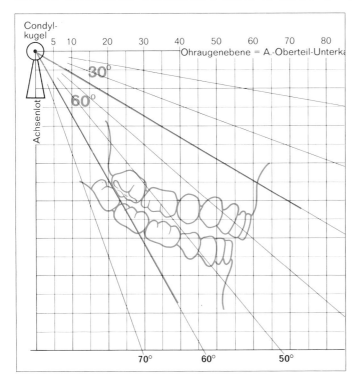

Abb. 178 Dies ist ein Patienten-fall, bei dem genau überlegt werden muß, wie durch Rehabilitation die Störung beseitigt werden kann. Anhand der Einzeichnung im Formblatt kann schon festgelegt werden, wieviel die Neigung der Molarenkauflächen verringert werden muß, damit die Protrusion ungestört verläuft.

8. Sonstiges

Der Vollständigkeit halber sollen auch noch die restlichen Teile des Vordruckes erwähnt werden:

a) „Benötigte Zeit" (Vorderseite rechts unten)

Wie ja schon während der Schilderung klargeworden ist, nimmt diese Art der Funktionsanalyse mehr Zeit in Anspruch, als den entsprechenden Ziffern der Bundesgebührenordnung zugrunde gelegt ist. Ob man nun mit dem Patienten eine besondere Abmachung getroffen hat oder nicht, in jedem Falle sollte man den zeitlichen Aufwand zur Selbstkontrolle festhalten. Nach meiner Erfahrung benötigt die analytische Befundauswertung mit dem Blatt FA 5 im Minimum etwa 60 Minuten; abhängig davon, wie viele

der erwähnten Untersuchungen durchgeführt werden, eventuell auch entsprechend mehr (Abb. 179).
Das diagnostische Radieren, ein einfacher, aber im Hinblick auf erfolgreiche Behandlung sehr wichtiger Arbeitsgang, kann hier nur erwähnt werden; sein Zeitaufwand wird ebenfalls eingetragen. Genauso ist es mit dem diagnostischen Aufwachsen.

b) „Farbkode"

Zur Einzeichnung in das Zahnschema des Formblattes FA 5 – sowohl bei diagnostischer Verwendung als auch bei Verwendung als Schleifliste – benutze ich seit Jahren den hier angegebenen Farbkode (siehe Abb. 146, Seite 200).
Beim Suchen von Störungen werden die Modelle, aber auch die natürlichen Zähne

Benötigte Zeit für Analyse		Min.
für Modellradieren		Min.
für diagnost. Aufwachsen		Min.
Gesamt		Min.

Abb. 179 Zur Selbstkontrolle wird die für die analytische Arbeit benötigte Zeit eingetragen.

Farbcode	
rot	= RCP
grün	= Mediotrusion
blau	= Laterotrusion
schwarz	= Protrusion
braun	= aufzubauen

Abb. 180 Dieser Farbkode wird von mir beim Einzeichnen verwendet.

ungef. Stärke der Radierung

○ < 0,15   ⊘ = 0,30   ● > 0,50

Abb. 181 Die Einzeichnung in der Schleifliste kann durch Verwendung dieser Gestaltungsvorschläge vermitteln, wie tief radiert wurde.

Zeichenerklärung:
1. Angabe   = Zahnbezeichnung
2. Angabe   = Höckerbezeichnung
3. Angabe   = Lage der Störung am Höcker
Daher: bH   = buccaler Höcker – Spitze
       mb△   = mesiobucc. Höcker – Dreieckswulst
       mb△/d = mesiobucc. Höcker – Dreieckswulst,
                                          dist. Abhang
       mR   = mesialer Randwulst
       dp/mG = distopal. Höcker – mesialer Grat
       db/b   = distobucc. Höcker – bucc. Abhang

Abb. 182 Ausschnitt aus Formblatt FA 5 mit Anleitung zur Abkürzung der topographischen Bezeichnung okklusaler Punkte.

237

nach dem gleichen Schema eingefärbt (Abb. 180).

c) „Stärke der Radierung"

Diese Anleitung bezieht sich direkt auf die Einzeichnung in die Schleifliste beim Modellradieren. Durch Umgrenzen der Radierstelle mit einer Linie und entsprechende Gestaltung der Innenfläche kann man andeuten, wie tief etwa radiert wurde (Abb. 181).

d) „Zeichenerklärung"

Dies ist der Versuch, die topographische Lage eines Punktes in der Kaufläche durch Abkürzungen bzw. Zeichen zu beschreiben. Dabei ist der Einfachheit halber auf die Aufwachstechnik Bezug genommen (Abb. 182).

Ein paar Beispiele:

15 oder 5+ mR = mesialer Randwulst
26 oder +6 mb△/d = mesiobukkaler Höcker, Dreieckswulst, distaler Abhang.
26 oder +6 dpH = distopalatinale Höckerspitze

Zur praktischen Handhabung siehe Abbildung 146, Seite 200.

Schluß

In der von mir vorgelegten Arbeit ist deutlich – und für manchen Leser belastend – zu sehen, daß hinter den meisten beschriebenen Arbeitsgängen und Methoden mehr Aufwand steckt, als dies früher der Fall war. Andererseits ist aber der „ganz große Aufwand" umgangen worden. Geblieben ist der unerschütterliche Wille, mehr kausal zu arbeiten und damit größeren Langzeiterfolg zu erringen.

An anderer Stelle habe ich versprochen, auf dieses Thema nochmals einzugehen. Ich habe die Frage angeschnitten, wann mit viel Mehraufwand wenig an Mehrerfolg erreicht werden kann und nach welchen Gesichtspunkten überhaupt Mehraufwand rentabel oder unökonomisch ist. Nun wurde von mir eine größere Anzahl von Untersuchungsmethoden angegeben, die in ihrer Gesamtsumme sicher sehr belastend für eine Rehabilitation wären.

Allerdings werden diese Arbeitsgänge nie alle bei einem Patienten eingesetzt, sondern sie unterliegen einer strengen Indikation. Der Therapeut entscheidet im einzelnen, welche Untersuchungsmethoden im Verhältnis zur Schwierigkeit des Falles nötig und gerechtfertigt sind.

Den obigen Bedenken ist auch entgegenzuhalten, daß wir mit diesen – im einzelnen relativ einfachen – Mitteln nicht nur in ein diagnostisches Gebiet vorstoßen, das bisher mit viel aufwendigeren – z. B. den klassischen pantographischen Methoden – erhellt werden mußte, sondern daß wir darüber hinaus einige dieser Untersuchungsergebnisse bewußt in Frage stellen, während wir neue Fragen – z. B. über die Lokalisation des Diskus – stellen und in unsere Diagnostik einbeziehen. So gesehen haben wir mit geringem Mehraufwand erheblich mehr Information.

Vielleicht muß man diese Fragestellung auch anders sehen. Interessant ist der Vergleich mit der Fotografie: Hier gibt es den Film als Bewegungsaufzeichnung und das Diapositiv als stehendes Bild. Beide Darstellungsweisen haben ihre Vor- und Nachteile und somit ihre strenge Indikation bei der Darstellung bestimmter Themen. Mit der Pantographie und der TMR-Vermessung ist es ganz ähnlich. Sie entsprechen der Filmaufzeichnung bzw. dem stehenden Bild und haben auch ihre Indikation nebeneinander.

Am Anfang dachte ich, daß pantographische Aufzeichnungen immer wünschenswert seien, wenn die Mittel dafür vorhanden sind. Inzwischen sind meine anfänglich häufigen Bewegungsaufzeichnungen viel weniger geworden, und ich kann mir meist mit einfacheren, schnelleren und ökonomischeren Mitteln helfen. Aber darüber habe ich heute noch keine abschließende Aussage. Möglicherweise liegt in meiner Diagnostik auch

„heute noch" zu viel Aufwand. Das kann ich aber erst „morgen" beurteilen, wenn die heutigen Grundbegriffe nach Jahren endgültig abgeklärt sind. Aber vielleicht sollten wir schon über die Tendenz der Entwicklung froh sein.

Während die Zahnheilkunde der Jahrhundertwende in erster Linie das Ziel haben mußte, den Patienten von Zahnschmerzen zu befreien, ist diese Aufgabe heute als selbstverständliche Folge der Therapie mehr in den Hintergrund getreten. Dabei verschwinden die Schmerzen dann meist als Nebenprodukt. Am dauerhaftesten ist das der Fall, wenn es gelingt, so in die Gleichgewichtsverhältnisse einzugreifen, daß bestehende nicht gestört und verlorene wieder aufgebaut bzw. harmonisiert werden. Das wäre auch das richtige Konzept für eine Prophylaxe, die Schmerzen oder Unpäßlichkeit erst gar nicht entstehen läßt.

Der gesunde Körper lebt schweigend, von seiner Arbeit hören und fühlen wir nichts.
Alexis Carrel

Die Forderung ist aber leichter gestellt als befolgt. Zuerst müssen die Gleichgewichts- oder Harmoniezustände bekannt und analysierbar werden, damit auf dieser Grundlage die richtige Therapieentscheidung getroffen werden kann. Auf diesem schweren Weg soll die vorliegende Arbeit ein Beitrag sein.

Stichwortverzeichnis

A

Literaturverzeichnis

Agerberg, G., und *Carlsson, G. E.:* Functional Disorders of the Masticatory System. I. Distribution of Symptoms According to Age and Sex as Judged from Investigation by Questionnaire. Acta odont. scand. 30, 597, 1972.

Bakland, T., und *Bakland, L.:* Intravenous Sedation in General Dentistry, in: *Baum, L.:* Advanced Restorative Dentistry. W. B. Saunders Company, Philadelphia, 1973.

Barbenel, J. C.: The mechanics of the temporomandibular joint – a theoretical and electromyographical study. Journ. of Oral Rehabilitation, 1974, Vol. 1, p. 19–27.

Barrett, R. H., und *Hanson, M. L.:* Oral Myofunctional Disorders. The C. V. Mosby Company, St. Louis, 1974.

Bauer, A., und *Gutowski, A.:* Gnathologie, Einführung in Theorie und Praxis. Verlag »Die Quintessenz«, Berlin, 1975.

Bell, L. J., und *Matich, J. A.:* A study of the Acceptability of Lateral Records by the Whip-Mix Articulator. Journ. of Prosth. Dent., Vol. 38, No. 1, 7/1977.

Bennett, N. G.: Ein Beitrag zum Studium der Bewegung des Unterkiefers. Zeitschrift f. Zahnärztl. Orthopädie, 1913.

Beyron, H.: Optimal Occlusion. Dent. Clin. N. Amer. 537, 1969.

Beyron, H. L.: Occlusal Changes in Adult Dentition. J.A.D.A. 48, 684, 1954.

Bock, O.: Funktionsdiagnostik und Gnathologie. Dtsch. zahnärztl. Z. 31, 598, 1976.

Böttger, H.: Zahnersatz und Kiefergelenk. Dtsch. zahnäztl. Z. 19, Heft 6, S. 550, 1964.

Bollinger, K.: Zur Indikation der Aufbißbehelfe bei der Therapie der Myoarthropathien. Dtsch. zahnärztl. Z. 27, 816–821, 1972.

Celenza, F. V.: Changing Concepts of Occlusion in Restorative Procedures. J. Periodont. 42, 45, 1971 (Journ. of Prosth. Dent. 30, 591, 1973).

Christensen, C.: The Problem of the Bite. Dent. Cosmos 1905, p. 1184.

Clark, J. L., Mayne, J. G., und *Gibilisco, J. A.:* The Roentgenographically Abnormal Temporomandibular Joint. Oral Surgery, Oral Medicine, Oral Pathology, Vol. 33, No. 5, 5/1972.

Clayton, J. A.: Border Positions and Restoring Occlusion, in: The Dental Clinics of North America, Vol. 15, No. 3, 7/1971. W. B. Saunders Company, Philadelphia, 1971.

Dawson, P. E.: Temporomandibular Joint Pain-Dysfunction Problems can be Solved. Journ. of Prosth. Dent., Vol. 29, No. 1, 1/1973.

Dawson, P. E.: Evaluation, Diagnoses, and Treatment of Occlusal Problems. The C. V. Mosby Company, St. Louis, 1974.

Drum, W.: Architectural Bone Changes of Face and Cranium. Journ. Am. Dent. Ass. 1927, H. 5, p. 828.

Drum, W.: Die *Drum*-Miniplastschiene. Dtsch. zahnärztl. Z. 21, 109, 1966.

Drum, W.: *Drum*-Schienen, Modifikationen und Indikationen. Quintessenz, Zahnärztl. Lit. 19, Ref. 3649, 1968.

Drum, W.: Parafunktionen und Autodestruktionsprozesse. Ein neues Parodontose-Bild. Verlag »Die Quintessenz«, Berlin, 1969.

Eissmann, H. F., / Radke, R. A., / und *Noble, W. H.:* Physiologic Design Criteria for Fixed Dental Restorations, in: The Dental Clinics of North America, Vol. 15, No. 3, 7/1971. W. B. Saunders Company, Philadelphia, 1971.

Engelhardt, J. P.: Die Auswahl des richtigen Artikulators bei der Funktionsanalyse. ZM, Heft 13, 68. Jg., Juli 1978.

Enlow, D. H.: Handbook of Facial Growth. W. B. Saunders Company, Philadelphia, 1975.

Farrar, W. B.: Diagnoses and Treatment of Painful Temporomandibular joints. Journ. of Prosth. Dent., St. Louis, Vol. 20, No. 4, p. 345–351, 10/1968.

Farrar, W. B.: Synopsis of Diagnoses and Treatment of Posterior Capsulitis of the T.M.J. (Journ. Dent., Vol. 41, No. 10, 12/1971).

Farrar, W. B.: Differentation of Temporomandibular Joint Dysfunction to Simplify Treatment. J. of Prosth. Dent., Vol. 28, No. 6, p. 629–636, 12/1972.

Farrar, W. B.: Dysfunctional Centric Relation of the Jaw Associated with Dislocation and Displacement of the Disc. Open letter to *Dr. Hart Long,* Am. Equil. Society, July 28, 1975.

Farrar, W. B.: Characteristics of the Condylar Path, in: Internal Derangements of the TMJ. Journ. of Prosth. Dent., Vol. 39, No. 3, 3/1978.

Garliner, D.: Myofunctional Therapy in Dental Practice. Abnormal Swallowing Habits. Diagnosis – Treatment. Bartel Dental Book Co., Inc., Brooklyn, N. Y., 1971.

Garliner, D.: Myofunctional Therapy. W. B. Saunders Company, Philadelphia, 1976.

Gerber, A.: Registriertechnik für Prothetik, Okklusionsdiagnostik, Okklusionstherapie. Prof. Dr. A. Gerber, Plattenstraße 11, CH-8028 Zürich.

Gerber, A.: Die funktionelle Gebißanalyse als Grundlage der oralen Rehabilitation. Dtsch. zahnärztl. Z. 23, 28, 1968.

Gibbs, C. H., und *Derda, H. J.:* A new Articulator Emphasizing Centric Occlusion and the Anterior Determinants. Journ. of Prosth. Dent., Vol. 37, No. 4, 4/1977.

Glaros, A. G., und *Rao, S. M.:* Effects of Bruxism: A Review of the Literature. Journ. of Prosth. Dent., Vol. 38, No. 2, 8/1977.

Graf, H.: Kiefergelenkröntgenbogen TMX. Prospekt, Vaudaux AG, Basel.

Guichet, N. F.: Gnathology Every Day Dentistry. The Denar Corp., Anaheim, Calif., 1966.

Guichet, N. F.: Procedures for Occlusal Treatment: A Teaching Atlas. The Denar Corp., Anaheim, Calif., 1969.

Guichet, N. F.: Principles of Occlusion, a Collection of Monographs. The Denar Corp., Anaheim, Calif., 1970.

Guichet, N. F.: Princples of Occlusion, a Teaching Manual. The Denar Corp., Anaheim, Calif., 1970.

Guichet, N. F.: The Criteria of an Optimum Occlusion – An Elusive Prerequisite, in: Family Health Mag., June 1970.

Guichet, N. F.: Procedures for Occlusal Treatment. The Denar Corp., Anaheim, Calif., 1975.

Guichet, N. F.: Biologic Laws Governing Functions of Muscles that Move the Mandible. Part I. Occlusal programming. Journ. of Prosth. Dent., Vol. 37, No. 6, 6/1977.

Guichet, N. F.: Biologic Laws Governing Functions of Muscles that Move the Mandible. Part II. Condylar position. Journ. of Prosth. Dent., Vol. 38, No. 1, 7/1977.

Guichet, N. F.: Biologic Laws Governing Functions of Muscles that Move the Mandible. Part III. Speed of Closure – Manipulation of the Mandible. Journ. of Prosth. Dent., Vol. 38, No. 2, 8/1977.

Gutowski, A., und *Bauer, A.:* Möglichkeiten oraler Rehabilitation. ZM, Heft 13, 68. Jg., Juli 1978.

Gysi, A.: Handbuch der Zahnheilkunde (*Partsch, Bruhn, Kantorowicz*), Bd. III, 1926, Abschnitt Artikulation.

Gysi, A.: Kieferbewegung und Zahnform. Handbuch der Zahnheilkunde (*Scheff-Pichler*), Bd. IV, 1929, Verlag Urban & Schwarzenberg.

Gysi, A.: Artikulation, in: Handbuch der Zahnheilkunde. Hrsg.: *Partsch, C., Bruhn, Ch.,* und *Kantorowicz, A.,* J. F. Bergmann, München, 1930.

Gysi, A.: Das Aufstellen der Zähne für Vollprothesen. Schweizerische Zahntechniker-Vereinigung, Zürich, 1948.

Gysi, A.: Modifikation des Artikulators und der Aufstellregeln für Vollprothesen. Der Einfluß des geknickten zweiflächigen Stützstift-Tellers sowie der asymmetrischen Condylenbahnen auf die Kauflächengestaltung der künstlichen Zähne bei Vollprothesen und die daraus sich ergebenden Regeln für das Aufstellen der Zähne. Verlag Hans Huber, Bern/Stuttgart, 1958.

Häupl, K.: Lehrbuch der Zahnheilkunde. Verlag Urban & Schwarzenberg, München/Berlin, 1953.

Hanel, G.: Funktionsanalyse und reproduzierbare Röntgenaufnahmetechnik. Dtsch. zahnärztl. Z. 32, 99, 1977.

Hirschfeld, L.: Minor Tooth Movement in General Practice. St. Louis, 1960.

Huffman, R. W., Regenos, J. W., und *Taylor, R. R.:* Principles of Occlusion. H & R – Press Columbus, Ohio, 1969.

Hupfauf, L.: Klinische Funktionsdiagnostik als Suchverfahren. ZM, Heft 13, 68. Jg., Juli 1978.

Ingervall, B., Helkimo, M., und *Carlsson, G. E.:* Recording of the Retruded Position of the Mandible with Application of Varying External Pressure to the Lower Jaw in Man. Archs oral Biol., Vol. 16, pp. 1165–1171, 1971. Pergamon Press. Printed in Great Britain.

Jörgensen, N. B., und *Hayden, J., jr.:* Premedication, Local and General Anesthesia in General Dentistry. Lea and Febiger, Philadelphia, 1967.

Johnston, J. R., Phillips, R. W., und *Dykema, R. W.:* Modern Practice in Crown and Bridge Prosthodontics. 2nd ed. W. B. Saunders Company, Philadelphia, 1965.

Kahn, A. E.: Unbalanced Occlusion in occlusal Rehabilitation. Journ. of Prosth. Dent., Vol. 14, No. 4, p. 725–738, 4/1964.

Kahn A. E.: The Importance of Canine and Anterior Tooth Positions in Occlusion. Journ. of Prosth. Dent., Vol. 37, No. 4, 4/1977.

Kepron, D.: Experiences with Modern Occlusal Concepts, in: Dental Clinics of North America, Vol. 15, No. 3, 7/1971. W. B. Saunders Company, Philadelphia, 1971.

Koeck, B.: Zur Indikation der Aufbißschiene. ZM, Heft 13, 68. Jg., Juli 1978.

Köhler, L.: Kritik der modernen Artikulatoren auf Grund vergleichender Untersuchungen. ZR. 1928, H. 8.

Köhler, L.: Zur Frage der Gelenkbahnmessung. ZR. 1929, H. 6.

Köhler, L.: Das Problem der Retropulsion. ZW. 1950, H. 16.

Köhler, L.: Beitrag zum Problem der Kiefer- und Gelenkbahnmessung. Schw. Mon.-Schr. f. Zhlk. 1951, H. 12.

Kraus, B. S., Jordan, R. E., und *Abrams, L.:* Dental Anatomy and Occlusion. A Study of the Masticatory System. The Williams and Wilkins Company, Baltimore, 1969.

Krogh-Poulsen, W., und *Olsson, A.:* Occlusal Disharmonies and Dysfunction of the Stomatognathic System. Dent. Clin. North Amer. 10, 1966.

Krogh-Poulsen, W.: Facial Pain and Mandibular Dysfunction, Vol. XVI. W. B. Saunders Company. Philadelphia, 1968.

Lauritzen, A. G.: Arbeitsanleitung für die *Lauritzen*-Technik. Carsten und Homovc, Hamburg, 1973.

Lauritzen, A. G.: Atlas of Occlusal Analysis. HAH Publications, Colorado Springs, 1974.

Lauritzen, A. G., und *Wolfort, L.:* Hinge axis location on an experimental basis. Journ. of Prosth. Dent. 11, 1059, 1961.

Lauritzen, A. G., und *Wolford, L.:* Occlusal Relation: The Split-Cast Method for Articulator Techniques. Journ. of Prosth. Dent. 14 (1964) 256.

Lee, R. L.: Jaw Movements Engraved in Solid Plastic for Articulator Controls. Part I: Recording Apparatus. Journ. of Prosth. Dent., Vol. 22, No. 2, p. 209, 1969. Part II: Transfer Apparatus. Journ. of Prosth. Dent., Vol. 22, No. 5, p. 513, 1969. The Dentonamics System (Arbeitsmanual). Dentonamics Corporation Inglewood, Cal., Jan. 1973.

Lee, R. L., und *Gregory, G. G.:* Gaining Vertical Dimension for the Deep Bite Restorative Patient, in: Dental Clinic of North America, Vol. 15, No. 3, 7/1971. W. B. Saunders Company, Philadelphia, 1971.

Leonard, M. S., Roberts, S. D., Fast, T. B., und *Mahan, P. E.:* Automated Diagnosis of Craniofacial Pain. J. of Dent. Research, Vol. 52, No. 6, p. 1297–1302.

Long, J. H.: Location of the Terminal Hinge Axis by Intraoral Means. Journ. of Prosth. Dent., Vol. 23, Jan. 1970, No. 1.

Lucia, V. O.: Modern Gnathological Concepts, in: *Kornfeld, M.:* Mouth Rehabilitation. The C. V. Mosby Company, St. Louis, 1961.

Lucia, V. O.: Centric Relation – Theory and Practice, in: *Kornfeld, M.:* Mouth Rehabilitation. The C. V. Mosby Company, St. Louis, 1974.

Lundeen, H. C.: Persönliche Mitteilungen.

Lundeen, H. C.: Einführung in die Okklusale Anatomie. Deutsche Übersetzung *Schöttl, W. R.,* Frankonia 1971.

Lundeen, H. C.: Occlusal Morphologic Considerations for Fixed Restorations, in: Dental Clinics of North America, Vol. 15, No. 3, 7/1971. W. B. Saunders Company, Philadelphia, 1971. References: nächstes Blatt.

Lundeen, H. C. und *Wirth, C. G.:* Condylar Movement Patterns Engraved in Plastic Blocks. Journ. of Prosth. Dent., Vol. 30, No. 6, 12/1973.

McCollum, B. B., und *Stuart, C. E.:* A Research Report. Scientific Press, South Pasadena, Calif., 1955.

McCoy, R. B., Shryock, E. F., und *Lundeen, H. C.:* A Method of Transferring Mandibular-Movement Data to Computer Storage. Journ. of Prosth. Dent., Vol. 36, No. 5, 11/1976.

McMillen, L. B.: Border Movements of the Human Mandible. Journ. of Prosth. Dent., Vol. 27, No. 5, 5/1972.

Messerman, T., Reswick, J. B., und *Gibbs, C.:* Investigation of functional mandibular movements. Dent. Clin. N. Amer. 13:636, 1969.

Mohl, N. D.: Head Posture and its Role in Occlusion. The New York Dental Journal, Vol. 42, No. 1, p. 17–23, 1/1976. Compendium, Vol. 13, 1973–1976, American Equilibration Society, 1955.

Mongini, F.: Anatomic and Clinical Evaluation of the relationship between the Temporomandibular Joint and Occlusion. Journ. of Prosth. Dent., Vol. 38, No. 5, 11/1977.

Monson, G. S.: Impaired Function as a Result of Closed Bite. Journ. Nat. Dent. Ass. 1921, H. 10, p. 833.

Monson, G. S.: Some Important Factors which Influence Occlusion. Journ. Nat. Dent. Ass. 1922, H. 6, p. 498.

Morris, A. L., und *Bohannan, H. M.:* The Dental Specialities in General Practice. W. B. Saunders Company, Philadelphia, 1969.

Müller, M.: Grundlagen und Aufbau des Artikulationsproblems im natürlichen und künstlichen Gebisse. Verlag Werner Klinkhardt, Leipzig, 1925.

Öberg, T., Carlsson, G. E., und *Fajers, C. M.:* The Temporomandibular Joint. A morphologic Study on a Human Autopsy Material. Acta Odontologica Scandinavica, Vol. 29, No. 3, 1971.

Ott, K.: Die Shore-Schiene – ein diagnostisch-therapeutischer Aufbißbehelf. Quintessenz 3/1978, S. 87.

Pokorny, D. K.: Current Procedures in Fixed Prosthodontics, in: Dental Clinics of North America, Vol. 15, No. 3, 7/1971. W. B. Saunders Company, Philadelphia, 1971.

Porter, M. R.: The Attachment of the Lateral Pterygoid Muscle to the Meniscus. Journ. Prosth. Dent., Vol. 24, No. 5, p. 555, 1970.

Posselt, U.: Physiology of Occlusion and Rehabilitation. Blackwell Scientific Publications, Oxford, 1962.

Ramfjord, S. P., und *Ash, M. jr.:* Physiologie und Therapie der Okklusion. Verlag »Die Quintessenz, Berlin, 1968.

Rehm, H.: Die Bedeutung des Kiefergelenkes bei prothetischen Maßnahmen und seine Berücksichtigung. Im Verlag „Zahnärztl. Welt", Konstanz, 1947.

Rieder, C. E.: The Prevalence and Magnitude of Mandibular Displacement in a Survey Population. Journ. of Prosth. Dent., Vol. 39, No. 3, 3/1978.

Schmuth, G. P. F.: Wachstumsrotation und frontaler Überbiß. Zahnärztl. Prax. 7/1978, S. 271.

Schön, F., und *Singer, F.:* Prothetische Auslese. Hüthig, Heidelberg, 1968.

Schöttl, W. R.: Inwieweit kann die Anwendung der Kalotte nach *Monson* die individuelle Prothesengestaltung nach *Gysi* ersetzen? Dissertation, Erlangen, 1954.

Schöttl, W. R.: Modellguß von Inlays, Pinlays, Kronen und Brücken. Das Dental-Labor, Nr. 3, 1970, Jg. 18, S. 17.

Schöttl, W. R.: Die Grob- und Feinkorrektur der Okklusion. Dtsch. zahnärztl. Z., H. 1, 1972, Jg. 27, S. 56.

Schöttl, W. R.: Divestment for Restoration Procedures, in: *Baum, L.:* Advanced Restorative Dentistry. W. B. Saunders, 1973.

Schöttl, W. R.: Gnathologische Orthopädie (I–III). Quintessenz 11 u. 12/1976; 1/1977.

Schrems, H. Th.: Klinische Ergebnisse der funktionellen Gebißanalyse. Dtsch. zahnärztl. Z. 31, 59, 1976.

Schuyler, C. H.: The Functions and Importance of Incisal Guidance in Oral Rehabilitation. Journ. of Prosth. Dent., 13, 1011–1029, 1963.

Schuyler, C. H.: Factors Contributing to Traumatic Occlusion. Journ. of Prosth. Dent., St. Louis, Vol. 11, No. 4, 7–8/1961.

Scott, A. J.: TMJ Dysfunction – Principles of the Clinical Examination. Journ. of Prosth. Dent., Vol. 37, No. 5, 5/1977.

Shore, N. A.: Occlusal Equilibration and Temporomandibular Joint Dysfunction. J. B. Lippincott Company, Philadelphia, 1959.

Shryok, E.: Persönliche Mitteilungen.

Silverman, M. M., übersetzt und bearbeitet von *Drum, W.,* Berlin: Okklusion in der Prothetik und im natürlichen Gebiß. Verlag »Die Quintessenz«, Berlin, 1964.

Silverman, M. M.: Effect of Skull Distortion on Occlusal Equilibration. Journ. of Prosth. Dent., Vol. 29, No. 4, 4/1972.

Smith, N. J. D. und *Harris, M.:* Radiology of the Temporomandibular Joint and Condylar Head. Brit. Dent. Journ. 1970, 129, 361.

Solberg, W. K., und *Rugh, J. D.:* The Use of Bio-Feed-back Devices in the Treatment of Bruxism. Journal, Southern California Dental Association, Vol. 40, 9/1972.

Solberg, W. K., Flint, R. T., und *Brantner, J. P.:* Temporomandibular Joint Pain and Dysfunction: A Clinical Study of Emotional and Occlusal Components. Journ. of Prosth. Dent., Vol. 18, No. 4, 10/1972.

Spee, F.: Die Verschiebungsbahn des Unterkiefers am Schädel. Arch. f. Anat. u. Entwicklungsgeschichte, 1890.

Staehelin, O.: Kritische Untersuchungen des Wadsworth Universal-Artikulator und des damit zusammenhängenden Registriersystems. Diss. Zürich, 1928.

Steinhardt, G.: Neuere Erfahrungen über Verlauf und Behandlung des Kiefergelenk-Knackens. Dtsch. ZMK Bd. 16, H. 1 u. 2., 1952.

Steinhardt, G.: Zur Entstehung und konservativen Behandlung der Kiefergelenkstörungen (insbesondere der Bewegungstörungen und des Gelenkknackens). Österr. Z. Stomat. 54, 69 (1957).

Stewart, R. E., und *Prescott, G. H.:* Oral Facial Genetics. The C. V. Mosby Company, St. Louis, 1976.

Stone, S., Dunn, M. J., und *Rabinov, K. R.:* The General Practitioner and the Temporomandibular Joint Pain-Dysfunction Syndrome. Journal of the Massachusetts Dental Society, Fall, 1971.

Stuart, C. E.: Good Occlusion for Natural Teeth. Journ. of Prosth. Dent. 14, 716, 1964.

Stuart, C. E., und *Stallard, H.:* A Syllabus on Oral Rehabilitation and Occlusion. Volume I and II, Univ., of California, San Francisco, 1959.

Sutcher, H. D.: The Dentist in Research, Diagnosis, and Treatment of Head Pain. Headache, Vol. 8, No. 1, 1968.

DuBrul, L. E.: Evolution of the Temporomandibular Joint. Sarnat, T. B., p. 18 – Springfield, Illinois, 1962.

Swanson-Wipf Articulator Co.: (TMJ) Articulator Manual. Thousand Oaks, Calif.

Thielemann, K.: Biomechanik der Parodontose. J. A. Barth, München, 1956.

Thomas, P. K.: Syllabus on Full Mouth Waxing Technique for Rehabilitation Tooth to Tooth; Cusp to Fossa Concept. Postgraduate. University of California, San Francisco, 1965.

Updegrave, W. J.: Interpretation of Temporomandibular Joint Radiographs. Dent. Clin. N. Amer., Nov. 1966, p. 586.

Voss, R.: Die Behandlung von Beschwerden des Kiefergelenkes mit Aufbißplatten. Dtsch. zahnärztl. Z. 19, 555, 1964.

Voss, R.: Die Behandlung von Beschwerden des Kiefergelenkes mit Aufbißplatten. Kieferchirurgie, 6. Jg., 1. 6. 1964.

Wadsworth, F. M.: Mandibular Movements, Occlusion and Correlation of Orthodontia and Prosthodontia. Orthodont., Oral Surg. Int. J. 11, 327 (1925).

Watt, D. M.: The Diagnosis and Treatment of Gnathic Dysfunctions. Journ. Royal College, Surgeons of Edinburgh. Vol. 15, p. 121, May 1970.

Weinberg, L. A.: Technique for Temporomandibular Joint Radiographs. Journ. of Prosth. Dent., Vol. 28, No. 3, 9/1972.

Weinberg, L. A.: Correlation of Temporomandibular Dysfunction with Radiographic Findings. Journ. of Prosth. Dent., Vol. 28, No. 5, p. 519–539, 11/1972.

Weinberg, L. A.: What We Really See in a TMJ Radiograph. Journ. of Prosth. Dent., Vol. 30, No. 6, p. 898–913, 12/1973.

Weinberg, L. A.: Posterior Bilateral Condylar Displacement: Its Diagnosis and Treatment. Journ. of Prosth. Dent., Vol. 36, No. 4, 10/1976.

Weinberg, L. A.: Posterior Unilateral Condylar Displacement: Its diagnosis and Treatment. Journ. of Prosth. Dent., Vol. 37, No. 5, 5/1977.

Wild, W.: Über den Kauvorgang und die Kaubahnen in Bezug auf die prothetische Behandlung. Schw. Mon.-Schr. f. Zhlk. 1944, H. 8, S. 567.

Wilson, G. H.: Dent. Cosmos 1921, S. 723.

Wirth, C. G.: Interocclusal Centric Relation Records for Articulator Mounted Casts, in: Dental Clinics of North America, Vol. 15, No. 3, 7/1971. W. B. Saunders Company, Philadelphia, 1971.

Yale, S. H.: Radiographic Evaluation of the Temporomandibular Joint. The Journal of the American Dental Association, Vol. 79, No. 1, 7/1969.

Yune, H. Y., Hall, J. R., Hutton, C. E., und *Klatte, E. C.:* Roentgenologic Diagnosis in Chronic Temporomandibular Joint Dysfunction Syndrome. Am. Journ. of Roentgenology, Radium Ther. usw. Vol. CXVIII, No. 2, June 1973.

259

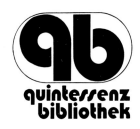

quintessenz bibliothek

für den
praktizierenden Zahnarzt

McLean

Wissenschaft und Kunst der Dentalkeramik

336 Seiten, 302 Abbildungen, davon 59 vierfarbig,
Format 17,5 x 24,5 cm, Ganzleinen, Schutzumschlag,
DM 186,–

Die zunehmenden Ansprüche der Patienten
an die Ästhetik in der Zahnheilkunde schaffen
trotz der Vielzahl neuer Möglichkeiten in
diesem Bereich heute mehr Probleme als je
zuvor.
Der Autor diskutiert in vier Monographien nicht
nur die Grundlagen sämtlicher Gebiete der
zahnärztlichen Keramik von der Jacketkrone
bis zur Metallkeramik, sondern auch die therapeutischen Alternativen zur Erreichung besserer ästhetisch befriedigenderer Resultate in
allen den Fällen, wo mit der konventionellen
Metallkeramik allein kein optimaler Zahnersatz
geschaffen werden kann.
Der praxisorientierte Zahnarzt und der kera-
misch tätige Zahntechniker werden dem Werk
zahlreiche wesentliche Anregungen für ihre
Arbeit entnehmen können. Darüber hinaus ist
das Werk für den Studierenden und den in der
zahnärztlichen Materialkunde Forschenden von
unschätzbarem Wert.

Schön/Singer

Die partielle Prothese

376 Seiten. 644 Abbildungen, davon 60 zweifarbig und
397 vierfarbig. Format 17,5 x 24,5 cm, Ganzleinen,
Schutzumschlag, DM 280,–

Die beiden bekannten Autoren haben hier auf
der Grundlage des ursprünglichen Konzeptes
eine völlig neue Darstellung dieses wichtigen
Wissensstoffes vorgelegt. Das Werk berücksichtigt die Entwicklung verbesserter Methoden,
Geräte und Materialien und ist sowohl für den
Studierenden als auch für den Praktiker von
besonderem Wert, da es aktuelle, umstrittene
Grundsatzprobleme anspricht und kritisch Stellung nimmt.

Shillingburg

Die Quintessenz des festsitzenden Zahnersatzes

255 Seiten, 214 Abbildungen, Format 11,5 x 18 cm,
DM 42,–

Der Autor gibt in diesem pocket eine konzen-
trierte Einführung in das Gebiet des festsitzen-
den Zahnersatzes und damit gleichzeitig eine
komplexe Übersicht über zahnärztliche und
zahntechnische Arbeitsabläufe, ⎿ daß auch das
Gemeinsame der Aufgabenstellung erkennbar
wird.
Das Buch enthält zahlreiche arbeitspraktische
Vorschläge, die eine Leistungsoptimierung för-
dern. Wichtig erscheint, daß über die technisch-
funktionellen Fakten hinaus auch die Belange
des Patienten z. B. hinsichtlich einer schonenden
Arbeitsweise berücksichtigt werden.
Das Buch ist besonders auf die Studierenden
der Zahnheilkunde ausgerichtet, bietet jedoch
auch dem praktizierenden Zahnarzt und vor
allem dem Zahntechniker viel Wissenswertes
zu diesem Thema.

Schön/Singer

Europäische Prothetik heute

574 Seiten, 921 Abbildungen, davon 23 zweifarbig
und 138 vierfarbig, Format 17,5 x 24,5 cm, Ganzleinen,
Schutzumschlag, DM 320,–

Das Sammelwerk bietet einen umfassenden
Überblick über den heutigen Stand der modernen Prothetik. Es enthält Beiträge namhafter
Fachleute aus ganz Europa. Auch kommen nicht
nur die führenden Experten auf dem Gebiet der
Prothetik, sondern darüber hinaus, Wissen-
schaftler und Praktiker zu Wort, deren Arbeits-
gebiete in enger Beziehung zur Prothetik im
Rahmen der gesamten rekonstruktiven Zahnheilkunde stehen, also z. B. der Parodontologie,
der präprothetischen Chirurgie und der Elektro-
chirurgie, der Implantologie und anderer Fach-
bereiche.

Celenza/Nasedkin

Okklusion
Der Stand der Wissenschaft

192 Seiten, 58 einfarbige und 11 mehrfarbige Abbildungen, Format 17,5 x 24,5 cm, PVC-Einband, DM 89,–

Vertreter verschiedener Okklusionskonzepte- und Schulen veranstalteten im Februar 1976 in Chicago einen Workshop, an dem 24 international anerkannte Kapazitäten auf dem Gebiet der Okklusion teilnahmen.
Der Workshop war auf die Behandlung dreier grundsätzlicher Probleme der Okklusion ausgerichtet:
1. die optimale Kondylenposition bei zentraler Okklusion,
2. die optimale Natur der Interkuspidalposition und
3. das Wesen der exzentrischen Relationen.
Das vorliegende Buch ist eine Zusammenfassung aller Referate und Diskussionen dieser Tagung. Es bietet einen umfassenden Überblick über den gegenwärtigen Stand der Wissenschaft, aber auch einen Ausgangspunkt für die weitere Forschung auf diesem klinischen Gebiet der Zahnheilkunde.

Shillingburg/Hobo/Fisher

Atlas der Kronenpräparation

168 Seiten mit 351 Abbildungen (davon 145 mehrfarbig) Format 17,5 x 24,5 cm, Ganzleinen mit Goldprägung, Schutzumschlag, im Schuber DM 148,–

Dieser „Atlas der Kronenpräparation" informiert in fortlaufenden Bildserien mit 351 Abbildungen, davon 145 in Farbe, eingehend über die Zahnpräparation für die Eingliederung eines Goldgußersatzes. Die Darstellung jedes einzelnen Behandlungsschrittes macht dieses Buch zu einem hervorragenden Nachschlagewerk für den Praktiker, der die Probleme der Zahnpräparation für Vollguß-Aufbrennkeramik- und Porzellankronen aus eigener Erfahrung kennt; aber auch als leichtverständliche Einführung für den Anfänger ist dieser Atlas von großem Wert.

Shillingburg/Hobo/Whitsett

Grundlagen der Kronen- und Brückenprothetik

337 Seiten, 601 Abbildungen, Format 17 x 24 cm, holzfreies Offsetpapier, Balacron-Broschur, DM 86,–
Die prothetische Rehabilitation des Kauorgans

mit Brücken und Kronen hat durch die Entwicklung neuer Werkstoffe, Instrumentarien und Techniken ein außerordentlich hohes Niveau erreicht, das heute in funktioneller und ästhetischer Beziehung allen Ansprüchen gerecht werden kann. Drei in der Metallprothetik besonders erfahrene Zahnärzte und Hochschullehrer legen hier eine Einführung in ihr Fachgebiet vor, die dem Anfänger als Leitfaden und dem Geübten zum Auffrischen und Erweitern seines Wissens dienen kann.

Schwickerath

Werkstoffe
in der Zahnheilkunde

307 Seiten, 204 Abbildungen und 62 Tabellen, Format 17,5 x 24,5 cm, Kunstdruckpapier, Ganzleinen mit Goldprägung DM 98,–

Ein Zahnarzt, der einen Werkstoff in seinen Heilplan einbezieht, muß wissen, welchen Beanspruchungen dieser während seines Einsatzes im Munde ausgesetzt ist und wie er sich unter den zu erwartenden Beanspruchungen verhält.
Das Werk vermittelt die notwendigen Kenntnisse über Grundlagen, Verarbeitung, Beanspruchungen und Verhalten der Werkstoffe im klinischen Einsatz. Dabei ist es nicht nur ein Kompendium für den Studenten, sondern gibt auch dem Zahnarzt viele wertvolle praktische Hinweise und Hilfen bei der täglichen Arbeit.

Spiekermann/Gründler

Die Modellguß-Prothese

551 Seiten im Atlasformat 22,5 x 25,5 cm, über 800 Abbildungen (davon 400 mehrfarbig), Ganzleinen mit Goldprägung und Schutzumschlag, DM 386,–

Das Wissen um die Prinzipien der präprothetischen Maßnahmen sowie des zweckmäßig statischen und parodontalhygienischen Aufbaues einer Modellguß-Prothese ist für jeden zahnärztlich Tätigen eine notwendige Voraussetzung.
Dieses Buch wurde daher für alle geschrieben, die an der Herstellung und Eingliederung von Modellguß-Prothesen mitarbeiten. Die Autoren, ein Zahnarzt und ein Zahntechniker, bieten einen Überblick über dieses spezielle Gebiet der Prothetik und handeln, jeder aus seiner Sicht und doch wiederum in der notwendigen Gesamtschau, die aktuellen Fragen der Modellguß-Prothese umfassend ab.